U0249941

VITA

Life in a Zone of Social Abandonment

João Biehl

维塔

社会遗弃下的疯癫与文明

[巴西] 若昂·比尔 —— 著　杨晓琼 —— 译

照片由托本·埃斯科罗德拍摄

南京大学出版社

Vita: Life in a Zone of Social Abandonment

Copyright © 2013, 2005 The Regents of the University of California

Published by arrangement with University of California Press

Simplified Chinese edition copyright © 2022 Shanghai Sanhui Culture and Press Ltd.

Published by Nanjing University Press

All rights reserved.

版权登记号:图字10-2021-195号

图书在版编目(CIP)数据

维塔:社会遗弃下的疯癫与文明 / (巴西) 若昂·比尔著;杨晓琼译. — 南京:南京大学出版社, 2022.10

书名原文: Vita: Life in a Zone of Social Abandonment

ISBN 978-7-305-25256-3

Ⅰ. ①维… Ⅱ. ①若… ②杨… Ⅲ. ①精神病—治疗—医疗保健事业—巴西 Ⅳ. ①R199.777

中国版本图书馆CIP数据核字(2022)第016019号

出版发行 南京大学出版社

社　　址 南京市汉口路22号　　邮　编 210093

出 版 人 金鑫荣

书　　名 维塔:社会遗弃下的疯癫与文明

著　　者 [巴西]若昂·比尔

译　　者 杨晓琼

策 划 人 严搏非

责任编辑 郭艳娟

特约编辑 田　奥　杨揄熹

印　　刷 山东临沂新华印刷物流集团有限责任公司

开　　本 880×1240 1/32　印张 14.75　字数 364千

版　　次 2022年10月第1版　2022年10月第1次印刷

ISBN 978-7-305-25256-3

定　　价 68.00元

网　　址 http://www.njupco.com

官方微博 http://weibo.com/njupco

官方微信 njupress

销售热线 (025)83594756

版权所有,侵权必究

凡购买南大版图书,如有印装质量问题,请与所购图书销售部门联系调换

献给阿德里安娜与安德烈

目 录

基因表现和社会遗弃/285

家系/295

一个遗传群体/301

错失的机会/311

第六部分 词典

"在它之下便是这，我不再试图为其命名"/317

卷一/324

卷二/325

卷三/328

卷四/329

卷五/331

卷六/332

卷七/334

卷八/336

卷九/337

卷十/338

卷十一/339

卷十二/340

卷十三/342

卷十四/343

卷十五/344

卷十六/345

卷十七/346

卷十八/348

卷十九/350

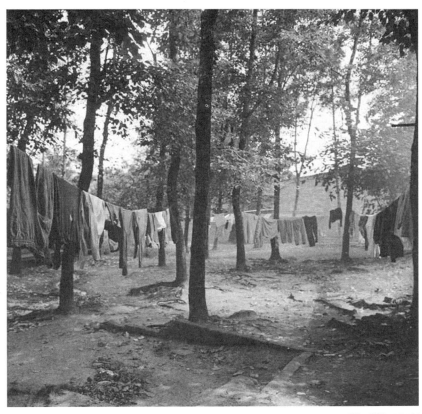

后院，维塔，2001 年

巴西版《狂人日记》

景 军

　　在人类学个案研究中，很少看到能够将深入访谈获得的一手资料与全球人文视角紧密联系在一起而不失去对个体经验的注重的。《维塔：社会遗弃下的疯癫与文明》一书的作者若昂·比尔，用拉美魔幻主义文风和扎实的理论素养做到了这一点。他将精神病医药的滥用、集中在一个人身上的叙事线与宏观的社会制度问题，有机地编制成为一部激发读者想象力的作品。

　　维塔在拉丁语中指生命，在书中指巴西阿雷格里港的一间收容所。这个城市有 200 多万人。维塔收容所是由一个有过贩毒前科，之后悔过自新的"街头混混"建立的康复中心。

　　书中的核心人物是卡塔里娜，一个以精神病人身份住在这间收容所的人。

　　将一个所谓的疯人作为最主要的研究对象，作为学者的比尔难道不是自己也有疯癫之嫌了吗？恰恰相反，在比尔笔下，这位 30 多岁的女性如何成为精神病人、如何在 200 多人的救助所里天天大量服用镇静药物、如何在艰难之中努力保持与家人的亲缘关系，以及如何编写了一本患病词典的曲折经历，正是光谱的亮点聚焦之处。光谱中其他强烈程度不一的光点、逐渐暗淡的线条以及灰暗的板块，仍然是值得注意的，因为它们是这个光谱不可缺少的组成部分。

　　卡塔里娜带着读者走进巴西的贫民窟、失效的诊所、正义被扭曲的阴影、善良热情的家庭盛宴、冷漠的行政管理者办公室，还有得之不易的文化生存地带，尽管那里暴力横行，也仍能听到庶民社会抵制非理性治理制度的多声部。为了不让疾病和空虚剥夺自己的记忆，卡塔里娜不断编写那本患病词典，在一本又一本笔记本里面使用疯癫的语言点评着一个疯癫的社会。

卡塔里娜在她的患病词典的头一页这样写道：

虽生犹死
外面死了
里面活着

离婚
词典
规章制度
诊断
免费婚姻
交易婚姻

手术
现实
注射一次
痉挛一次

残损的雕像
出生证明

想要我的身体
变成药
我的身体

双腿已经病废
头脑患上风湿

两臂失去力气
手腕不听使唤
疼痛
痉挛

卡塔里娜遭受着
在一个深陷贫困的国度

厚厚的 450 多页的《维塔》，猛地一看，好似缺乏一个自始至终的主题，作为一本严肃的学者著作，它基本不论的恰巧是"本研究"的问题意识、理论方法、研究发现以及对研究发现的阐释。此等写作风格，在我国的人文社科治学环境中，恐怕永远没有见到日头的时机。

在 1990 年末至千禧年之后的几年，比尔作为一名人类学新手，以"社会遗弃"作为路标，开始寻觅被社会遗弃的疯癫和文明，慢慢熟悉了在维塔收容所进进出出的几百人。这些人既然是被社会抛弃的疯癫之人，如何与文明扯到一起？难道文明也被遗弃了吗？是的，正是这样。

由于党派之争，阿雷格里港地方政府首脑决定为市民加大公费医疗服务的力度，其用心良苦，也是具有地方特色的福利制度亮点，还可以说是一种拉选票的手段。然而公费治疗制度的力度提升，一方面对穷人、流浪者、艾滋病患者、精神病人来说，好似耶稣真的更为频繁地来了人间，另一方面对穷途潦倒的庶民而言，又是一种新的遗弃。试图盈利的医者慢慢厌倦了为一个庞大的穷人患者群提供服务，市政官员也希望找到一种医学途径，有效地治理与穷人相随的社会问题。神经中枢药物的抑制性成为社会治理的一个法宝。医者期待用药物让患者从疯癫之人转为听话的患者，官员则希望将患者的歇斯底里变为木偶人一样的依从性。

医药可以减缓人间痛苦，然而一旦成为社会治理工具，越轨之人被不断诊断为疯癫之人并用药物控制，这个地方政府发起的文明进程也就走向了制造疯癫的方向。药是免费的，听起来如此仁慈文明，骨子里却散发出越来越多的冷暴力气味。社会治理与社会医学化的结合，是将社会问题当

做医学问题管控，人民的安全依靠吃药来表面维持，以越来越多的人吃越
来越多的抑制性药物而变为病情越来越重的精神病人作为牺牲品。被社会
遗弃的文明由此而来。

卡塔里娜在她的患病词典里面接着写道：

我们宣告了茹雷马的腿已死
她在一根黄丝带上写下我的名字
并且说要将它埋葬
我没有东西可以缓解手上的痛

用选票换选票
用基督换基督
用照片换照片
用人民换人民
用彩票换彩票

词典
社会研究
慢性痉挛
妨碍生活的风湿
世代相传的风湿

我将问题抛在天空
值得让我的生命成为一场不幸吗？

如果作者仅对科层制度的医学化冷漠做了入木三分的分析，那么比尔
现实主义的魔幻风格作品充其量只能说是对有关制度冷漠或制度暴力学说
的再次使用而已。但是比尔没有停留在外在性暴力分析的层面，时而将笔
锋转向令人感到更为悲哀的亲情冷漠和内化性暴力。

卡塔里娜的问题原本没有必要用机构化手段处理。作为整体机构，也就是西方学者所言的 total institution，收容所和精神病院都是严格限制人身自由的场域，在那里长期的监管生活格局必定导致的一个健康问题即健康水平的恶化而不是改善。

精神病治疗的上策是家庭治疗，而绝非长期的住院或驻所。卡塔里娜的经历说明，社会的遗弃是从家庭开始的。精神病的一个最大特征是病人身份的易暴露。在大街上不断喃喃自语、空间恐惧症导致的失态，或幻觉，都有暴露精神病人身份的极大可能。根据北京大学社会学系郭金华先生的医学人类学研究，家庭对精神病患者的遗弃从"非己"概念的形成开始。"非己"，或 non-person，讲的是个人身心的不正常。一旦这种不正常转向患者对亲人的粗鲁、暴躁、敌意，甚至伤害的行为，"非己"就会被有关"非人"（non-human）的想法所取代。"非己"不过是个体身心的异常变化，"非人"则标志着人际关系性质的改变。在许多不理解精神病是什么的家庭成员之中，"非人"之念的生成是家庭遗弃精神病人过程的第一步。卡塔里娜经历的正是这样一个过程。

卡塔里娜首先受到丈夫歧视，之后受到丈夫的家族歧视，继而遭到自己儿子的冷漠和疏远，一个温暖之家慢慢变成了让她四处感到敌意和冷漠的空间，心烦且花心的丈夫找了情人之后，卡塔里娜一气之下离家出走，流落街头，先是被送到一家精神病院，后被送到维塔收容所，在里面服用各种被配给的药物。离开家庭的卡塔里娜不但丧失了抚养孩子的权利，还得知丈夫在外面又有了别的女人，甚至还是自己知道的女人。

在卡塔里娜在患病词典的卷 13 写道：

两个女人睡在同一条毛毯下
吃一个锅里的饭
男人无耻
收集着女人
他以为这是过去的时代
我选择报复

我不能忍受两个阴道以同一种方式被填上

相比他人的物品，我选择自己的东西
我选择度过自己的一生
或不与任何人一起生活

　　2003 年 8 月，比尔最后一次见到卡塔里娜时，她还在编写患病词典。比尔邀请的医生检查发现，卡塔里娜的小脑正在迅速退化，她的生命开始进入末期。不到一个月后，卡塔里娜就去世了，她的几个兄弟也被诊断为患有神经系统疾病，其中包括的遗传性不能绝对排除，但是比尔想办法调用社会医疗资源，尝试不让她的兄弟们落入冷酷制度的狭缝和过度医疗化的陷阱。

　　这样的尾声或许让人感到有所希望，卡塔里娜的兄弟们至少可以规避精神病药物的滥用和在整体机构的长期关押，但是一个学者的努力又是多么惨白，书中一张又一张精致的、令人感到震撼的、因用药过度而带着痴呆表情的患者的黑白照片是让读者不要产生太多希望的警示。

　　比尔的研究结论是卡塔里娜的命运不能以一个特例而论。被社会遗弃的疯癫和文明无处不在，只不过无关的人们，甚至有关的当事人，屡屡将之视为自然状态而无动于衷，认识不到疯癫的社会才是制造疯癫的那台机器。一个被别人视为疯人的叙事反倒揭示出疯癫社会的真相。

　　这难道不是巴西版《狂人日记》？

　　　　　　　　　　　　　　　　2022 年 2 月 27 日写于清华大学荷清苑

序："虽生犹死，外面死了，里面活着"

"在我的想法里，大家已经忘记我了。"

卡塔里娜手里抱着个娃娃，一面蹬着一辆老旧的健身自行车，一面这样对我说。这个随和、眼神颇具穿透力的女人正三十出头，口齿略有不清。我第一次见到卡塔里娜是在 1997 年 3 月，在巴西南方一个叫作维塔的地方。记得当时我这样问自己：在她心里，她骑着这辆自行车是去往世上哪个地方？维塔就是终点。同其他许多人一样，卡塔里娜被留在那里，是等死的。

维塔在拉丁语中的意思是"生命"，它是一家收容所，位于阿雷格里港 (Porto Alegre) 这个相对富裕的、约有 200 万人口的城市。维塔由泽·达斯·德罗格斯 (Zé das Drogas) 成立于 1987 年，他此前做过街头混混，也贩过毒。在改信五旬节派之后，泽看到一个异象，圣灵在这异象中叮嘱他开设一个能让他这样的人找到上帝、重获新生的机构。泽和他的教友们占用了临近市中心的一所私宅，他们在那里为吸毒者和酗酒者办了一个临时的康复中心。但很快，维塔的使命范围开始扩大。被断绝于家庭生活之外的人——精神病患和其他病人、失业者、流浪者——被亲眷、邻人、医院、警察遗弃在那里，且数目不断上升。维塔团队于是开了一家疗养院，那些被遗弃的人便随死亡一起等待着。

我最开始跟维塔的人一起工作是在 1995 年 3 月。那时候，我穿梭于巴西的几个地区之间，记录那些被边缘化的人群和贫困人口是如何应对艾滋的，以及他们如何被纳入基于新的管制手段的计划当中。在阿雷格里港，我采访了人权活动家热尔松·温克勒 (Gerson Winkler)，他是该城市艾滋计划的协调人。他坚持说我应该去看看维塔："这是一座人类的垃圾场。你一定得去那儿。你会看到如今人是如何对待人的，作为人又意味着什么。"

我在阿雷格里港外的一个地区长大，在这个国家南北几个贫穷的社区旅行和工作过。我以为我是了解巴西的。但我此前所见的任何事物都未能使我对维塔的凄凉做足准备。

维塔并未出现在任何城市地图中。尽管这个地方的存在是得到官方和公众普遍承认的，但它并不是任何补救计划或政策的关切所在。

温克勒是对的。维塔是贫穷这条路的终站，当那些活着的人不再被视为人，他们便去那里。那段时间在维塔疗养院的 200 人，多数被排除在家庭生活和医疗服务之外，他们没有正式的身份，生活在一种受贱斥的被遗弃状态下。大多数情况下，维塔的工作人员是由那些原先的居住者组成的，当他们的精神状况改善到足以照顾新来者和被视为毫无希望之人时，他们便可提供服务。这些志愿者缺乏资金、训练，以及适当的设备和药物，就如这家机构本身一样，他们对处理维塔的居住者缺乏足够准备。

大约 5000 万巴西人（超过巴西 1/4 的人口）生活水平远低于贫困线，2500 万人被认定为贫困。[1]尽管从许多方面来说，维塔都是这种惨状的缩影，但是从某些层面上说，它又十分独特。其中一定数量的居民来自劳动阶级或中产阶级家庭，也曾是有自己家庭的劳动者。其他一些人此前居住在医疗机构或国家机构中，他们在某个时间点被从那里驱逐出来并扔到街上或者直接送到维塔。

尽管看上去像个被孤立出来的无主之地，但事实上，在其历史上和维持的过程中，维塔也曾跟几家公共机构有勾连。因此，从许多层面上说，维塔也并非特例。确切说来，阿雷格里港拥有两百多家这样的机构，多数被委婉地称作"老人院"。这些状况不定的地方收容那些被遗弃的人以换取他们的福利养老金，有好些机构同时接受国家资助或慈善捐款。

我开始将维塔和这类机构视作社会遗弃区。[2]

卡塔里娜在维塔的其他人当中很显眼，这不过是因为她在运动——许多人躺在地上或蜷在角落里。她想要交谈。我的妻子阿德里安娜当时跟我在一起。这是卡塔里娜告诉我们的故事：

"我有个女儿名叫安娜，她 8 岁。我前夫把她给了他的老板乌尔巴诺。我在这儿是因为腿有问题。要想回到家里，我得先去医院。去医院这件事对我来说非常复杂，假如我去了，我的情况会越发恶化。我不想去医院，因为我已经习惯了待在这儿。我的腿不灵便。因为来了这儿，我再没见过我的孩子们。

"我的弟弟和我丈夫这边的同辈男人把我送到了这里。阿德马尔和阿曼多……我运动……这样我或许能走路。不。我现在再也离不开这里了。我需要等一段时间。我咨询过一位私人医生，有两三次吧。有需要的时候，他们这里也给我药。所以人总是依赖药物，会变得很依赖。于是，许多时候，人就不想回家了。也不是不想……在我的想法里，大家已经忘记我了。"

后来，我问志愿者是否知道一些关于卡塔里娜的事。他们对于她在维塔之外的生活一无所知。我将卡塔里娜提到的一些人和事复述给他们听，但他们说她是胡言乱语，说她疯了（louca）。她是一个显然缺乏常识的人，她的声音因为精神病诊断沦为无效。她没有来处，除了维塔，别处没有她的命运。

卡塔里娜那听上去支离破碎的叙述，她所讲述的关于过去的故事，便是我所仅有的。在她看来，她没有疯。卡塔里娜正努力改善自己的处境，使自己能够独立自主。她坚称她有的是生理上的问题，她在维塔是她所不能控制的诸种不同关系和情形所造成的结果。

卡塔里娜通过前夫、老板、医院、私人医生、弟弟们和被送走的女儿这些人物来回忆那些情形。"要想回到家里，我得先去医院。"她如此推论。回到那个此时与别的家庭一起生活的孩子身边的唯一办法，就是通过诊所。医院处于那条通往已然不存在的家的路上。

但卡塔里娜的意思是，要获得充足的医疗保健，是不可能的。在寻求治疗的过程中，她了解了药物治疗的需要。她同时暗示，药物会使她的情况恶化。这种形式的照护在维塔也一样在进行："有需要的时候，他们这里也给我药。"她指的是，将混乱药疗化使维塔里面的人"总是依赖药物"。

某些东西让卡塔里娜失去了回家的可能。但回家的渴望仍在："也不是不想。"

维塔的现实，以及与卡塔里娜最初的相识给我留下了很深的印象。在我写关于巴西的艾滋防控的论文（1999b）时，我始终不断想起这个承载着家庭与城市生活中的死亡的地方，想起这个借由被遗弃这件事来思考的人。多年来，维塔和卡塔里娜成了我的关键角色，在我思考巴西城市空间中政治和医疗体制的转变，以及其中全新的人格体系时，对我教益良多。我在记录的艾滋工作包括政府和非政府组织所做的各种英勇的努力，他们试图通过关注安全性行为这样大胆的预防项目来控制疾病的传播，努力使艾滋的治疗方法达至全球普及以降低死亡率。除了这些令人敬佩的工作，以及那些为照管通常不被列入干预对象的弱势和贫困人口而成立的新机构，我也看到了遍布于巴西大城市的社会遗弃区——类似维塔的地方，这些不人道的环境中居住着那些精神有问题的人、无家可归的人、艾滋病患者、失去劳动力的年轻人和衰老的身体。

法定行政单位和福利与医疗机构都不直接干预这些区域。但正是这些行政单位和机构把那些没人要的人指到了这些地方，这些人到了这里之后便注定杳无音信，他们失去人权，再没人对他们的境况负责。我感兴趣的是，这些遗弃区的创建是如何跟家庭的改变，以及国家、医药、经济的当地形态交织在一起的。我好奇，那些为预防和治疗艾滋而发起的提升生活品质的动员是如何跟允许死亡的公共行为的激增同时发生的。

遗弃区展现了那些借由正式治理而存在，并超出了官方治理的现实，那些决定了越来越多贫困人口的人生历程的现实，这些人并不在政府规划人口范围内。我竭力去理解像维塔这样的地方的矛盾存在，以及在这些区域中的人类那根本性的暧昧存有，他们困在被接纳与被遗弃、记忆与非记忆，以及生与死之间。

在维塔的静止氛围中，卡塔里娜的运动和她追忆的模样留在了我的脑海里。她的故事融合了过往的生活、身在维塔的被遗弃的当下，以及归家的渴望，这种融合的方式令我萌生兴趣。我试着不把她当成一个精神上有问题的人，而把她当作一个被遗弃者，她克服重重困难，以自己的方式解释自身的经历。她知道是什么让她成了今日的自己——但要怎么证实她的说法呢？

当卡塔里娜反思是什么夺走了她的生活时，她的思绪和话语的难解程度不独取决于她自己的表述——我们这些志愿者和人类学家，也缺少理解这些的途径。卡塔里娜谜一般的语言和渴望需要能够处理"个体人"(individual person)的分析形式，毕竟这样的个体并没有完全被纳入体制与团体的运作之中。

此后两年过去。我开始在一个文化与心理卫生项目中做博士后工作。1999 年 12 月末，我回到巴西南方进一步观察维塔中的生活，在这里的田野调查构成了托本·埃斯科罗德和我计划出的摄影书的文本，这本书将聚焦此类遗弃区中的生活。

有了近年得到的一些政府资助，维塔的设施改善了，尤其是康复区（这是此处康复中心的名称）。但疗养院的条件大体未变，不过现在住的人少了一些。

卡塔里娜仍在那里。但此时，她已经坐在轮椅上了。她的身体状况已经严重恶化，她坚持说自己患的是风湿病。志愿者们就像对待其他居住者一样，总是心血来潮地给卡塔里娜抗抑郁药。

卡塔里娜告诉我，她已经开始写"词典"（她的叫法）。她这样做是"为了不忘记词语"。字迹表明她有最低程度的文化水平，笔记本上填满了一串串的字词，这些字词提到了人、地点、机构、疾病、物品和性情，串联它们的方式十分有想象力，我不时还以为这就是诗。这是我最开始读到的一些片段：

电脑

书桌

残废了

作家

劳动正义

学生法

坐在办公室里

做爱者的法律

公证人
法律，关系
阿德马尔
伊皮兰加区
凯萨拉市政府
南里奥格兰德
······
医院
手术
缺陷
康复
偏见
······
受了惊吓的心
情绪的发作

在那段时间的探访中，我返回同她谈了好几次。卡塔里娜长时间地谈论维塔外生活的回忆，她在1997年同我第一次见面时所告诉我的故事在那之后便屡屡被增加更多细节。她详尽地讲述了自己的乡村出身，以及去新汉堡市的鞋厂打工的经历，故事因此丰满起来。她提到另外几次的怀孕生产，跟前夫的争吵，精神科医生的名字，在精神病房的经历，全都讲得支离破碎。"我们分开了。两个人一起生活基本上永远不可能太坏。但你得知道怎么去过。"

一次又一次的，在我所听到的卡塔里娜的表述中传达出的主体性，既是一个分离与驱逐得到了许可的战场，也是一条她希望借以重回社会的途径。"我前夫统治着这座城市……我需要让自己保持距离……但我知道他跟其他女人做爱的时候脑子里想的是我……我永远不会再踏进他的房子。我要去新汉堡，只为看看我的孩子们。"她隐晦闪烁地讲述着给予和获取欢愉。有时她又开展一系列令人难以跟上的联想——但最终她总能有效地论述清楚。并且，卡塔里娜总是一刻不停地写着。

我原未计划专门研究卡塔里娜，也无意专事研究个人的人类学。[3]但到我们1999年第二次见面的时候，我在情感上和智识上都已经被吸引进来。卡塔里娜也一样。她告诉我，跟我聊天她很高兴，她也喜欢我提问的方式。一次探访结束，她总会问，"你什么时候再来？"

她所说的话和不断写下的文字迷住了我。她的词句在我看来并不脱离现实，但也不是维塔施加于她的权力，或是她对维塔的回应。这些词句所讲述的是真正的挣扎，是卡塔里娜从中遭到放逐的那个平常世界，这个世界已成为她脑海中的生活。

7

　　牙医
　　卫生站
　　乡村工人联合会
　　环境协会
　　烹饪艺术
　　厨房和餐桌
　　我去上课
　　配方
　　照片
　　精液
　　……
　　确认身份
　　身份
　　亲自表露身份
　　健康
　　天主教信仰
　　帮助
　　理解
　　风湿病

　　她从哪里来？她身上究竟发生过什么？卡塔里娜始终在回忆她被抛弃的经历和生理情况的恶化。这不只是美化或忍耐令人无以忍受的现实，而是使她保有一种还能出去的希望。"如果我能走路，我就可以离开这里。"

　　卡塔里娜回顾的那个世界对我来说是熟悉的。我在新汉堡长大。我的家人也是从乡村迁至那个城市，找寻更好的新生活。我在里康·多斯·伊列乌斯（Rincão dos Ilhéus）公立学校念的小学，一年级的班上有 50 个同学，多数在五年级的时候辍学去当地鞋厂打工了。我惧怕这样的命运，成了少数几个继续上了六年级的学生之一。我的父母坚持让孩子学习，而我在书本中找到了一条出路。卡塔里娜让我回到了开始的那个世界，我因而困惑，究竟是什么，决定了她的命运与我如此不同。

8 　　这本书检视了卡塔里娜命运的构成，她的日渐死亡，以及存于维塔的想法和希望。卡塔里娜竭力想讲清楚自己的渴望、痛苦与所知，而这本书就是建基于卡塔里娜之努力和我对维塔生活的纵向研究。"虽生犹死，外面死了，里面活着。"她写道。那些隐秘的、诗一般的词句是她在编的词典的一部分，在了解卡塔里娜和解析那些词句的过程中，我也追溯到了她被遗弃的命运和她的病状所根植的由家庭、医疗、国家和经济等因素交织而成的复杂网络。纵观全局，卡塔里娜的人生讲述了一个更宏大的故事：类似维塔这样的地方如何在贫困家庭和城市生活中扮演了重要的角色，以及社会过程如何影响了生物学与死亡的进程。

　　早先与卡塔里娜的这些对话使我厘清了三个问题，这是我想在我们一起工作的时候具体解决的：经济压力的影响对内心世界的重塑作用；药物在家庭中所扮演的道德技术的角色；创造一个不健全的、没有生产力的、被允许死去的人类类别所依据的常识。正如卡塔里娜省略含糊地写道："想要我的身体变成药，我的身体。"或如她反复说的："当我的想法与前夫和他的家人一致时，一切都是好的。但如果我不同意他们，我就是疯了。就好像我的某一面需要被忘掉。我智慧的一面。他们不愿对话，疾病的科学被忘掉了。"

按照卡塔里娜所说，导致她从现实世界被驱逐的是：日新月异的国内经济与她自己的药物治疗情况相加构成的背景下，人们的思想观念与对何者为有意义的判断都发生了变化。这种对"我的某一面"的强力抹除让她无法在家庭生活中找到位置。"我的几个弟弟都是勤劳的人。有段时间我跟阿德马尔一家人一起住。他是我最大的弟弟，我们兄弟姐妹五个……我总是很累。我的腿不灵便，但我不想吃药。为什么只有我需要吃药？我还跟着阿曼多一起住过，他是我另一个弟弟……后来他们把我送到了这儿。"

我想弄明白卡塔里娜的主体性是如何成为判定她"反常"、将她逐出家门的渠道的。令卡塔里娜脱离现实世界并被重新建构为"疯子"的各种中介力量都是什么——是什么保证了这些中介力量的成功？就我的理解，判断和意志的新形式当时正在这个大家庭中生根，这些改变对痛苦，对人就常态和她最终所体现的病态的理解，都产生了影响。精神病药物似乎在改变卡塔里娜的存在感和她对于他人的价值上起了重要的作用。经由这些改变，家庭纽带、人际关系、道德和社会责任的定义也被改写。

我问卡塔里娜，你觉得为什么家属和医生要把人送到维塔来？

"他们说，把我们安置在这里比较好，这样我们就不会被一个人留在家里，孤零零的……这里有很多像我们一样的人……我们这些人一起，就形成了一个社会，一个身体的社会。"

卡塔里娜坚持说她被遗弃是有历史和逻辑可循的。我试图弄清楚她在常人看来荒谬的想法和说法是如何跟一个现已消失的世界相联系的，以及在怎样的经验主义条件下，她的人生才变成不值一活的人生，在此过程中，我发现克利福德·格尔茨（Clifford Geertz）关于常识的著作很有启发性。"常识将世界表现成一个人们所熟悉的世界，一个人人都能够，也应该认出的世界，在这个世界里，每个人都——或者都应该——自己做判断。"（2000a:91）常识是思想的日常领域，它帮助"可靠的公民"在面对日常问题时有效地做决定。缺乏常识的人是"有缺陷的"。（91）

"常识中有某种类似失窃之信[1]效应的东西；它就这样被毫不修饰地放在我们眼前，但又几乎不可察觉。"（2000a:92）这是人类学追求中所特有的：试图理解那些对于现实的口头评估与判断——它们更多是想当然，而非经过分析——因为它们决定了"社会支持什么样的生活"（93）。层层累积的思想框壳裹住了维塔中的被遗弃者，使其沦于不可解释之类，而同卡塔里娜一起工作帮助我击破了这框壳。毕竟，常识"是以'这完全不算一个例子'这样的断言来停止讨论个例的，**一言以蔽之，这就是生活，世界就是其权威**"（93；着重为笔者所加）。

在我看来，卡塔里娜的所说、所写捕捉到了她的世界所变成的样子——一个混乱的世界，满是她解不开的结，不过她不顾一切地想解开，因为"假如我们不研究，身体里的病会恶化"。格尔茨清楚地意识到了常识的生理维度（physiological dimensions）。他写道，常识作为关于现实世界的故事，首先和最重要的便是立足自然（naturalness）和自然范畴（natural categories）的概念（2000a:85）。

在卡塔里娜的案例中，她头脑的健全或不健全，其性质不是由她的亲属和邻居所假定，便是由药物与其所代表的科学真值所判定。我推测，家庭和医疗双方就卡塔里娜精神状态的协商以及其后采取的行动才真正使她的生活变为不可能。在此，家庭和医疗，精神和身体必定被视为存在于同一种语域中：与一种当前的常识联系在一起。循着单一个体的话语和故事描绘能帮我们辨认出许多并置在一起的背景、路径和相互作用——"中间性"，社会生活和伦理依据它在经验上才是可行的，也就是，"提醒人们他们已知的事……那思想和语言的特殊城市，人是其中的公民"（Geertz 2000a:92）。

我1999年去探访时，对于我将她作为这部作品的研究对象，卡塔里娜给予过口头及书面的同意。起初，除了持续往返，以卡塔里娜自己的方式与

---

[1]　失窃之信：典出埃德加·爱伦·坡的短篇小说《失窃之信》（"The Purloined Letter"），小说中失窃的重要信件没有藏于某个隐秘角落，而是放在了所有人都看得见的卡片架上。——译者注（本书脚注若非特别注明，均为译者所加）

她交流,我并无成结构的方法。她拒绝被视作受害者或隐藏于文字背后:"我说我心里想的。嘴上没有把门。"显然,不是由我来赋予她声音。相反,对于正在发生的事情,我需要充分理解,并找到方法表达出来。[4]唯一通往他者的途径便是语言,而语言不只是交流或误解的媒介,借微依那·达斯(Veena Das)和凯博文(Arthur Kleinman)的话说,它是一种经验,"不仅容许信息传递,而且容许主体向外投射"(2001:22)。

在《语言与身体》("Language and Body")那篇文章中,达斯(1997)观察到,那些在印巴分治①中受到巨大创伤的女性并没能越过这一创伤——举例来说,正如古希腊悲剧中的安提戈涅一样——而是将其融进了她们的日常经验。在达斯的叙述中,主体性表现为一个具有争议的领域和一种归属的策略——用以应对大型创伤性事件与正在改变的家庭和政治经济系统。内部与外部的状态不可避免地被缝合在一起。传统、集体记忆和公共领域被组织成附有重重幽灵的场景,因为它们是因"死者的力量"发展起来的,而死者在数据和法律中仍未有计算和解释。这位人类学家仔细检视了这种铭刻与隐形的官僚与家庭机制,这种机制钦定了一种真实,而人民如果想要在日常生活中寻到一处容身之所,就必须积极参与。在达斯关于暴力与主体性的著作中(2000),比起现实是如何构造心理状态的,她更加关心单独的事实的产生和发声的力量:一个人能有怎样的机会被倾听?对于创造真相和发起行动,讲述具有怎样的力量?

在维塔,你所面临的人类境况是:发声不再能带来行动了。没有客观条件能促成行动。这个人被独自留在那里,她知道无人会应答,也没有什么东西能敲开未来。卡塔里娜不得不一边思考她自己和她的过往,一边想起,在那些她还记得的事物当中,她早已不在场。"我的家人还记得我,但他们并不想我。"在维塔,不在场是最迫切、最具体的事。当一个人不再具备受认可的动力机制,不再有时间性,还能有什么样的主体性呢?卡塔里

① 1947年8月14日和15日,由于人数较多的印度教教徒和人数较少的伊斯兰教教徒之间的宗教对立日益激化,大英帝国统治下的英属印度解体,诞生印度联邦和巴基斯坦自治领(包括今日巴基斯坦和孟加拉国大部分地区)两个新国家。随之而来的是短时间内无数的冲突、暴动和屠杀。

娜一直在拓宽的人类思想的限度是什么？随着工作往前推进，我试图帮助卡塔里娜与她的家人取得联系，获取医疗服务。但每一步前面都是现实的致命力量，这致命的现实需要一个人类学名称来描述其状况。

为什么我要选择跟卡塔里娜而非别人一起工作？她在那种毁灭的环境下十分突出，她拒绝被迫接受自己的生理状况和命运。她希望参与，而我有一种本能的感觉：一些对生命和知识都重要的东西正在发生，我不想错过。她的话表明一种已成日常的遗弃和消声，然而，尽管她受到种种漠视，卡塔里娜身上仍旧传达出一种惊人的能动性。我一旦坐到她身边，我们便都紧贴着语言之墙。语言不是切分点，而是连接点——理解也包含其中。

我们所开启的工作并不是关于我构想出来的人，也不是关于为卡塔里娜的精神形态代言或成为其代表人物的不可能。我们的工作是通过偶然性和受过训练的倾听，促成让我们双方都有所期待的人与人的交往。"我有点像把自己藏起来地生活着，像个动物，"卡塔里娜告诉我，"但后来我开始一步步分析，跟你一起拆解那些事实。"说自己像个动物的时候，卡塔里娜提到了她已被夺走的作为人类的可能性。"我开始分析科学与智慧。人分析自己是好的，分析思想也是。"她这句话对我而言极其重要。我希望这一工作对卡塔里娜也是有价值的。跟她一起工作，对她来说是找寻一个返回熟悉世界的办法，对我来说也是一种人类学教育（bildung）。是的，一场田野教育是有等级差别的，但它同时对双方都影响重大，正如保罗·拉比诺（Paul Rabinow）所说："由于这是有等级差别的，因而需要小心谨慎；由于这是一个过程，因而需要时间；由于这是问询的实践，因而需要概念架构（conceptual work）。"（2003:90）[5]

在此，人类学不能止步于单纯地从集体的视角去处理个体。卡塔里娜被作为疯子对待，人们认为她的行为与真实记忆相悖，而事实上无论如何都没有证据能证明她讲述的回忆是真是假，她身边没人能证实她的讲述，也没有关于她在维塔外生活的任何信息。她被留在这里独自解决社会理解的可能性，我该怎样详述这种社会理解的可能性呢？我需要找到办法破解她的生活与文字的真相，并且将这些文字与来自过去的特定人物、地域，以及她所参与的事件——那段她在其中没有象征性权威（symbolic authority）

的经历————一一联系起来。

　　对单个他者进行实地研究扯出一个巨大的体系:社群、家庭和个人生活如何被具体地汇集、估值,它们又如何内嵌于更大的企业流程和制度安排当中。但卡塔里娜将事物从一个语域移换到另一语域——过去、维塔、渴望——的方式,仍有某些我捉摸不透的地方。我想,这样的移换是属于她的遗弃语言,这迫使我将概念架构始终保持在悬而未决的开放状态。

　　过去四年间,我探访过卡塔里娜许多次,最后一次见她是在 2003 年 8 月。在她忽而往前推进、忽而往后倒叙自己的故事时,我凝神听着。除了做谈话录音、做笔记,我还读了好几本她一直在写的词典,并与她讨论。跟卡塔里娜一起工作带给我极大的愉悦:直视她的眼睛;敞开心扉聊着人们不能理解的事;同其他人一起,搜索、寻找,虽不是完美的形式,但也是了解的途径。一个人必须找各种各样的方法,来使在田野中获得的特殊的知识和直接历史能为对自身和他者的关怀服务 (Rabinow 2003; Fischer 2003)。广泛地同朋友与同事谈起我和卡塔里娜的对话使研究——以及卡塔里娜和她的写作——走向了新的环境与可能。随着调查的深入,我思考的不再只是她用以触及其他生活的诗意想象的力量,还有一些健康专业人员和管理人员与卡塔里娜交往、处理她社会和医疗状况,以及回应她批判性思考的周全审慎的方式。

　　有时我像个侦探,寻找着卡塔里娜被从日常生活中逐出的具体轨迹,她生理状况加速恶化的过程,她语言-思考的源头。我对卡塔里娜所说和所写的句子做了一些表面判断,为此踏上一段旅程,去往她不断提及的各种医疗机构、社区和家庭。在取得她同意的情况下,我从精神病医院和全民医疗保健体系的地方分支机构取回了她的病历。我也得以找到她的家人——她的弟弟、前夫、姻亲和子女,就在附近新汉堡的工业小镇上。她告诉我的关于将她引向维塔的家庭和医疗这两条路径的一切,都跟我在档案和田野中找到的信息相符。多次回访,耐着性子,努力接近,费时费力地处理原本不该存在的资料,对一个人的人生进行细密的描述,某一片现实开始显现出来。

13

在通过这些医疗机构追溯卡塔里娜的经历时，我看到，她不是一个特例，而是一个具有模式的实体。也就是说，她遭遇了那种典型的不确定且危险的心理卫生治疗，这是专为所有贫困的城市劳工准备的。人们在她身上盲目使用各种医疗技术，几乎没有为她的特殊情况做过精准调整。他们假定她像其他许多人一样有攻击性，因此给她服了超剂量的镇定剂，这样不用提供足够的照护，机构也可以继续运行下去。对她的诊断各式各样：精神分裂症、产后精神错乱、待分类精神病、情绪障碍、贫血。我接触了指导她的治疗的健康专业人员，以及努力参与改革这些服务的一些人权活动者和管理者。我试图直接地讨论促成她这难解情况的各种环路，这些环路似乎是独立于法律和契约之外的（Zelizer 2005）。

在跟卡塔里娜家里的各方亲属聊过之后，我了解到，根据某些体征，她的前夫、弟弟，以及他们各自的家人都认为，她会变成一个废人，就像她母亲一样。他们不想参与这遗传的剧本。卡塔里娜"有缺陷"的身体于是成了某种战场，在这战场上，她的家庭／邻里／医疗网络为她的头脑是否清醒，以及最终为"她的行为举止是否像个人"（引自她婆婆的话）而做出判断。被剥夺了个性并且用药过量后，卡塔里娜仍保有某种深入骨髓的东西——她再也不能抛弃的生命决心。

但这一工作不仅是要找到卡塔里娜故事的"真相"，它也促成了一些事情。在几个医生的帮助下，我们安排了医学检查和大脑成像，我们发现，卡塔里娜的小脑正在迅速退化。于是，为了确认她的病情并确定改善其状况的方法，我们又踏上了一条医疗的旅程。她在跟时间战斗，汇集知识于是变得真正紧急起来。田野工作将卡塔里娜和维塔，卡塔里娜和她的过去，她的被遗弃和她的生理状态联系了起来，也促成了卡塔里娜再次进入家庭、医疗和公民身份，尽管十分短暂。这些事情反过来也使我们认识到卡塔里娜深陷其中的社会性死亡的运作机制，使我们理解创造其他可能性所需要付出的努力。当遗弃的**现实政治**变得清晰，个人责任和制度责任的问题也被以新的、不同的方式加以讨论。

奥斯卡是维塔的一个志愿者，他的深刻见解和照顾——尤其是对卡塔里娜的——对我帮助良多。随着田野工作告一段落，他告诉我，有人做这样的研究，"机器散落的零件最终才会被拼装起来"。卡塔里娜不断地在我们的谈话和她自己的书写中提及真实世界的事。假如我只关注她在维塔内的表达，那么，存在于她的家庭、医疗和国家机构之间的那一整片张力与联系的领域，一片塑造了她的存在的领域，我便可能看不到。[6]

卡塔里娜不是简单地落进了这种种家庭与公共体制的缝隙里。好几层社会环境异常的相互作用和交叠并置使她的被遗弃变得充满戏剧性并成为现实。对真实的科学评估（以生物知识和精神病的诊断与治疗等形式）深深地内嵌于改变中的家庭与体制，为最终导致她被驱逐的日常思想和行动提供了依据。这个强大的、非制度性的民族志空间中的家庭将他们不想要的成员清除出去，照着卡塔里娜的词句与描绘按图索骥，是我描述这种民族志空间的一种方式。如卡塔里娜这般的社会制造的死亡从根本上不能归于任何单一的意图。虽然原因复杂含混，但她在维塔的日渐死去还是可追溯至具体的几股力量。

奥斯卡的意思是，一旦困在这个空间里，人便是机器的一部分。我告诉他，只有其中的一个人多走一步，机器的部件才能连起来。"如果一个人不这么做，"他回答我，"零件就会一辈子遗失。然后生锈，锈迹让它们走向终结。"卡塔里娜既未从这一机制中幸免，又没有完全被其缚死，她停留在一片发光的失落边境，那是她借由书写拓展出的人类想象的边境。与这些边境比邻的是一个被遮蔽的杀人的现实，通过探索这样的边境，我们找到一条进入当下人类境况的途径——这是民族志探究的核心目标。

一个人要读许多书，并凭借自己的言语，来理解自己所生活的世界。人也把这些带入田野，此时那些叙述或许不总是有道理，但在形成思想图景的时候还是有用。这是人类学和它所产生的知识的诸多好处之一：对理论的开放，坚定不移的经验主义，面对各种事件和生命经验的动力学并试图给予它们一个形式时所采取的存在主义。在本书中，我将描述我与卡塔里娜一起工作时得到的发现，医疗机构，以及她的家庭，这些都会与理论相结合。同样，我将她的想法和写作与体制应用在她身上的理论相联系（举例而言，后者操纵着病态、常态、主体性和公民权这些概念），与人们对她的普遍认识相联系。理性在他们所讲述的真实中扮演了重要的作用。这些理性构成了米歇尔·福柯（Michel Foucault）所称的"真实的演出"（the dramaturgy of the real）（2001:160）的一部分，对于人是如何看待生活与人际关系，如何"将他们所设想的可能性在自己和他人身上演绎出来的"有着重要的作用（Rosen 2003:x）。我想让这本书呈现我在田野工作中捕捉到的理性、生命和伦理的活跃混乱——人类生活由此形成，也由此沦丧。

　　我最开始引入这本书和我想在此简单探索的一组概念涉及人的"可塑力"（plastic power）。"我是指，"弗雷德里希·尼采（Friedrich Nietzsche）在《历史的用途与滥用》（Vom Nutzen und Nachteil der Historie für das Leben）中写道，"那种明确地改变自身的力量，那种将过去的、陌生的东西与身边的、现在的东西融为一体的力量，那种治愈创伤、弥补损失、修补破碎模型的力量"[①]（1995:10,12）。尼采谈论的不是一种本质的个体性或全知的意识主体，他让我们注意主体形态和理智面对历史进程所发生的改变，注意与过去和改变着的世界建立新的象征关系的可能性。

　　这样的可塑性——不管我们将之视为被塑形的能力还是生物适应环境改变的能力——是一个移动贯穿于人类学、精神分析学、精神病学和文化史阅读的主题。它出现于西格蒙德·弗洛伊德（Sigmund Freud）的神经症患者通过幻想改变现实的"异体成形"（allo-plastic）能力 [与之相对应的是"自体成形"（auto-plastic）的精神病患者]（1959b:279）；出现于布罗尼斯拉夫·马林诺夫斯基（Bronislaw Malinowski）关于文化（此处的文化是大众心理之概念的一个替换词）之下"本能的可塑性"的论述（2001:216）；出现于马塞尔·莫斯（Marcel Mauss）所认为的社会、心理、生物等元素"难分难解地混合在身体技巧之中"（1979:102）；出现于加纳纳什·奥贝赛克拉（Gananath Obeyesekere）称之为"文化的作用"的社会内和主体间讨论（1990）；出现于凯博文从个体痛苦症状中所做的对社会与道德剧变之模式的解读（1981；Kleinman and Kleinman 1985）；出现于南希·舍佩尔-休斯（Nancy Scheper-Hughes）对随着饥饿出现"神经紧张"的身体常识被

---

① 此处译文摘自上海人民出版社 2000 年版陈涛、周辉荣所译的《历史的用途与滥用》。

医疗化的论述（1992）。此外，劳伦斯·科恩（Lawrence Cohen）证明，老人的身体在家庭与老年科学之间的阈限空间中变成了一种"恐惑的幽灵"（uncanny double）（1998:269），朱迪斯·巴特勒（Judith Butler）则在《权力的精神生活》（*The Psychic Life of Power*）中提出，受模糊性支配者可进行自我赋权（1997），这些也都是可塑性的体现。自我的概念作为一种具有可锻造性的材料在这些原本各不相同的论述中穿行；这对我们理解社会文化脉络是如何形成，以及如何受到身体效应和内心世界的中介调整是十分关键的。[7]

　　一种相关论述对这一可锻造性的主题做了展开，发现这一情形在具体个人身上的体现并不如现实的可塑性明显，亦即，人造框架将从中调节社会控制，重塑普遍的人性概念。举例而言，西奥多·阿多诺（Theodor Adorno）政治化了弗洛伊德的群体心理模式，并认为，现代威权主义纽带的特征，不仅在于对原始直觉和过往经验的再现，而且在于"**借由文明本身、在文明内部进行复制**"（1982:122；着重为笔者所加）。根据阿多诺的观点，纳粹科学和宣传创造了新的认同机制，它将德国公民绑到一起，令他们在一种道德盲目的状态下反对外来者。现代主体重装与理性技术政治和国家暴力是协同发展的。

　　在《殖民战争与精神障碍》（"Colonial Wars and Mental Disorders"）一文中，弗朗兹·法农（Frantz Fanon，1963）辨认出并批判了法国帝国主义之下阿尔及利亚人被殖民的主体性。在法农看来，帝国控制的所在并不一定是殖民者的政治与经济体系，而是被殖民者的意识与自我反思能力。[8]主体性是政治的原材料，是关于存有的竞争性斗争发生的地方。他写道："因为殖民主义是对他者系统性的否定，是对他人所有人类属性的粗暴否定，所以它逼迫被它所控制的人不断地自问，'在现实中，我是谁？'"（1963:250）法农的回答是一种解构：谁的现实？

　　弗洛伊德认为精神病经验的特征在于，它是一种被从现实中隔绝出来、无法实现移情的经验，而法农对此进行了重新思考。[9]法农关注的不是精神病被剥夺接受治疗的可能性，他关注的是精神病人看似无法掌握的现实产生的机制。雅克·拉康（Jacques Lacan）在处理精神病问题时，亦敦促精

神病医生和精神分析师去质疑他们自己对现实秩序的信任（1977:216），把
诊断停下，让病人自己去定义。

"有一种直觉型的智力是不能用语言传达出来的，"一位病人在跟拉康
谈话时这样说，"我很难把事情逻辑化（logifying）……我不知道这个词算
不算法语，这是我自己发明出来的。"（1980:27）我们看到，病人试图在一
个临床世界里制造意义，而这个世界里，这样的意义通常是被赋予的（见
Corin 1998; Corin, Thara, and Padmavati 2003）。我们还能看到拉康重要
的洞见（这不仅得自理智作用，而且来源于其心理分析实践）[10]：潜意识是
建立于理性和人际之间的话语维度。"降临我们身上的潜意识来自结构必要
性（structural necessities）——它是一种低下的东西，诞生自最低层次的遭
逢，以及所有先于我们存在的议论的人群之中……也诞生于用结结巴巴的
方式言说的语言，但这些都没能脱离约束。"（1978:47, 48）对拉康来说，主
体性是不断失败又不断重来的、太过具有人性特征的索求关于自我之真相
的尝试。[11]听卡塔里娜讲述时，我脑海里浮现的社会生活的景象既痛苦又
不确定，既有序又混乱，仿佛我真的如此生活过。

我的民族志工作借由主体回忆和档案叙述以及此外一些东西，接近了
卡塔里娜坚固（尽管暧昧不明）、具体且不可简化的经验，这些经验即卡塔
里娜的存有与他人的关系，与让她从现实消失他们所面临的利害的关系，以
及与当前对她来说重要之事的关系。（Kleinman 1999; Das 2000）用她自己
的话说是：

> 我知道是因为我经历过
> 我了解真相
> 我试图揭露什么是现实

这不是要为卡塔里娜的境况找寻心理根源（我不认为存在这样的根源），
或仅仅是为她的经验找寻不着边际的样板。我将心理内在的感觉作为民族志
来理解，它也是个体行为作为一个整体与其环境的关系，与定义边界（不论
是法律、医疗、亲属关系还是情感的边界）的方法的关系。正是在家庭复合

体和技术、政治领域中——因为它们决定了生活的可能和表征的环境——人类行为与它的自相矛盾才能在这个世界上被归于某种存在秩序。[12]

在今天，一个人如何变成另一个人？要付出怎样的代价？个人生活的改变如何成为个人记忆与集体记忆的一部分？透过她讲述的方式、潜意识，以及许多知识与权力（她体现着它们的历史），卡塔里娜的可塑力显现出来，她把它全部动用起来，试图将她过去和当前的生活在脑海中和写作中都变得真实。

在跟卡塔里娜一起工作的过程中，我发现拜伦·古德（Byron Good）关于当代印度尼西亚如流行病一般的精神病经验的研究尤其具有启发性（2001）。在关注急性短期精神病的经验是如何与该国当前的政治经济动荡、后殖民历史的幽灵，以及正在扩展的全球精神病治疗法相互交缠的同时，古德着重论述了，在努力呈现精神疾病中的主体性的同时，模糊性、分歧性和局限性总是相伴而生。他提出了三个分析步骤：第一，通过文化现象学向内部着力，发掘人的经验与意义建构是如何被编织进国内空间和它强有力的一致性的；第二，揭开精神疾病与主体性的表现中的情感影响和政治意义；第三，向外部解释参与创造主体性的直接的经济、社会和医疗流程的力量。[13]古德坚持地拒绝分析的封闭性，要求我们看到，它是运动的、未完成的，并将之呈现出来。

随着卡塔里娜和我一起解开和厘清她的存在的种种事实，她被遗弃这件事的一般性和在家庭、精神病治疗和其他公共服务无法解释的相互作用下形成的被抛弃的过程，一同呈现在我们眼前。在此过程中，我了解到，那种被当作精神病进行治疗的让人无法忍受的现象，并不在于精神病人的语言（Lacan 1977），而在于这个人在急剧变化的现实中，面对那些不再关心她的语言和行为是否有意义的人，仍在奋力找寻她的位置。作为人类的卡塔里娜的毁灭，实际上跟几个社会过程是共生的：她所在的移民家庭勤勉地坚持跟上进步的新需求但最终分崩离析，医疗实践的自主化，精神崩溃逐渐药疗化的治疗方式，以及维塔作为一个死亡脚本的政治事实。我开始采用一种可行的概念，将卡塔里娜的情况视作社会精神病。我说社会精神病，意指那些物质、机制和人际关系，所谓的常态和社会构成的最低有效

18

秩序（即现实的概念，若与之相反，病人则表现为精神错乱）正是通过这些受到影响，卡塔里娜正是因为这些成为被剩下的人。

卡塔里娜不断地回忆起那些导致她被遗弃的事件。但我想，她不只是想理出它们的逻辑和意义，为自己在历史中找到位置。她在通过检视这些事件的要素和奇异之处，恢复自身在当中的位置，"像在成为的过程中一样"，借用吉尔·德勒兹（Gilles Deleuze）的话说，"同时变年轻和变老。'成为'并非历史的一部分；历史只包含前提条件，无论它多么临近当下，一个人为了'成为'，亦即创造新的东西，都要将前提抛在身后"（1995:170-171）。对字句的拘泥使得驱逐的感受得以存在，当卡塔里娜重新思考这种对字句的拘泥时，她是在要求再获得一次生活的机会。

19   这是一部对话式的民族志，书的推进也反映了我们共同的工作的推进。卡塔里娜既不顾一切又充满创意地努力将自己写回人们的生活，她寻求自洽，要求一种除维塔之外的可能性，而人类学家在努力支持，这些都被记录在这里。叙事是围绕卡塔里娜与我的交谈，以及随着研究和相关事件的展开我们所接触到的许多人物与我的交谈构建的，这些人包括维塔中其他被遗弃的人和照护者、卡塔里娜的大家族、公共卫生和医学专业人士，以及人权活动家。我个人进行了所有构成文本主体的采访，尽我最大努力做了翻译；它们以时间顺序出现，只为清晰和简明的目的做了编辑。[14] 我希望这本书的质感尽可能接近卡塔里娜的话语，接近她对自己处境的思考经过，接近维塔的现实——它包裹了卡塔里娜和她的话语。

田野工作和档案研究进一步解释了这些环路和行为——如果你愿意的话，可以说那些动词——话语和思考在其中相互缠绕，阐明了它们的世俗性，以及影响了卡塔里娜的那些社会实践的世俗性。本书依照发现的逻辑来展开。在整个叙事中，我都在为历史做注解，也为造成她被遗弃这一结果的各种力量提供了大小范围。正如我希望卡塔里娜能够直接与读者对话，我也希望读者能够越来越熟悉整个更大的社会领域，她的命运正是在这其中被设定为无意义和无价值的。这本书是以一种递归的模式写的，既为表现世界的混乱，也为表现卡塔里娜和她的亲属所身陷的现实挣扎的混乱。在每个连接点，都会有一种新的意义效价（valence of meaning）加进来，会有新的事件阐释参与其中的每个生命。长期的民族志参与将复杂性和系统性变得清晰：通常被充满戏剧性地叙述出来的细节，既显示出单一事件具有微妙差别的构造，也揭示出使事情万变不离其宗的逻辑。这种民族志意义上的含糊、重复和开放性，与我自身的敏感相互冲突——我尝试敏感地刻画这本书中的主要人物：使他们与他们遭到调节的主体性跃然纸上，他们的行为是注定的也是偶然的，被困在一个狭隘、不可忍受的选择的世界中，且这一世界仍是他们构筑其他选择的唯一来源。

追溯卡塔里娜生命中的多种联系，也使我得以试探着解开那些构成了她的词典的一连串谜一般的词句，它们是这本书的试金石。第六部分当中的选摘只是她创作之丰富性的一个小样本。对卡塔里娜人生的真实情况了解得越多，我也似乎越发能够解码她写作中一些不加技巧的诗句。我希望这种对卡塔里娜和她的生命的民族志书写，同时能够帮助读者倾听隐含在她词句中的绝望，回应她这种将绝望转化成一种艺术形式的独特能力。

作为一个民族志学者和解释者，我始终在叙述中出现。每一次我更进一步地了解维塔、卡塔里娜和他们的共生世界，我所面对的都是用人类学的独特力量去梳理并置的不同领域和独特环境，那些生命便是在这之中（可以说是同时地）被塑造和剥夺。我发现这种民族志的不寻常选择将是一种有力的建立社会理论的资源。本书将各种理论探讨织入人和民族志材料中。纵观全书，当主体性、现实和理论的种种层面被打开，卡塔里娜的形象和思考将为这种价值体系和通常不可见的机制（真实运作于国家和家庭中的创造生活、放任死亡的机制）提供一种批判途径。由此，本书也表现了人类学家在伦理上的历程：辨认出一些人类在包容与排斥上所具有的一般的、暴力的、无可避免的局限，并学习在考虑如卡塔里娜一般的人所处的境况和他们的希望时，用一种他们所使用的不具备清晰语言的理论思考。

《维塔》逐步拆解了虬结缠绕的现实，这一现实包含卡塔里娜的处境——误诊，过度用药，健康专业人员和家庭成员共谋，为她造出精神病患者的身份——和对她病因的发现，结果是，她的疾病并非精神问题，而

20

是遗传问题。本书记录了前后发生的家庭内部事件和体制环境，她就是通过这些被归作有精神缺陷的人，因此也是对社会无用的人，最终也是通过这些，她的大家族、她的邻人和医疗专业人员都开始将遗弃的行为视为毫无问题，并接受了它。被用来"治疗"卡塔里娜的精神病药物促成了将她遗弃在维塔的"合算"的决定，并创造了一种道德距离。如维塔这样的遗弃区加速了不被需要者的死亡。在这个由官僚机构和亲属关系共同认可的社会性死亡的语域中，人、精神和化学药品是共谋关系：它们的相互交错，表达了一种让一些人活而不让另一些人活的常识。

卡塔里娜代表的不止是她自己的境况。[15]她的生命力量是独特的，但形塑了她的命运的人和制度张力，对维塔当中的其他人而言也并不陌生。在词典里，卡塔里娜常常提到一些让国家和个人崩溃的政治经济要素，她自己则作为一个不合时宜的人出现在其中：

美元
真实
巴西破产了
但这不怪我
没有未来

通过回溯卡塔里娜的见弃命运与病状扎根形成的社会环境和社会活动场景，这本书反思的是，一个频频参与制造人类惨剧的国家，一个逼着越来越多的被认为无价值的人进入这类区域（你几乎可以确保，这些区域里的人绝对不会变好）的社会，具有怎样的政治和文化背景。本书表明，通过制造社会性死亡，国家和家庭都被改变了，它们的关系得到了重构。国家与家庭交织进了同一个亲属关系、生育和死亡的社会构造中。卡塔里娜的身体和语言被这些过程的暴力所碾压，她的人格被破坏、重塑："没有人想让我做生活里的什么人。"

从许多方面说，卡塔里娜都是被卡在了一个政治和文化的转型期。从1995年的就职开始，总统费尔南多·恩里克·卡多佐（Fernando Henrique

Cardoso）就着手实行国家改革，想让巴西在一个无可逃脱的经济全球化中活下来，允许替代性的与民间团体的合作关系，以在本国内获得公共利益最大化（Cardoso 1998, 1999）。[16]但在真正实行过程中，人们，尤其是那些城市贫民，如何挣扎着活下来，甚至取得成功？政治组织和社会关系上又在发生些什么？

　　巴西的当代学者认为，城市暴力的急剧增加，医疗保健和警察治安的部分私有化，深化了那些"玩转市场"的人和被社会排挤的人之间的断裂（Caldeira 2000, 2002; Escorel 1999; Fonseca 2000, 2002; Goldstein 2003; Hecht 1998; Ribeiro 2000）。从始至终，新被动员起来的病患群体都在要求国家履行生命政治义务（Biehl 2004; Galvão 2000）。经济债务在腹地乡村始终存在，它改变了社群，使家长式政治复苏（Raffles 2002），对于更大的人口阶层来说，伴随着这一过程的是，公民权变得越来越多地只在消费文化的范畴中被表述（O'Dougherty 2002; Edmonds 2002）。地方上实际的对资源、权力和责任的重新分配，依据的是这些宏观的改变（Almeida-Filho 1998）。负担过重的家庭和个人被物质利益、模式和这些过程的矛盾所淹没，总体而言，对于这些问题他们只能独自磋商（negotiate）。

　　如这一民族志表明的，家庭日渐成为国家的医疗代理人，提供照护，有时也对照护方式做分类选择，而在这类需要慎重的行为中，用药成了重要的工具。[17]免费的药物分发是巴西探索经济有效的全民医疗体系（20 世纪 80 年代末的一项民主成果）的关键部分。日益增长的对服务去中心化和治疗个体化的呼声（心理健康运动便是其中的例子），恰好赶上了用于卫生保健基础设施的资金被大幅削减，药物治疗迅速泛滥。在参与这些公共卫生新体制和分享本就捉襟见肘的贫乏资源时，家庭开始学着充当代理精神病医生。疾病成了基础，实验和亲密家庭关系的破裂都在这片土壤上发生。在个体不服从他们的治疗方案的基础上，家庭可以处理掉他们不要的、无生产力的成员，且有时不会受到制裁。个人的生命是如何在这个社会经济转型的特殊时刻被重塑的，面对官僚体制和医疗环境留给他们的仅有的空间，人们又是如何创造生活机会的，精神病药物对于整个叙事很关键。[18]与此类对某些形式的人类生命的容许与剥夺并行的，是性别歧视、市场剥

22

削和一个经理人式的国家——它已经离它所治理的人民越来越远。

　　我需要用补药换换血　·
　　药房里的药费钱
　　活着很昂贵

　　判定价值，决定哪个生命值得活，这种家庭活动的构造几乎仍未得到反思；不只是在日常生活中（如疗养院的协调者奥斯卡提过的），在民主化过程和社会不公语境下描绘转型中的经济、国家和公民社会的文献，也未对之进行反思。随着这一研究的开展，我需要设法处理这种未受考虑的决策基础，这种基础在运作时"处于正义之外"（卡塔里娜语）——也就是在正义的界限之外——这句话可以说是切中肯綮。田野工作在各种不同的节点和各种与公共机构的互动中重组了这个决策过程。

23　　这一民族志将使人清楚地看到，日常语言实践和关系的混合、制度历史和话语结构——依据精神病、药物、移民家庭和断裂的服务等方面分类——限定了常态，将卡塔里娜推进了社会性死亡的语域，而她的境况在表面上看来一直是"自找的"。这一连串事件发生的整个过程中，她知道"杀"这个动词的词形正在变化；而围绕着她，人类学学者做了记录和反思，是什么使这种情况不但有可能发生，而且成了一般情况。于是，随着人类学进入田野，试图确定一个生命被从家庭和社会驱逐出来的种种源头，试图在不将个体的人和她的主体性遗漏的情况下，捕捉一个地区的密度，这也成了一个关于人类学所面临的方法论、伦理和概念局限的故事。

　　借由维塔的视角，借由一个被当成疯子、棘手之人的人类生命的视角，人们将逐步理解，经济全球化、国家和医疗改革，以及迅速发展的对人权和公民权的要求，是如何与地方的社会性死亡的制造同时发生并对之产生重大影响的。人们还会看到，当这个遭受痛苦的人、她的生理状况，以及技术和政治对她关于活着的意义的重塑相互交会时，精神障碍是如何在她的身上形成的。

如何使被遗弃的生活经历重获语境和意义？如何产出一种以民族志为基础的，关于被遗弃的主体和她的主体性的理论？

> 卡塔里娜遭受着
> 处在一个深陷贫穷的国度
> 阿雷格里港
> 没有继承者
> 够了
> 我完了

在她的诗句里，卡塔里娜将个人和集体放在同一个分析空间当中，正如国家和城市在维塔中也相互碰撞。遭受苦难跟没钱有关系，跟处在一个出了问题的想象的国家有关系。主体是一个被留在维塔的身体，跟她从前和那个男人一起经营的生活断了联系——据她说，那个男人如今"统治"这个她从中遭流放的"城市"。身后没有东西可以留下，也没有人前来继承，卡塔里娜的主体性始终存在——这是一个媒介，集体由此被以匮乏来形容，她也从中找到将自己从世界已沦为的种种混乱中解绑的方式。在她的写作中，她面对着人类忍耐力的极限，她从这些极限中找出多种含义——"我，是我去的地方，我就是如此"。

卡塔里娜的主体性是在她不断努力地沟通、记忆、回顾和写作——也就是保存某种独属于她的东西——的过程中被发现的，这些努力在我与她相遇的这个遗弃区中都获得了新的、特殊的含义。在这个沉默才是常规的地方，被遗弃者的声音通常被忽略，他们的身体唯一的政治用途就是对他们垂死之状的宣传，卡塔里娜竭力地传达她对世界的感觉和她对自己的感觉，通过这样做，她揭露了她和其他人被遗弃这件事当中的矛盾和暧昧。这里的人类境况要求我在分析法上和政治上做出努力，使此处的伦理或道德为普世话语所理解，为站在体系外的例外者所理解。我奋力理解与捕捉维塔创造这种人类（他们介于可见与隐形、生与死之间，有时我不无悲哀地称他们为前人类）的方式，于此同时，我还需要想办法支持卡塔里娜：她在努

24

力地以她自己的方式存在。

在维塔，也就是，在亲属关系、活的权利和杀的禁忌之外，出现了卡塔里娜的社会角色。她的语言贴近诗歌，剖析了人类，为一种伦理建立了基础：

> 指尖的笔是我的作品
> 我被判死罪
> 我从未判定任何人有罪，虽然我有这个权力
> 这就是主要的罪
> 一个无可挽救的判决
> 次要的罪
> 便是想要将身体与灵魂
> 分离

这本书将藏在这个"我"背后的现实呈现出来，抵达维塔的最深处。它也传达了一种努力：生产一种对话式的知识形式，在这个最荒芜的环境中开启一种期待感。人类学技艺怎样才能让故事往前推进、未完待续？

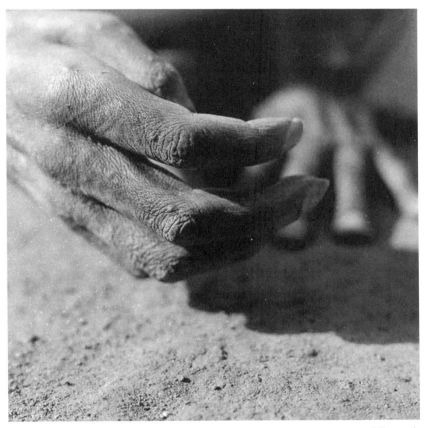

维塔，1995 年

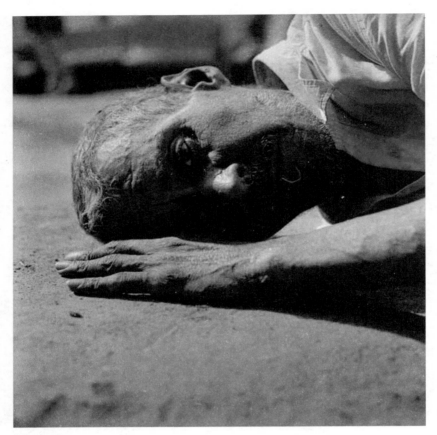

维塔，1995 年

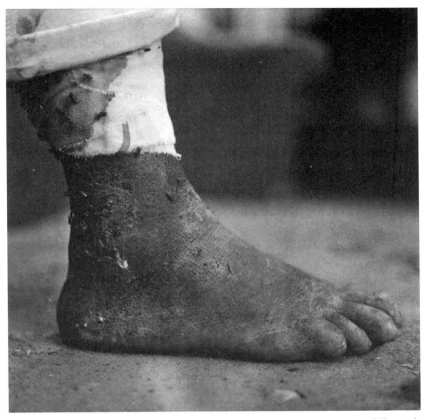

维塔，1995 年

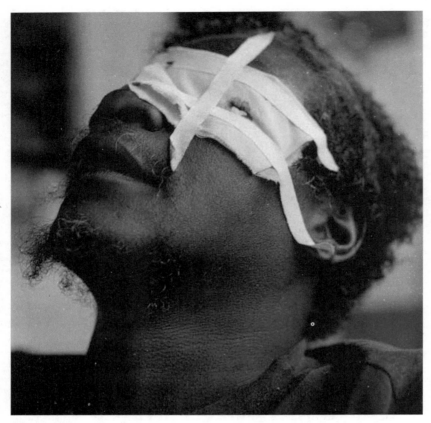

维塔，1995 年

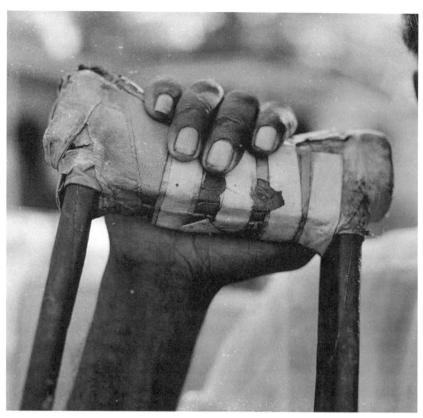

维塔，1995 年

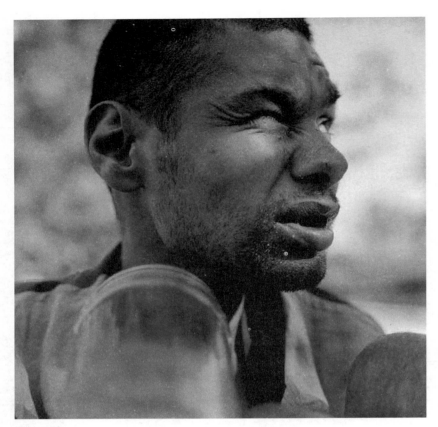

维塔，1995年

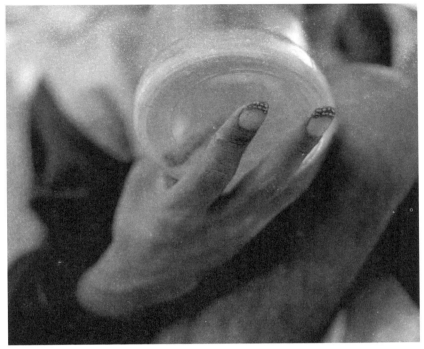

维塔，1995 年

第一部分

维塔

一个社会遗弃区

维塔坐落在一座极其凄惨的山上。1995 年 3 月,人权活动家热尔松·温克勒领我去了那里,同行的还有丹麦摄影师托本·埃斯科罗德。维塔的创办者泽·达斯·德罗格斯招呼了我们。"维塔是爱的结果,"他告诉我们,"这些人没人要了,但关怀是我们的使命。"

这个地方已经拥挤不堪,铺满了帐篷。极少的几处永久性建筑包括一个木造小礼拜堂和一个没有热水的临时厨房。大约 200 人一起生活在康复区,另外 200 人待在疗养院。两个区域都只有一处洗浴设备。疗养院和康复区被一道大门隔开,志愿者们把守着大门,确保那些精神或身体缺陷最为严重的人不随意在整个复合区游走。这些人在他们脏兮兮的领地上走动,在地上打滚,如果有床,则蜷在床上或床底。

每个人都是独自一人,多数人沉默无言。有一种寂静,这是一种伴随着等待的弃绝,等待虚无,一种强过死亡的虚无。我想,在这里,唯一可能抽离自身的办法便是闭上双眼。但这也无法制造距离,因为你已被不断涌来的濒死气息所入侵,那是没有语言能够描述的。

比如那个身形只跟孩子一般大的女人,她彻底蜷缩在一张摇床里,眼睛是盲的。当她开始上了年纪,不能为家里工作了——"更糟的是",给我们做向导的志愿者范德莱解释道,"她还吃家里的饭"——亲属就把她藏在一个暗窖里,藏了很多年,只让她勉强维持生存。"现在她是我的宝贝。"安吉拉说。安吉拉有静脉注射毒品的历史,这是最容易感染艾滋的群体。很早以前就失去了自己两个孩子的监护权,如今她把自己的时间用来照顾这个老太太。"我在维塔找到了上帝。刚到这里的时候,我想自杀。现在我觉得自己是有用的。到今天我都不知道这个奶奶的名字。我听不懂她在喊叫些什么。"是的,一切都很恐怖。但这些人的生活被毁的方式似乎有某些一般的、令人熟悉的地方。如何索回这一历史?如何解释发生在此处的这些出人意料的关系与关照？它们的潜能是什么，又是如何一次次耗尽的？

不久便四处都能听到救赎的话语。响亮的声音从小礼拜堂传出，那里此刻挤满了正在康复的人，他们安静地垂首聆听几位神召会的牧师讲道。"你在同上帝争战，但他的话语将让你战胜世界，对抗肉体的诱惑。"简易的话筒扩大了上帝这些话语的音量，让这声音充满整个环境。为了领取食物，这些人每天都要参加这样的布道；他们还要做皈依的见证，熟记并背诵《圣经》里的句子。

索伊·布鲁诺（Seu Bruno）在讲道坛上说："兄弟们，忠于上帝能让你战胜世界。我来这里时状态很差。世上最坏的事我都做过。16 岁时，我离开家，想要自由。我沾上了酒和毒品。我是在毁掉我自己。现在我 48 岁，家没了，三个孩子不想跟我有半点瓜葛。我落到上街乞讨的时候，朋友也都断了来往。维塔是唯一一向我打开的门，在这里，上帝的话语打开了我的心灵……我开始看到，我是有价值的。"

许多曾住过康复区如今离开的人占了一块附近的地，他们在那里搭上棚屋。外圈形成了一个贫民窟，即人们所知的村子（vila），仿佛维塔是在向外辐射扩张。街头经济在那里持续发展。虽然维塔作为康复中心存在，但毒品其实在院内和村里自由流通。有人告诉我，不法之徒把村子当作一个躲警察的地方，而城市官员和医疗专业人士之间有着心照不宣的共识：在维塔，没人能真正康复。他们怎么能够如此？维塔在一种死语言中的意思是生命啊。有传言称泽·达斯·德罗格斯和他的亲信在挪用捐款，甚至有人说树林里面有一片秘密公墓。

对泽来说，维塔尽管混乱无序，但是一件"必要的事……总有人得做些什么"。国家、医疗机构和一个个家庭都默许、促成了它的存在，他们不断地带各个年龄层的身体来维塔等死。泽的说辞中满是愤怒。他引用《旧约》，并为他的先知形象提供了解释："当我们在奋斗的时候，其他人在睡觉，什么也不做。一个人见了太多不公，甚至都没法用语言表达。"

维塔的悲剧故事家喻户晓。维持维塔运行的多数慈善活动都是经由让迪拉·卢切希（Jandir Lochesi）促成的，他是国家议员，亦是著名广播脱口秀主持人。他的节目"里奥格兰德广播"可播送至超过 20 个下设地方电台，因而可被该州将近 50% 的人口收听到（约 900 万人）。在晨间节目中，卢切希经常播送与**被遗弃者**（abandonados）相关的内容，既恳求又痛斥听众："有人认识这个人吗？究竟是谁这样对待他？"卢切希讲述对被遗弃者之命运的道德愤怒，这引来人们捐赠食物和衣物，同时他也得以进行自己的政治活动。除去这种令人印象深刻的宣传，多数来维塔探访的还是**信徒**（crentes），他们是从附近五旬节派教堂过来的志愿者，来时会带着捐赠物资，并试图让被遗弃的人改宗皈依。也有少数几个健康专业人员不时来访，比如埃里贝托医生，他每周来两小时，派发捐赠的药物，写医疗报告。

我们进疗养院时，只有少数几个被遗弃者看向我们。他们移动或被人移动时，身体似乎很迟钝被动，很可能是因为药物的作用。我们仍以为，他们必定打算离开这个地方。但有人告诉我们，一些人成功逃脱了，但还是回来，屈辱地恳求再被收留。他们没有别的地方可去。谁会听着广播里的故事，并且"承认这就是我"呢？

一个中年男子在咆哮，"Sou capado!"（有人阉了我！）我们走近时，他伸出左臂，假装在给自己注射。"谁知道他经历了什么事呢？"一个志愿者耸了耸肩。这个男人一直在咆哮，"Sou capado, Sou capado!"他们属于维塔：仍回忆着当父亲、母亲、儿子、女儿、叔叔、阿姨、祖父、祖母的经历的卑微人类——身处这终极凄凉地的无人认领的生命。人类学者罗伯特·赫尔兹（Robert Hertz）曾主张，亡者不只是生物实体，并且是"嫁接在物质个体身上的社会存在"（1960:77）。假如他是对的，人们就要思考，什么样的政治、经济、医疗和社会秩序才会容许这种丢弃他者却不被指控的现象。

在维塔的第一天，托本和我见到了一个坐在地上的中年妇女；她蹲伏在一泡尿上，阴部沾满尘垢。靠近她时，我们可以看到她的头布满了小窟窿：蠕虫钻进伤口里，钻到头皮下。"成千上万的小生物（bichinhos）从她自己的血肉和排泄物里生出来，"奥斯卡说；他曾经也吸过毒，现在经过泽的训练，成了疗养院里的一个协调员。"我们试过去清理。"托本不忍看。他顷刻间便泄了气，不停地说："太多了。太多了。"维塔的现实让镜头也无所适从。这是一种被社会准许的垂死状态，稀疏平常，没有解释，我们带着习得的冷漠与不可忍受之感，以凝视的方式——一种既外来又本土的眼光——参与其中。但我们没有因为道德愤怒丧失行动，我们强烈地想论述维塔的生活，以及使其成为可能的现实政治。没有书写它同样是一种失败。

马塞尔·莫斯在其文章《集体施与个人的死亡的概念所产生的生理影响》("The Physical Effect on the Individual of the Idea of Death Suggested by the Collectivity")中表明，在许多被认为属"低层次"的文明中，即使没有明显的生物学或医学原因，一场根源于社会的死亡也可以摧毁一个人的精神和身体。一旦从社会中离开，人就会想，自己要无可逆转地走向死亡了，许多人死亡的主要原因就是这样。莫斯认为，这样的命运在"我们自己的文明"中不常见或不存在，因为其制度和信仰基础（如巫术和禁忌习俗等）"已经从我们的社会各阶层中消失了"（1979:38）。然而，如我们在维塔所见，当代城市中，仍有一个为死亡存在的地方，它就像莫斯所谓的"原始"实践，通过驱逐、不予承认和遗弃来运作。面对急剧加大的经济和生物医学资源的不平等，以及家庭的崩溃，人类身体被惯例性地从他们的正常政治地位中分离，被抛弃到最极端的不幸之中——活死人。[19]这个女人从哪儿来？又是什么让她落到这般境地？

警察在街上发现了她并带她去了一家医院，医院拒绝为她清理伤口，遑论收治她。所以警察将她带到维塔。在流落市中心公共广场前，她曾在圣保罗精神病院合法居住过，但她已经以"康复"患者的身份出院了，换句话说，她已经接受了过量的用药，不再有暴力倾向。而这之前呢？没人知道。她在警察和医院短暂停留，经历精神病院监禁和治疗，在市中心流浪——最终，她甚至在死亡之前便开始腐烂。显然，类似她这样的垂死状态是由国家和医疗机构、公众，以及缺席的家庭相互作用，共同造成的。这些机构和它们的程序与维塔是共生的：它们让死亡这份活儿变容易了。我使用"死亡这份活儿"这种不具个人感情的表述是想指出，对于维塔里众人的垂死状态，不存在直接的能动性和法律责任。

这个无名女人的经历远非例外——而是某种模式。在一个角落里，一张放在女子宿舍的床上，西达（Cida）弓身坐着，看起来才二十出头。1995

年年初，她被诊断为艾滋，康塞桑医院（Conceição Hospital）的社工把她扔在了维塔。在她来到维塔的最初一段时间里，志愿者开始叫她希达（Sida），这是西班牙语的"艾滋"。他们告诉我，后来她名字里的"S"被换成了"C"——"就像阿帕雷西达 ① 里的西达，这样他们就不会嘲笑和歧视她了。"我很惊讶地发现，志愿者们都以为维塔里只有西达和一个年轻男子患有艾滋。目之所及，许多消瘦的身体都有皮损和结核症状。奥斯卡告诉我，西达来自一个中产家庭，但没人来看过她。他说她不跟任何人说话，有时三四天都不进食。"我们得把装着食物的碗放在走廊里，有时候，没人看的时候，她就从床上下来吃，"这个志愿者解释说，"就像一只小猫。"

在这里，动物并非一个比喻。如奥斯卡所说，"医院把我们的病人当成动物。医生看他们是穷人，骗他们说他们的病没法治。有一天，我们急匆匆把老瓦莱里奥送进急诊室。他们给他开了刀，把手术材料落在了里面。材料引发感染，他就死了。"这些人会沦为不值得爱、无人关心的动物是因为他们没钱，另一名志愿者卢西亚诺补充说："医院的介入行动就是把病人丢弃。如果他们还有感情，他们会为他们做更多……这样就不会有那么多被废弃的灵魂。爱心的缺失让这些人就这样被抛弃。如果你有钱，你的病就能治；如果你没有，就会流落到维塔。O Vita da vida（生命的维塔）。"

就我看来，奥斯卡和卢西亚诺口中的"人"，与人权话语中所使用的"人"，含义是不同的，后者的"人"具备共有的物质性和共有的理性这样的概念。它们都不是与"动物"一词相对的。他们所说的不是人类的动物本质，而是医疗和社会实践以及某些价值观的动物本质，这些价值观压过了理性和伦理，形塑了被认为是更高等的人类形态处理被遗弃者的方式。"没有家人，我们自己葬了老瓦莱里奥。人类落到孤零零一个是最悲伤的事。还不如动物。"尽管他们都强调了维塔里人的"动物化"，但奥斯卡和卢西亚诺所说的话中都有一层潜在的认识："人"与"动物"这一对词是相互依存的，人类之内还有等级。这些界限之间相互磋商——尤其是在医疗

---

① 阿帕雷西达（Aparecida）：一尊 18 世纪的圣母玛利亚像，备受巴西天主教崇敬。

领域——便允许一些人类形态 / 动物形态被认为不配活。[20]

面对第一次世界大战,西格蒙德·弗洛伊德写过一篇题为"对战争与死亡时期的思考"("Thoughts for the Times on War and Death")的文章。弗洛伊德讲述了一种他自己亦有过的普遍的战时混乱与幻灭,以及未来看不到一线光明的人们被影响的过程。"我们自己对于包围我们的印象的意义感到困惑,对自己所形成的判断的价值亦感到茫然……世界(在我们看来)变得很陌生。"(1957b:275, 280)这种"无助"公民所体验的伦理和政治上的虚无,其引发者是"作为道德标准之捍卫者的国家所表现的低下的道德行为",以及个体所表现的残暴——"个体作为最高的人类文明的参与者,想不到会有如此行为"(280)。就弗洛伊德的论述,危险的不是公民不能共情人类同胞的遭遇,而是他或她对于偏离正道的想象有着隔阂。民族国家和本该不可阻挡的人类进步的想象已不足信,就此所产生的焦虑,代表人们确实无力清楚解释他者之死在现实与思想的组织中所具有的作用。

我们现代人——我就是这样解读这位忧郁的弗洛伊德的——带着一种对人的工具理念行事,一次又一次地在"是什么构成了人性"这样的问题中面临一片空无。一个人值不值得活,一个人是否能对生命主张权利,一个人与构成现实世界之事物间的关系,在任何特定时刻都会遇到"如何才被认为是人"的问题。而这一概念本身又被激烈的科学、医学、法律争论以及政治和道德分歧所支配(Kleinman 1999; Povinelli 2002; Rabinow 2003; Asad 2003)。旧有的发挥作用的人性概念在丧失,新概念正在启用,正是因为夹在两者之间,所以维塔中的许多人所体验到的世界是陌生和正在消逝的。这里我所指的不是人类的普遍范畴,而是它在当地被构建与重构后的概念可塑性,其语义学边界非常模糊。尤其是,人这一概念在这个当地世界被使用,不能为了建立抽象的伦理概念便人为地先决定它。[21]

维塔这个词可用以形容在社会意义上死亡的生命,这种死亡的命运是集体性的。"这些人都有过一些经历,"泽坚持说,"如果医院收下他们,他们会疯;如果他们在街上流浪,就会沦为乞丐或行尸走肉。社会任凭他们腐烂,因为他们没有任何东西可以回报社会。在这里,他们才是人。"泽在许多方面是对的:规训性的监禁场所,包括按传统方式构建的家庭和制度内的精神病治疗法，都在崩溃；国家的社会场域在不断缩小；社会越来越通过市场动力学来运行，也就是，"你应去成为市场需要的人"（Beck and Ziegler 1997:5；又见 Lamont 2000）[22]。是的，用对待"动物"的方式对待**被遗弃者**或许可以使个人和机构免于提供某种回应和照护的义务，但我也被泽表达出的矛盾所吸引：这些生物——他们显然没有祖先，没有名字，没有任何属于自己的财产——在他们等死的地方才真正获得人格（personhood）。人格的概念，在泽看来，可被等同于在被遗弃时有一个地方可以公开地等死；人们可从这遗弃中窥见巴西当今社会性死亡的机制——它的运作不局限于控制穷人中的最穷者并令他们始终默默无闻。但"等死时的人格"这一概念仍要求作为一个民族志学者的我去调查人们居于这一环境又努力超越它的方式。

尽管维塔的疗养院里没有金钱流通——因为没有什么可买、可卖的——但很多住在这里的人会存一些东西：一个塑料袋、一个空瓶子、一段甘蔗、一本旧杂志、一个玩偶、一台破收音机、一条线、一条毯子。一些人在侍弄伤口或单单数着指头。一个男人日复一日地扛着垃圾袋，那是他仅有的财产。如果有人要把那垃圾拿走，他就咬人。"有时那些袋子里有烂掉的食物，甚至粪便，"卢西亚诺说，"那么我们就给他一片镇定剂，让他睡着，然后把袋里的东西换掉。"这位志愿者补充说，"任何一家机构为了存在下去都要进行管控。"但他没有解释这些镇定剂的处方从何而来。

起初，我以为这些被遗弃者随身携带的物品代表了他们失去的与维塔外的世界的联系，也代表他们过去的经历，那些经历已遥远得难以想象，但仍被牢牢记得。在这种意义上，这些物品是一种抵御，抵御将他们从可见的、有计划的领域中逐出的一切，抵御将他们列为已死之人的一切。随着我不断回访维塔，我也开始将这些物品视作等待的形式，那是仍旧活着的内心世界。话语也同样，它尽管无力改变环境，但在这里仍是一种真相的来源。物品和断断续续的话语都维持着这些人搜寻的感觉，这是他们最后的连接物，借由这些东西或许重新发现一条纽带的可能，或许有用仅剩的存在做些什么的可能。这种渴望虽然可能被夺走，却是一个人所不会放弃的。

42

我们在 1995 年第一次探访维塔，后来，我们在 2001 年 12 月回访，这期间托本·埃斯科罗德所拍的照片让我们对面临此种贱斥的人有了大致的感觉。[23]"摄影是使一些事物变得'真实'（或'更真实'）的手段，而这些事物可能是有特权的人和仅能安全生活的人宁愿忽略的。"苏珊·桑塔格写道（2003:7）。说埃斯科罗德的照片让维塔的遗弃变得真实了可能有些过度。这些照片最多是初步接近了这些境况，是想让这一悲剧经验为世人所见的真诚努力。这是他个人的证词：为这些身体受到的遗弃和伴随着社会性死亡而来的觉醒做证。

倘若这些照片令你震惊，那是因为摄影师想要聚焦于我们习得的冷漠，唤起一些道德反应。倘若这些照片在你心中挥之不去，那是因为这是一种持续的现实，离我们并不遥远。我们努力让自己看不到那些存在于我们的家乡和邻人当中、或贫穷或富裕的被遗弃的人。这种盲目对于我们的自我感知和我们采取行动的优先级有怎样的影响？

凯博文和琼·克莱曼（Joan Kleinman）认为，苦难照片的全球传播把经验商品化，并稀释、扭曲了它。这一过程印证了我们时代的主流感受，即"复杂的问题既不可理解，又不可解决"，也助长了更多的"道德疲倦，同理心耗尽和政治绝望"（1997:2; 又见 Boltanski 1999）。这里的关键动词是"理解"和"希望"——这样，人的命运或许会有所不同。克莱曼夫妇认为，我们需要以民族志方法记录大的力量是如何跟当地历史和变迁相联系的，由此为艺术家所捕捉到的苦难的生活经验恢复语境和意义。

如何让人看到毁掉一个人的现实呢？

沃尔特·本雅明（Walter Benjamin）认为，文字说明标志着艺术作品在艺术功能和政治功能之间的切换，它可能会成为摄影最重要的部分，即其产生意义的基础。[24]第一次去维塔之后的一段时间里，我以为这些照片已经足够了，它们起到了将这些现实从隐秘处引出，置于公众眼前的作用。这些照片放在我身边，点燃了我返回维塔的渴望——不是要寻找合适的文字说明，而是跟一些被遗弃者有进一步接触，倾听、记录他们对自身困境的想法，以及他们曾经的经历。我倾听他们，追溯他们的人生轨迹，希望他们能够不再只是对无能为力的描述，希望处理这夺走了他们生活可能性的，

已成日常的家庭与社会的相互作用。民族志帮助我解开这些复杂的结，使
人类存在成为难解现实的具体环境和空间由此在我眼前展开。然而，当我
开始更加了解这些人以后，我又需要从预期和可能性的角度去思考维塔中
的生活。

在我们于 2001 年 12 月回到维塔结束摄影部分的工作之前，我将自己
在维塔和维塔之外的研究发现简要地向托本解释了一遍。知晓卡塔里娜的
个人历史，了解到其他一些被遗弃者的人生后，他的拍摄方式受到了一些
影响。在早前的关于维塔生活的照片中，他多数时候选择拍摄人身体的某
个部分，传达出他们的活死人状态，以及整体上从一个更大的社会脱离的
状态。这一次，我觉得，托本的脑海中有了一些他们个人经历的片段，于
是保持着一定的距离去拍摄被遗弃者。照片中可以看出封闭、与他人的相
邻和内省。维塔的人们看上去比他们的身体所透露的更苍老，但显得仍有
很多时间，相比之前他们好像对我们来说更熟悉了，画面里留下了属于他
们的亲昵，以及一种蜷跼身体沉思的方式。

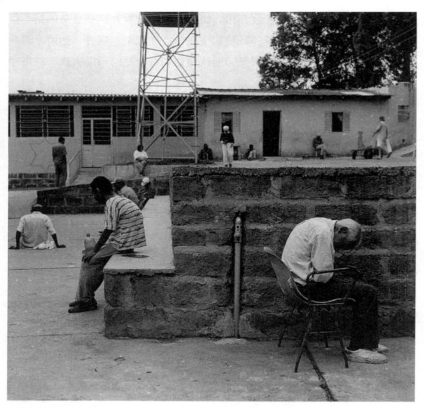

疗养院，维塔，2001年

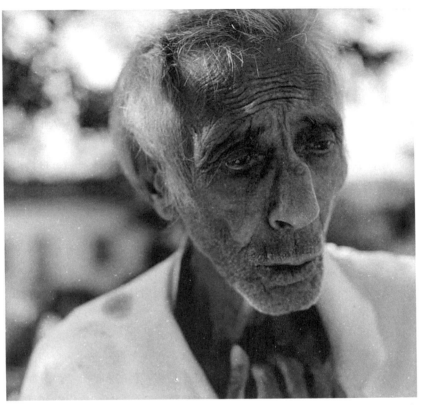

佩德罗，维塔，1995年

巴西

想一想这个眼神低垂的老人，他双手颤巍，骨瘦如柴。家人把他留在了维塔的大门外。虽然志愿者告诉我他不知道自己叫什么，但我还是问了他的名字。他喃喃地说，"佩德罗"，说完冲我笑了。他还知道自己以前生活的地方："沙尔克阿达斯（Charqueadas）。"然后他便捏住自己的喉咙。"格——哈……喝——啦——斯……啊喝嘎——夸……"我无法理解。这不是言词的缺失，他说的是非言词（nonwords）。

奥斯卡和其他志愿者告诉我，佩罗德可能有喉癌，不过他们也不是很确定。他们带他去附近医院时，医生不给他看诊——还差一份文件——告诉他三个月后再过来。诊所不会拒绝看诊，但会让他排队，让他在预约的时间点回来看，等医生终于有时间看佩罗德的时候，或许已经太迟了。于是诊所像许多其他地方一样声称，他们也没有办法。

维塔的居民不单纯是孤身一人，不单是丧失了自身存在的象征性支持的孤立个体。这些被遗弃者遭遇和见证了最穷、最弱者的社会命运如何被安排。在这样一个死亡空间／语言之中生活的个体的经验之上，横亘着国家的结构调整、失业、公共卫生体系失灵和臭名昭著的财富分配不平等。[25]纵观历史，巴西的福利体系的结构方式一直以来都使国家可以根据要求社会保护的人口的段位调整自己的介入程度。"公民权"在有钱的少数人当

中已经普及，基于市场力量的调节，在劳工阶级和中产阶级中则受到不同的限制，那些贫穷而边缘化的多数人则毫无公民权。根据索尼娅·弗勒里（Sônia Fleury）的观点，"非公民"或许可以享受一些最小限度的社会援助和慈善，这可用于交换他们的选票——这就是他们"倒置的公民权"（引自Escorel 1993:35）。那些占据着社会上层位置的人不仅是活得更久，他们得以如此的权利也是有官僚政治和市场机制做保障的。

随着同城市管理者、公共卫生人员和人权活动者的交谈，我得以辨认

出一些制度网络，维塔就是通过这些网络出现，并被纳入治理的当地形式，纳入促进建构居住者的非存在（nonexistence）的日常实践。1988 年巴西采用民主宪法后，卫生保健就成了一项公共权利。新巴西宪法（1988 年巴西联邦共和国宪法）宣称："健康是每个个体的权利，是国家的一项职责，为保障这一权利，国家将制定寻求减少疾病和其他伤害之风险的社会和经济政策，全体公民将平等地享受各项为促进、保护和恢复健康而设立的服务。"普遍、平等和完整的健康服务（Fleury 1997）本该是新巴西卫生保健体系的指导原则［联合健康体系（Sistema Único de Saúde），或称 SUS］①。然而，在实践中，实施这些原则的努力则遭遇了历来根深蒂固的医疗威权主义（Scheper-Hughes 1992），财政紧缩、权责下放和以社群与家庭为中心的初步治疗等现实，以及私人卫生保健计划的迅速入侵。举例来说，1989年，联邦政府的人均卫生保健花费是 83 美元，但到了 1993 年，这一数字急剧缩减到了仅 37 美元（Fornal NH 1994b）。

　　20 世纪 90 年代，经济和国家都在经历大规模调整重组，这一时期国家对于公民权的许多论述和实践跟保证医疗保健的普遍权利相关。[26]心理健康工作者的行动主义是值得效仿的（Tenorio 2002）。他们积极参与制定法律条例，以促进精神病治疗机构的逐步关停，并使以社群和家庭为基础的社会心理照护的当地网络取而代之（Amarante 1996; Goldberg 1994; Moraes 2000）。[27]这一对精神疾病的去机构化在南里奥格兰德州（Rio Grande do Sul）（阿雷格里港是其首府）率先实施，在 20 世纪 90 年代初已经于当地普及。但现实是，心理健康运动的需求和策略是跟当地政府在公共健康上的新自由化动向相互交缠的，甚至促进了后者：疯子的确从人满为患、效率低下的机构中被驱除出去了，但提议的替代服务却没有新增多少经费。

　　一方面，这种当地精神病治疗改革确立了工人党作为社会包容这一新兴政治的代表党派的地位——PT（葡萄牙语中工人党的缩写，Partido dos Trabalhadores）已经在首都执政。它还为治疗"受精神疾病困扰的市民"发起了几项示范性的服务，并实现了一种社会化的自治形式，尽管只是有限

48

---

① 　这是 1990 年建立的公费医疗体系，理论上全民免费，包括外籍人士。

的一部分。另一方面,它将照护的负担从国家机构转嫁到了家庭和社区,但后者没能达到他们在改革运动的论述中提出的理想表现。人们必须学习新技巧才有能力提供服务,才能适应新意识形态和体制所带来的总体上的种种限制。越来越多的精神病患者,同那些被国家实施的不平等、排他性的社会项目落下的其他人一起,开始流落街头。许多人最终便来了维塔这类地方。

这一地区在 20 世纪八九十年代的日常生活伴随着高人口流动率和高失业率,毒品经济在最穷的边远地区崛起,暴力走向泛滥(见 Ferreira and Barros 1999)。当警力越来越多地被施用到消灭城市里的惨象、乞讨和非正式经济体上时,宗教和慈善机构便担起了照护者的责任,尽管也是有选择性的。同时,因为新的照护责任,家庭时常需承担越来越多的负担,又因为职能范围和价值体系的重新定义,工作的选择越来越少。这些制度、经济和家庭环节造成了一个必然结果,那些失业的健康从业人员开始开私营的照护中心(效仿维塔),专供那些有家底和福利收入的病人。1976 年前后,阿雷格里港约办有 25 家“老人住屋”(Bastian 1986)。现在其数目已经超过200 家,70% 是地下生意,主营照护老年人、精神病患者和情况最艰难的残疾人(Ferreira de Mello 2001;Comissão de Direitos Humanos 2000)。

如此多的人被视为多余的人,这证明了这个国家道德结构已进一步崩坏。举例而言,巴西的中产阶级历来扮演着精英和穷人之间缓冲带的角色,既是道德的维护者,也是政治进步的倡导者。但在国家的民主化和快速的新自由化开始之时,这一道德敏感性和政治责任的特性已经多半被纯然的轻蔑、社会恐惧和偶发的慈善行为(维塔正是由此维系)所取代(Freire Costa 1994, 2000; Kehl 2000; Ribeiro 2000; Caldeira 2002)。

维塔中的被遗弃者了解死亡,倘若认真倾听,他们也提供对死亡之构成的深刻洞见。他们的被遗弃是更大的人类生活背景的一部分——这在许多家庭和公共场所中发生,错综复杂的医疗处理办法和与其同时存在的根深蒂固的放任策略,共同造成了这一局面。维塔的民族志能够帮助阐明的,正是这种任人自生自灭的现象相对个人生活与公共领域之构造的显然未知的关系。[28]

　　"人已经不再是被限制的人，而是负债的人。"吉尔·德勒兹在详细阐述其关于晚期资本主义发展下人（anthropos）的命运的观点时这样写道。德勒兹指的是，富足环境下，规训和福利机构日渐消失，与此同时，新的控制形式开始出现——"控制是一种调整，就像一种自我转化的塑造，从此刻到下一刻，持续不断地改变着；或者说像一面筛子，筛眼不时变化"（1995：178）。家庭、学校、军队和工厂日益成为"关于某项单一事务的可转化的编码化结构，在这里，唯一的人类便是管理者"（181）。他解释道："开放医院和团队提供家庭护理已经有一段时间了。你可以看到，教育原先是一个封闭的领域，与工作空间这一封闭领域相互区别，但它越来越不是这样了，它们都在逐渐消失，让位给可怕的持续性培训，以及对工人-学童和官僚-学生持续性的监视。"（174,175）根据德勒兹的观点，"我们现在已经不是在处理大众与个体的二元性了。个体（individual）成了'非个体'（dividual），大众成了样本、数据、市场或'库'。"（180）

　　然而，市场在不停生成财富与惨象、流动与固化。"事实是，有一件事没有改变——资本主义使 3/4 的人类仍生活在极度贫困之中，他们太穷，穷到无法借贷，他们的数量太大，大到无法限制：控制不仅需要处理那些消失的边境，而且要处理那些如雨后春笋般冒出的棚屋与贫民窟。"（Deleuze 1995:181）要将他们全纳入市场与其流动中，人口又太多了。这些没有明显价值又不可能活下去、活得成功的人被归作过剩的身体，如何处置他们的问题已经不再处于国家统治及其过时的民粹主义福利论述的核心。他们命运的决定权落到了一整套新的网络之中，随着正式机构消失或衰败，政府的疏远已经固定，于是家庭越发政治化了。

　　走遍全国，我可以看到维塔的痕迹遍布各地：巴西大城市中那些死亡与濒死，维塔已成一种社会命运。的确，数据（婴儿死亡率和识字率）见证着许多领域的重大进步，卡多佐政府正在试验一种意义重大的新治理形式，按照这一治理形式，病人在全国范围内组织起来，使自身延长生命的治疗要求得到满足（艾滋计划目前是这个改革中的国家最明显、最成功的政绩）[29]。尽管最贫困者如今也可获取药物，在全民医疗保健系统的当地分支机构（通常运作不善）中获得基本的医疗服务，我还是发现这些人因为没房子、没工作，无法保证人身安全，警察暴力日益泛滥，而生活得极其痛苦和沮丧。我访问的人总体上都有一种感觉：他们既辜负了子女，也过着失败的人生。

若泽·杜瓦蒂、他的妻子，以及四个孩子一起住在东北部城市萨尔瓦多市郊的一个塑料袋做的棚屋里。我是在一个给无家可归者提供食物的早餐会见到他的，该早餐会由一群天主教志愿者组织。若泽来为他的家人领取食物。他们被从市内的历史街区驱逐出来，那里如今已被改造成了游客观光中心。

"政府把我们赶出来了。他们给我们的这一点点赔偿金只够在沼泽边买下这一小块地。我在市中心工作，卖冰激凌，但现在我坐公共汽车去城里要两个小时。冬天难熬啊。我怎么挣钱？孩子吃什么？"他哭了。

"孩子们都病了，塑料屋漏雨。谁健康？没人健康……我们每天都病着，各种各样的病，没一天是好的。没有医疗救助。除非你有钱坐公共汽车，能清早去排队排到深夜。但这样你就一天不能干活。纯粹就是浪费时间。在家的时候，累到瘫倒，看着孩子们，饿着肚皮，没有凉鞋和衣服穿……我真是恨。"——对于自己努力工作却仍旧失败和作为父亲的绝望，他说不出什么解释。

"政府说愿意给予帮助。但最终你只是在这个、那个办公室跟许多人说情况、填表格——他们不会回复你的。他们不听。他们什么都不做。他们让穷人的日子更难过。只有总统能解决巴西的问题。他是唯一能做事情的。但像我这样的人没法跟他说上话，他也不知道这个城市里在发生些什么事。唯一能让总统听到的办法就是我去上电视。但要上电视，你得有资源，而且我们的故事都一样，都是人们不想听的。还能做什么呢？"

若泽的话呼应了哲学家雷纳托·雅尼娜·里贝罗（Renato Janine Ribeiro）对巴西政治-经济文化的强烈批评："在巴西，真的可能想象一种为了解放社会（society），而力图结束社群（social）的论述。"**社群**与**社会**在类别上不属于同一群人、同一权利世界："社群指的是穷人，社会指的是有产能的人。"（2000:21）国家和市场话语在传递这样的信念：社会如经济一样积极有活力，又如社群生活一样被动。"社群行动的客体被认为不能够成为社会必不可少的和有产能的成员。"(22)总之，按照里贝罗的观点，主流论述"已将社会私有化"(24)。

若泽困顿的生活卡在了与政府服务的无尽沟通之中，但结果徒劳无益。他清楚地知道，他和他的家庭是这重复机器的一部分，这机器口中谈论着责任，但实际上公民面对的是冷漠，他的声音已经失效。同时，若泽学会了利用自己的痛苦和主体性去唤起他人的道德情感，以获取至少最低限度的实际性帮助，因为他极度迫切地需要这些。

以下例子表明那些仍生活在维塔和相似机构之外的人，当他们在贫困和绝望中越陷越深时，为了生存要做什么样的事：大约20个无家可归的人，其中包括儿童，在20世纪90年代末侵占了阿雷格里港附近一个城市的废弃动物园。这些占地者把笼子当成自己的房间。"路易斯·卡洛斯·阿皮奥是动物园里的一个新住户，"《科学日报》(Jornal da Ciência)这样写道，"他是残疾人，一个失业的汽车修理工。路易斯在原先给兔子做窝的地方安了家。为了进入，他必须穿过一扇不超过半米高的小门。"(Sociedade Brasileira para o Progresso da Ciência 1998:24)对于那些没有钱的人来说，社群生活是为了活下去而进行的生理斗争。这种困境是内在于表现为行动、效率和现代化等图景的经济繁荣的，里贝罗总结道："我们带着一种精神分裂在生活。"(2000:24)

对于被遗弃的身体——比如那些维塔的居住者——政治和社会的生命形式实际上已经与死亡进入了一种共生状态（因而主体性亦如此），尽管这些身体尚未属于死者的世界。[30]

克利福德·格尔茨反思了雅诺马米人(Yanomami)由技术与政治导致的消亡，以及我们自身对这种现代的生命／消逝形式的视而不见，读来令人心生寒意："既然他们作为一个控制组，一个（世人认为的）'自然'、基因上'古老的人群'——'整个地球上最后的大型原始部落'的价值已经受到削弱或失却了，对他们的实验停止了，实验者也都先后离开了，他们如今在我们的思想当中是什么样的存在，还有什么本质意义？一群'前原始人'在世界上有着什么样的位置？"(2001:21, 22)

52

维塔即是这个世界上属于前人类（ex-humans）的地方。当我试图表述这些人事实上已经彻底被从可称为现实世界的地方逐出的艰难现实时，这个概念可勉强用来指代。我最初想到"前人类"这个词是卡塔里娜说"我是前任"时，她同时也不断用"前妻"自称，并称自己的亲属为"前家属"。不是说维塔里的那些可怜人，其人性与人格已被抽干，如今已沦落至没有能力理解、对话和争取的境地。当我说前人类时，我其实是想强调这样的现实：面对用来确认和促进人性的体制，这些人虽努力构建自己的生活，却被认为是毫无益处的；他们所被认定的非人类的状态在为遗弃正名上扮演了一个重要角色。最终，有太多"穷到无法借贷"的人——甚至穷到无法拥有家庭——沦落到苦苦挣扎却无法依靠自己生存下去。作为一种国家政治经济和国内调整的延伸与折射，如维塔这样的遗弃区出现了。它们断了**被遗弃者**重生的可能，把他们向死亡逼近。他们的社会性死亡，会在他们的生物性死亡之前到来。

社会性死亡和生命的动员并存于巴西的政治和医疗体制中，决定谁死、谁生，以何种代价，已经日益成为一项家庭事务（Biehl 2004）[31]。人权与公民权的话语已在日渐普及，但与之相背离的是，我们面对着实现这些权利的基础结构的局限——但从生物学角度讲，这种局限只是有选择地发挥影响。正如维塔的现实所揭露的，那些没能适应市场竞争和盈利（以及相关的常态概念）的新要求的人，只通过他们公开的死亡被纳入新兴的社会与医疗秩序——仿佛这些死亡是由他们自己导致的。

我说"由他们自己导致的"，指的是，这些非公民被那些政府与非政府干预落下和遗漏了，唯有快死的时候才在公共卫生体系中被勉强看到。在没有法律身份的情况下，他们被贴上"疯子""瘾君子""小偷""妓女""顽固分子"的标签——这些标签里投射着他们的个性，既解释了他们的日渐死亡，又是归罪他们的理由。最终，他们的个人轨迹不再有任何痕迹留下。那些将他们丢弃的家人或邻人也同样无处可寻。整体的贫困与复杂的社会和医疗的相互作用似乎加速了感染，削弱了免疫力，却仍未被说明。并且，维塔的环境人口负担过重，病重者与疯人之间不断相互传染疾病，也就是说，他们毫无希望，只能"互死"（die each other）。我用了"互死"这一表述，但我并非确切知道自己真正想表达的意思。不过，我见过了维塔发生的制度上和经验上的复杂现实，我竭力去理解日渐死亡这件事，理解是什么使生与死具有了如此紧密的关系。没有人为被遗弃者哀恸，他们湮没无闻。

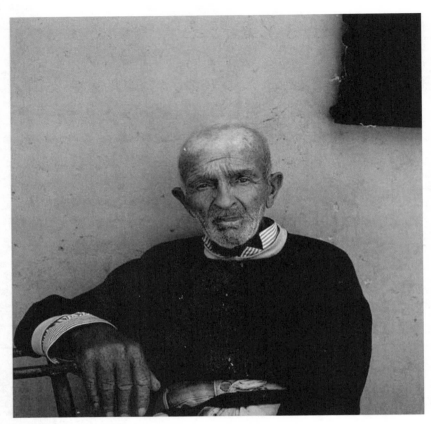

不知姓名的男人，维塔，2001 年

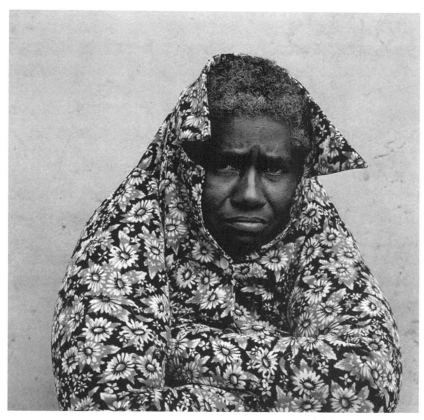

不知姓名的女人，维塔，2001 年

公民权

在同人权活动者热尔松·温克勒和摄影师托本·埃斯科罗德第一次造访维塔的两年后，也就是 1997 年 3 月，我回到了维塔。这一次，我可以看到，跟社会性死亡一同产生的还有初步的公民权。一些维塔居民此时正在颇见效果地恢复健康，也获得了关于未来的可能性。在康复区，人们在制定一些守则，吸毒现象没有了，他们作为潜在的劳动者获得了培训；少数人甚至获得了国家资助的艾滋残障人士抚恤金、专门的医疗护理和免费的抗逆转录病毒治疗。但疗养院里的人则继续生活在一种完全被遗弃的状态下，卡塔里娜如今跟他们一起——与死亡一起等待着。

在前一年的 11 月，泽·达斯·德罗格斯被一家叫作阿米戈斯铎维塔（Amigos do Vita，即维塔之友）的慈善联合组织从机构中除名，该组织的领导者是议员卢切希。为南里奥格兰德州工作的警官奥斯瓦尔多上尉（Captain Osvaldo）开始管理维塔。[①] 在这里工作的志愿者如今更拘谨了些，总体上都拒绝谈论这次"政变"的原因。慢慢地，我才了解到，泽之前可卡因成瘾无法自拔，他和他的亲信利用维塔作为收入来源。"这地方越破败，他们就能得到越多捐助。"一名内部人士勉强地告诉我。一位当地人权活动协调者则暗指卢切希与其同僚的政治利益：维塔如今将成为他们攻讦执政政府、宣传自己的家长式政治的工具。

除了维塔和警队的工作职责，奥斯瓦尔多上尉还要负责卢切希议员的个人安全，并且晚上在修法律方面的课程。他骄傲地自许维塔市长。"我们在这里处理财政、健康、食品供给和房屋维护等事务……这就像一个城市。"上尉提到，这群人"不交税，那事情要怎么做下去？"他解释说，维

---

① 奥斯瓦尔多上尉应属于巴西军警。军警是一种部署在每个州的预防性警力，只负责遏制犯罪，不负责刑侦。巴西军警的等级体系几乎与军队相同，只是没有将官（general）一级。

56

57

塔获益于新的国家法规——它鼓励公民对福利工作负起责任，维塔如今已正式成为所谓的"公共事业单位"。既然它已具有了这样的新身份，这个机构便可以获得国家资助以建设基础设施，同时免税接受企业捐助。

维塔确实在进行令人印象深刻的结构改变——如上尉所言，"一次环境转变"。康复区正进行许多建筑项目（不过疗养院里并没有）：用于住宿的房子和简易棚屋正在取代帐篷，新的行政办公处已经建好，辟出来一部分空间建了一个药房、一个内科兼牙科诊所和一栋用于国家出资的职业培训的大楼。每月从维塔之友和各家企业来的捐款提供了日常开支。维塔自己也有进项，它有一个面包房，生产大约 1500 个小面包条以供居民的每日消耗，以及大约 400 个甜面包以在附近街区售卖。个人捐款仍在不断涌入，主要来源是卢切希的广播听众。

"有特权的上层社会不会做什么贡献。他们唯一的贡献就是打电话到电台说，'有个流浪汉在我家楼门口，把人行道都弄脏了。'我说，那你把人带到这儿来，他说，'不，他会把我的车搞脏弄臭的。'你能想象我们把所有打进来的电话提到的情况都处理一遍会怎么样吗？"上尉强调，"我们眼下已经人满为患了。"在管理改变之前，每周大约会冒出 10 到 15 个人，来索求某些帮助。但现在，一个分类诊断体系在维塔落地，以保持这里的人口"稳定"——机构秘书的原话。

这样的分类属于达尔瓦的工作，她是一名社会工作者，也是上尉的太太。此前，她曾在圣丽塔医院工作，但全民医疗保健体系改革之后，她被派到了急诊部。"我的作用就是决定谁能获得治疗而谁不能。没错，决定谁能活下去而谁不行，很可怕吧？"她在维塔已经志愿服务一年多了，"但泽·达斯·德罗格斯总是给我的工作制造障碍。他似乎对我能做的事有些怕。"她暗示改变机构的路线确实遭遇了一些周折。"维塔那时候不是在让人康复。但现在这里变了。为了做好工作，我们必须诊断，并了解我们的服务对象。这一群体多样性很强。我们得有团队以及个人化的方法，处理各种问题，努力把家庭纳入康复流程。"

上尉和他的太太都对建立一个帮助人类重生的示范项目感到激动。如上尉所说："我不相信人在医院吃更多的药就能康复。把他们扔到这里，用宗教教义填塞他们也不能解决问题。最重要的事情是食物、工作和住房。如果这三者齐备，那就有个让人活下去的'理由'。我们解救的是他们的公民权。"维塔这个城市此时已是一个解救行动。我始终好奇，这样有计划的改变将获得怎样的直接经济与政治回报，以及这项工作从长期来看将如何影响这里居民的生活。

康复区的几个居民将正在发生的事情称作"现代化"。路易斯声称："我们像人一样吃饭了。以前我们都是用大碗，拿手吃饭。现在我们有盘子了。"路易斯曾经是吸毒者，最早来到维塔是在 1987 年，那时候他才 18 岁。"看见这些疤了吗？我但凡能找到条血管就给自己注射，"他承认道，指给我看他的胳膊、手臂、前额，"连头上都是。看，我的喉咙，被我给戳穿了。我当时太疯了。"路易斯数次逃离维塔，但又总是返回。他的家人在附近的卡诺阿斯市（Canoas），不想跟他有半点关系。"我是 12 岁开始的。我不把我母亲放在眼里。抢了家里的钱，失了心性，成了废物。然后他们把我带到了这里。"

路易斯说，泽的管理"太自由了"，完全没有控制："即使是我们喝高了、嗑嗨了的时候，他都允许我们回来。现在就严格多了。这对我们这些有毒瘾或者生着病的人非常好。"在之前那段时期，居民们"从没见过捐款。帐篷都烂了，满是蟑螂和老鼠。现在我们看到大楼建起来了"。

在维塔之外，路易斯是个小偷。1990 年，他在商店里顺东西被抓，判了两年，关在阿雷格里港中心监狱。"我见过最惨的情形。但我平静地忍下来了。有一次他们用一把扫帚去塞一个人的屁股，一直顶到他嘴里。我很安静，没遭这种罪。"1992 年，路易斯决定做 HIV（艾滋病病毒）测试。他的吸毒圈里有三个朋友已经因为艾滋病死了。结果他的血清反应呈阳性，"这个消息对我打击很大"。但他决定面对。"当时我自己做了这样的事，觉得够男人，现在我就要够男人地去面对。"1993 年，在卢切希的广播电台，路易斯遇到了他的妻子奈尔，当时她 15 岁，已经是一个小女孩的母亲了。泽·达斯·德罗格斯允许他们一起生活在维塔的同一顶帐篷里。很快他们又有了两个孩子，都是 HIV 测试呈阳性："这是当然的，我们也欢迎。"路易斯观察到，许多康复区的人其实都是 HIV 呈阳性，"但他们不想承认"。

路易斯一直在努力确保自己和家人能够获得医疗和福利救助，因为他表现好，维塔承诺给予他支持。他说，维塔"现在是我的家"。如我在好几个居民口中听到的，这一供养着他们的准国家机构（para-state institution）取代了生物学上的家庭，并已成为一个临时的工作场所。"我很弱势。我喜欢在这里有所依靠。我的心永远在这里。在这里我觉得安全。我工作，我正在学做椅子。社工会帮我登记领取艾滋抚恤金。我希望我余生都能待在这里。"

在泽·达斯·德罗格斯管理期间，康复区的日常生活都是围绕着祷告和《圣经》学习来安排的。现在的重点则在于个人卫生、公民价值、饮食健康、戒绝烟酒、工作治疗和小组自我反省。晚餐后会开全体大会，读日常事件记录。据上尉说，"这是公正的时间。叫某人的名字可以拯救人格，让这个人感觉自己是重要的，感觉有归属。我们会提到未来几天的工作班次，以及内部的晋升。出现失误和违规行为时，我们会通报并且严厉地惩罚他们。旷工三次意味着你得永远离开——不许回来。这就是我们工作的基本信念：他们是有用的，他们是重要的。他们必须救自己。"现在有了一个期限："我们期望他们在6—8个月的时间里康复。我们会帮助他们在市场上找到工作——他们属于市场。这之后，人生就是他们自己的了。"

在这种新体制之下，有一部分工作涉及持续地检查维塔的居民有没有使用毒品和发生性行为（尽管上尉坚持说，"酒精已经让他们没了性欲"）。在新的管理机制之下，第一个月（1997年2月中旬到3月中旬）的日常记录里满是关于抓到人抽烟、吸可卡因和喝酒的记录。提及不正当性活动的方式比较委婉，通常的描述是抓到某人"以不恰当的姿势，在不恰当的地点停留"。社会重生也意味着成为更大的法律体系的一部分。有几条说明提到了警察传唤了几名居民来让他们对各自的行为做说明。其他的说明都来自新成立的"监督委员会"（Conselhos Tutelares）。这些委员会都是市民组织，它们的任务正是在家庭与社区内倡导人权，监督国家与医疗机构。它们与公共部（Public Ministry）——为挑战国家而设的公民法律论坛——协同工作。记录还显示，疗养院里24天内登记了3起死亡。

　　我问了上尉对疗养院与其居住者的未来规划。"非常难，"他回答说，"它代表了街道的腐败。他们不作为一个司法事实存在。他们有艾滋病，有肺结核，这些在统计数字里都不存在。"他告诉我，单在疗养院里，就有大约 15 例艾滋病患者，接近其中人口的 10%，只有在紧急情况下，这些病人才能得到治疗。

　　"那里还有精神病患者，老年人，被遗弃的人。他们再也拿不出任何东西了。你还能期待他们什么呢？什么都没有。简单说来，他们现在什么样未来就是什么样。那是一个人类的仓库。我们没法把他们带回社会中去。尽管非常恐怖，但你仍在这里看到一种真相。"

　　对于被遗弃者复杂难解的情况，上尉发出了谴责，他的话也微妙地暗示了，被遗弃者自己除了死也无法生出别的期待，他们除了死，便没有其他目标："在他们的思想里，关于死的东西比关于活的东西更多。一个平凡人想要什么？在生活中向上流动，去另一个稳定的平台……而他们对自己能有什么期待呢？什么也没有。"上尉批评说，维塔的境况是外部世界的"体温计"，外部世界也一样，"人类生命在政治上不重要"，与此同时，他对被遗弃者有一种"现实主义"的设想，他因此也参与了维塔里这种"任其自生自灭"的过程："他们的未来已死，他们会就此被留在后面。"

　　那位社会工作者对于形势的看法乐观多了，尽管我很好奇她的观点是否能够以及如何能够被付诸实践。"一位老人绝食了三天，为的是抗议家人对他的遗弃，"她叹息道，"也有那么一段时间，我任由这个地方走向疯狂。"骇人听闻的故事有的是，像沃·布伦达（Vó Brenda）的故事，她是一个 75 岁的"奶奶"，已经离不开轮椅。老鼠吃了她的脚趾。"我们的棚屋太老了，"达尔瓦介绍我们认识后，老奶奶这样告诉我，"老鼠钻到毯子底下咬我的脚。"她坚持说她酗酒的丈夫是个好人。"我们在一起幸福地生活了 50 年。"但他从没带她去过医院。"他得工作，他没有时间。"这个女人悲哀地解释道。她的丈夫死后，沃·布伦达的儿子无力或不愿照顾她了，便把她丢在了维塔。

61

　　"他们都有自己的故事，有名字。"达尔瓦说。她开始记录所有的案例，试图在当地的登记处和医院当中找出这些无名人士的身份，一旦有可能，便努力联络他们的家人。她解释道，在许多情况下，"家人把在阿雷格里港的住院治疗当作遗弃的机会"。达尔瓦指的是疗养院中大约 40 个没有获得相应治疗的精神疾病患者。"他们不该在这儿的。"疗养院里的大多数案例的主人公都"曾过着体面的生活"。

她认为，他们的"模式都是一样的"；同上尉一样，她强调了这些个体在他们自己的被遗弃过程中起了促进作用。"是他们，总是酗酒或嗑药，不工作，于是后来就轮到他们的家人不再给他们机会，对他们关上大门……他们从一个地方、一份工作，搬到另一个地方换另一份工作，最终开始变老，睡到街上。全都是因为，在某个时刻，他们已经决定了抛弃家人。后来，他们独自一人，需要陌生人的好意，需要警察把他们带去医院或扔在这里。"

是什么支撑着他们？

"一些人抱有期待，等着家里来个人把他们从这里带出去。他们把家庭当成他们理想中的样子，但事实上，家庭从不是那样。"我听到的是，只有在家人需要被遗弃者的签名来解决遗产问题或需要保证被遗弃者的福利流进家庭账户时，他们才会出现。达尔瓦说，沃·布伦达的儿子来看过她，是为了保证当她死后，他可以继承她的小房子。在她的工作中，"没有法律文件，记忆又寥寥无几"，这位社会工作者一边详细描绘出这些人的情况，一边试图跟精神病医院以及综合性医院建立合作关系，同时居中为他们落实福利要求。不过，直接目标其实就是为疗养院里的人配置床铺，让这个地方保持清洁。

奥斯卡此时是疗养院的协调者。我认为他是一个难得的人，因为他一直都在，并确实在照顾人。其他的志愿者只是不定期出现，并且，据我所知，有很多人在虐待被遗弃者。奥斯卡是 20 世纪 90 年代早期从圣卡塔琳娜州（Santa Catarina）来到维塔的，抛下了他的妻子和两个未成年的女儿。他已经戒掉了静脉注射毒瘾，皈依五旬节派，并在维塔周围的村子里重新找到一位妻子。他接受了妻子的两个儿子，他们自己又生了一个女儿。他们把维塔当成自己的家。

尽管奥斯卡协调疗养院的工作是没有薪酬的，但他很高兴能有地方住，

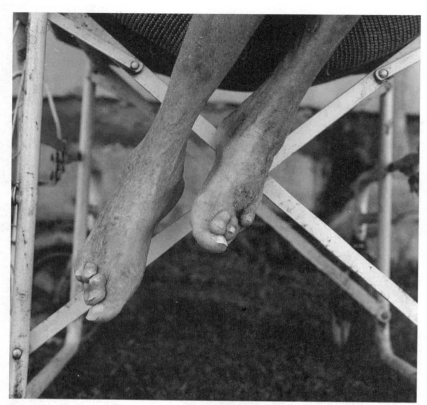

沃·布伦达，维塔，2001 年

有免费的三餐，还能开车——"我甚至还有一部手机"。他对于正在发生的
改变也感到欣喜。"新的协调者有很多项目。他们有很多很好的想法，并努力
用最快的方式解决问题。但需要时间。情况在发展。"在接下来的几年里，
当我回去记录、跟踪维塔的发展，尤其是卡塔里娜的个人经历时，这个无
私、勤劳的男人总是在那里欢迎我。久而久之，我便非常喜欢他。"我们是
朋友。"我们双方都这样说。

奥斯卡的父亲已经是肝硬化晚期，他把父亲带到维塔，安置在一个特
殊房间。"我在供养他。他不是因为家庭遗弃而到这里来的，而是因为在这
里我可以更好地照顾他。我的兄弟姐妹也会帮忙买吃的。"奥斯卡就是这个
机构。他对照护有自己的愿景，但没有权力去实施，不过他公开说过："人
们需要更好、更多样的食物，以及一些精神治疗，就像你倾听他们时所提
供的……如果家人一个月过来一次或几次，留一些特别准备的食物，我会
非常愉快地给爷爷奶奶们端上这些食物。"

他继续说，但相反，"他们只是待在这里，出了什么问题时，我们就送
他们去医院，然后很快他们又被送回来。我们就这样来来去去，在某一趟
来去的路上，他们就死了。"奥斯卡尤其会想那些艾滋病人。"我觉得他们
没有多少时候了。"上尉的理性和社会工作者的坚定在面对这种真相时都
会崩溃：如奥斯卡所见，"丝毫没有回报"。

据我从该市的流行病监控机构中了解到的，在像维塔这样的地方，没
有追溯死亡的办法，不过维塔居民的死如今至少在当地医院有登记了。最
终，这些个体的死，无法追溯到他们被遗弃这件事上，而医疗部门和国家
则象征性地得到承认——它们是提供过照护的。

上尉说出的两难困境——尤其是他所强调的维塔这个地方，而不是这
些人——揭示了他们所暗示的在这里运作的复杂的死亡政治："我们问自
己，如果知道问题所在，为什么不解决？这是一种家长式的思考方式。即
便本该负责照管的体制没有实际行动，我们还是不能任由这些人烂在街
上……所以，我们是要采取家长式的方式，还是就由着这些人死？"

即便如此，上尉在考量维塔将来时还是变得实际起来。"我们不能把这
里变成医院。最多是，当有人出了医院但又没地方去，疗养院可以作为他

64 休养一段时间的地方。"在这种规划中，疗养院里的人最终是要死的，例外的唯有那些在社会工作者的施压下家人终于来救的。

　　我开始意识到不把维塔框定为一个促进健康的场所所具有的战略价值。当工人党政府在阿雷格里港重新界定公共卫生检查体系时，协调者把维塔正式登记为"公共事业单位"，是在防止市政府介入他们对这个机构的管理。如果将维塔界定为诊所或医院，可能会引来城市行政的介入，需要强制实施卫生条例，还会有城市卫生专业人员前来做法定视察。换句话说，协调者是让维塔只归他们自己。在此，我们可以理解将被遗弃者的命运认作咎由自取、无可挽救的死亡所发挥的作用。得以康复的少数几个人为谁被认为值得享有生物学上的存在设定了界限——这一措施使公共卫生体制及其乡村延伸出现了一种地方性的分流状态。(Biehl 1999b; 2004)

　　探访维塔许多次之后，我也看到，这些被遗弃者——每天有定量的面包、豆子汤和热水——也不是白白这样被养活着。尽管在维塔日渐步向死亡，他们仍有最后的社会功能。在新体制下，每个准许进行康复的人必须在疗养院里待几天，作为他们在维塔的加入仪式的一部分。另外，在他们居留期间，康复中的男人必须去疗养院，照顾一些被遗弃者，处理他们的垃圾，来回搬动他们的身体。如维塔中一个新的协调者解释的，疗养院"为来到这里的人"充当了"信息平台的作用。它对于让那些成瘾者跌回现实很有用，因为假如他们不改变，就是这样的下场"。上尉则更加直接。他把被遗弃者描述成"cobaias（实验豚鼠）。他们的人生已经完了。他们让年轻人看到自己未来会变成什么样"。

　　奥斯卡和卢西亚诺曾告诉我，医疗和家庭环境让这些疗养院里的被遗弃者不适合活了。使这样一群人得以产生的人类／动物界限之间的磋商，此时很明显已经成了一种主体性技巧。我见到劳罗时，他已经在维塔待了三周了。这个 30 岁的男人坐在卢卡斯的身边，人们知道后者原先叫瓦基尼亚斯（小牛），除此之外一无所知。劳罗说他收养了瓦基尼亚斯，并且给这个"可怜的东西"重新起了名字——卢卡斯。"现在他有名字了。他很少说话。

65 他头脑发育有些迟缓。我负责他。他现在就像我的孩子——我们一起玩。"

卢卡斯看起来跟他的新照顾者是一样的年纪，他们的关系中有一种温情。

劳罗说他曾是一名工厂工人，但他被开除了。"我开始依赖酒精和毒品，堕落到地狱里。我甚至在街上睡过。"他跟妻子和女儿都失去了联络。"我终于意识到，要么我戒，要么下场就是死……所以我求上帝给我机会改变人生，他部分地满足了我的愿望。我走了第一步，就是到这儿来……远离毒品和酒精。"作为最初康复疗程的一部分，他必须照顾卢卡斯，给他洗澡，给他换衣服，在他爬来爬去时看着他，静静地坐在他身边。这种人之间的关系填补了他身上的空虚。"我帮他，所以他也自然会帮我。"

怎么帮你？

"通过帮他，我也在帮自己，"劳罗接着用复数来指代卢卡斯和自己，仿佛他们是属于两个截然不同的集体，"他们给了我们力量。只要看看他们，就已经在帮我们往前走了，让我们不停留在与他们相同的状况。"他说出了一种客观的感受："你会对他产生一种温柔。他是个很乖的家伙，对吧？"

劳罗声称，他见证了三个人的情况恶化和最终无可逃脱的命运，这让他对健康新生出一种感恩，也让他产生了保持健康的决心。"是的……看这样的场面是另一股力量，它防止我在井里越坠越深，最后没法回头。感谢上帝，我找到了这个地方。仅仅是能帮上忙，仍然拥有健康，我就感觉很好了。我看向周围，可以看到那些连这样的健康都不能拥有的人，残疾的人——这对我很有用。"然后他让卢卡斯说话："让他听听你可以说话。"在这最令人揪心的相遇中，这个男人成了一道景观，却不是为了被人听到或称呼。瓦基尼亚斯／卢卡斯作为一个人的社会和医疗价值受到了贬抑，他留在了动物的形态中，可挽救的人类则在这种形态上建设自己。[32]

这些被遗弃的男男女女所承担的新的教育作用，恰是根源于他们被断言——除了身体感染、寄生虫和无声的痛苦，他们无法再产出任何东西。他们的社会性死亡是负面的未来画面。最终，这样的负面画面成为给潜在公民的实例教训——或者，更好的情况下，它们是为一种截然不同的公民概念的出现打基础。我说"公民概念"，是因为当地政府不给这个重新形成的公民身份提供其所需的方法以使其成为一种结构可能。维塔这样的慈善场所要使边缘个体的个人重生成为可能，并使他们能够生活下去，要么只能在

66　有限的时间段里实现，要么只能沦为想象。这种公民的概念是普适的、提升生命品质的，它激活了国家的形象。但是，从经验上说，公民权仍是一件关于分类优先级——当然还有钱——的事。一些在这种"军事化"与慈善并存的环境下被治愈的人，他们醒来时身边是那些已经社会性死亡的人，他们是盲的，没有名字，没有来处，无亲无故。就像西达，这个没有名字的患了艾滋的年轻女人，据志愿者说，"不时会要求我们把她绑在床上。她一感觉自己想自杀的时候就会要求我们这么做……然后几个小时之后，她又喃喃地让我们给她松绑。你怎么理解这样的人呢？"

　　在维塔，人可以看到生命是如何通过死亡被成就的——这个过程包含了含混与暴力。人与非人之间的磋商成了一个复杂关系组的一部分，个体就是通过这个复杂的关系组与其他个体、与政治实体相联系。他者的濒死，使一个人得以归属于一个家庭般的机构，融入一个新的人群和主体经济。民族志学上的挑战即是找到这些经验关系和联系——技术的、政治的、概念的、情感的——并把它们从不经思考的状态中引出。与卡塔里娜的偶然相遇以及随后发生的事件，让索回一个注定失落的世界成为可能。

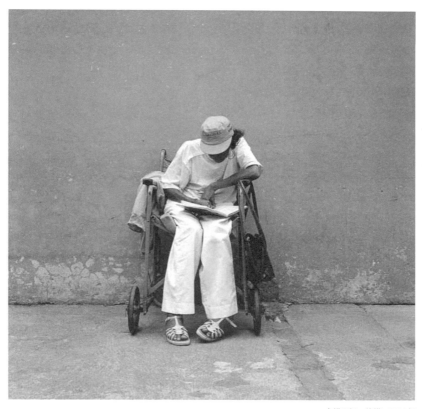

卡塔里娜，维塔，2001 年

第二部分

卡塔里娜和字母表

精神生活

我们穿过疗养院的大门时，我的眼睛立刻看向了一个在阴影中坐着轮椅的女人。她正在写字。"这是卡塔里娜。"我告诉我的妻子阿德里安娜。这一次卡塔里娜没有在骑自行车。死亡正在向她逼近，我想。

卡塔里娜的头低垂着，手中握着一支笔，很用力地描画着。我们唤她的名字跟她打招呼，她抬起头来，认出了我们。"若昂和阿德里安娜。"她说。

卡塔里娜似乎很昏沉；她说话迟缓且十分艰难，好像中了风。我们问她过得怎么样。"我的腿一点用都没有了。"她回答说，补充说这是"风湿病"造成的结果，尽管她并没有在吃什么治风湿病的药。"有时志愿者会给我药，但我不知道那是什么药。"

你在写什么？

"这是我的词典，"她说，"我写下来，就不会忘记这些词语。我把我现在得的病写下来，把小时候得过的病也写下来。"

卡塔里娜把她的本子递给我。她的字写得很不规则。那些词是印刷体字母拼成的，没有手写体，有少数几个动词或整句。我为这些文字的力量和她粗砺的诗意感到惊奇：

离婚

词典

规章制度

诊断

免费婚姻

交易婚姻

手术

71

现实
注射一次
痉挛一次
在身体里
一次脑痉挛

你为什么把它叫作词典？

"因为它不需要我做任何事，什么都不用。假如它是数学，我必须找到解法，找到答案。而这里，只有一个主题，从头到尾……我写下来，然后读。"

阿德里安娜跟卡塔里娜说话时，我仔细读着词典。"在疼痛的子宫中。"她曾这样写。"我把我的生命献给你。""当前的意义。"在反复提到的医疗咨询、医院和公证人当中，她也夹杂写到劳动妇女和流浪者，情欲和精神困扰，给一个婴儿的药与食物，贫穷与富有，官员与债务，以及"正义之外"的事情。

在对痉挛、月经、麻痹、风湿病和偏执狂的提及中，以及对各种各样的从麻疹、溃疡到艾滋的疾病的罗列当中，混杂着一些名字：阿德马尔、尼尔松、阿曼多、安德森、亚历山德拉、安娜。她四处分散地书写母亲的身份，写离婚，写包含种子、昆虫、兽医和乡村工人联合会的乡村生活，写渴望。来自一个已经消失的世界的惊人叙述。

问题、回答、要解决的问题、头
反驳的人被驱逐
身体的分开

接着是关于渴望的表达：

我所失却的动作的恢复
一场找回灵魂的治疗
贪婪的月亮监视我

有 L 我便写下爱（Love）   73
有 R 我便写下回忆（Remembrance）

　卡塔里娜凭借书写继续活着,我告诉自己。[33]这些是从内部塑造了她的词汇。这些词指向什么? 如何把它们都分辨出来,我们又该如何处理它们?

DIVOKCIO DICIONARIO

DICIPLINA DIAG-NOSTICO

CAZAMENTO PAGO

CAZAMENTO GRATIS

CAZAMENTO

CAZAMENTO GRAÇA

ENGINTARIO BENPEGO

MASCALUZEN

MATRIMONIO

MATRIZ

IGREJA GUARIOR RMOR

CAPELA CONFORTO

KATAKINA INKIS

jJ
SEJA-NOVA

词典

身体的社会

一周后我回到维塔,这次是一个人。卡塔里娜立刻带着友好的关切问:"阿德里安娜呢?"她说那天跟我们两个人交谈都很开心。我从她的话中感受到一种既没有忘记曾经的亲密关系又不妒忌他人亲密关系的正派坦然,这种品质源于她曾赢得过尊重,或许不是政府机构或雇主,但至少是家人和邻人的尊重。尽管这听上去可能太过简单,但这种社会关系是让人活下去的力量。 75

卡塔里娜的左脸淤紫着。"我想去厕所,结果从轮椅上摔下来了。"一位志愿者从旁听到,便提供了与她相矛盾的说法:她是在发怒时自己往地上摔的。

今天你怎么不写字?

"我已经填满词典了。"

我问她能否给我看看。卡塔里娜叫来了因迪亚——一个安静的、二十来岁的印第安裔女人,她坐在旁边一条长凳上——让她去取笔记本,笔记本用塑料袋包着,放在床底下一个行李箱中。她确信地跟因迪亚说:"箱子没锁。"据说因迪亚"智力迟钝"。他们说,她的兄弟是一个五旬节派牧师,常在一个广播节目中谈到她,但从不来看她。

我问卡塔里娜想不想继续写下去。当她回答说"想"的时候,我把几页潦草的田野笔记从我的笔记本上扯下来,把空白的笔记本给了她。"把你的名字和地址写在这儿。"她请求道。

"我想走,我想走。"一个名叫马塞洛的黑人年轻男子突然打断了我们的对话。同维塔的多数人一样,他的真实名字和来路不是没人知道,就是不重要。他直盯着我的眼睛,手里紧抓着一个小行李箱:"带上我,带我跟你走。" 76

许多被遗弃者都没有正式的身份,但记得有个家,有家人,有童年,或单是记得在街上时的自由，比如跛子伊拉奇。"我也想走，"他告诉我，"我来自圣卡塔琳娜州拉格斯。我是在内陆长大的，比起城市，我还是更喜欢那里。我父母都没了。我们有牛和猪，种玉米和豆子。我有 10 个兄弟姐妹，全都失散了。我的姐妹把我送上了去阿雷格里港的大巴。没人想照顾我。我已经瘫了。一岁半的时候我就瘫了。我在街上生活了 5 年。现在我已经 41 岁了，在这里已经 5 年多了。下半辈子待在街上也比待在这种地方好。"

维塔"让我紧张"，伊拉奇说。"在这里人会死的。"他看过太多人去世了。"冬天的时候，情况很糟。我都数不清过去这一年多少人死了。情况很严重。这个地方就是一种悲哀。我想离开这儿。这不是人生。这是人生的终结。病的人会病得更严重，而有的人会变得紧张。我就是一个紧张的人。"

死了的人会怎么样？

"要是有人死了，管理处会打电话给太平间。他们把尸体收拾起来，放到机器里。"

这是什么意思？

"他们在尸体上洒上油，把尸体点着。然后它就化成了灰，他们把灰撒进瓜巴河（Guaíba River）。如果一个人被埋进土里，那也只是几天的事情，因为他们还要把墓地给其他人用。我听说的就是这样。"

维塔漫长的白日无事可做，伊拉奇和他的朋友们——包括因迪亚，他说自己在跟她约会——"数着日子……我们把过去的是哪年，即将到来的是哪年，今天是哪年哪个月哪天，都一一讲给对方听。一个提醒一个。今天是 1999 年 12 月 30 日，明天是 1999 年 12 月 31 日，对吧？瞧我多聪明？感谢上帝，我脑子好使得很。我没病。"

我问伊拉奇他腿上的塑料袋里面装了什么。

"上帝的话。"

所以你识字？

"不，但我理解这些话。"

上帝的话说的是什么？

"说的是，'耶和华是我的牧者，我必不至缺乏。'"

这里面还装着什么？

"面包。我把找到的面包屑收起来，这样白天我就可以吃。先生，跟你说话我很高兴。你有笔吗？"

是的。

"唔，我希望你把我的名字写进你的书里。伊拉奇·佩雷拉·德·莫赖斯。我随我死去的母亲姓。她的名字是多米里亚·佩雷拉·德·莫赖斯。我死去的父亲名叫劳迪诺·佩雷拉·德·奥利韦拉。"

你为什么不随父姓？

"我不知道为什么。我是被推给死去的母亲这边的。我想这样会比较好。"

你出生的时候登记了吗？

"是的，但是我在街上把文件弄丢了。我需要从头登记一遍。"

伊拉奇于是又一次总结了他的命运："我老实告诉你，我没有父亲也没有母亲。我有 10 个兄弟姐妹。我们一共 11 个人，一个死了。我们在世上失散了。所以我想看看自己能不能回内陆去。我有一个熟人，是家里的一个好朋友。他住在离阿尔林诺－卡弗沃（Arvelino Carvão）镇不远的地方。"

卡塔里娜在听。我们又恢复了我们的对话。我问她，你觉得为什么家人、邻居和医院会把人送到这里来呢？

"他们说，把我们安置在这里比较好，这样我们就不会被一个人留在家里，孤零零的……这里有很多像我们一样的人……我们这些人一起，就形成了一个社会，**一个身体的社会**。"她又补充说："或许我的家人还记得我，但他们并不想我。"

这种将她当成人类残滓的社会逻辑，被卡塔里娜压缩成了短短几句话。我想知道她历年的经历，以及她是如何被从家庭生活中切除并被安置在维塔的。她是如何沦为"一个人尽管被记得却不再值得付出感情这一逻辑与社会关系"的对象的？而假若我不信任她，不研究她的语言与经验，我如何能厘清这些亲密关系动力学？

因迪亚没能找到词典，于是把整个箱子都拖来了。我打开箱子时，一股浓烈的尿味和潮气，夹杂着某种香气散发出来。行李箱装的是卡塔里娜生活的所有：几件旧衣服，一些认真收集的糖纸，假珠宝，一瓶廉价的粉，一支牙刷，一个梳子，以及几个装着杂志、书和笔记本的塑料袋。"我的工作证在医院存着。"她提到。

78   我拾起词典，把一些她自由组合出来的文字读出来。

　　文件，现实
　　疲倦，真相，唾液
　　贪吃，消费者，存款，经济
　　卡塔里娜，精神，药片
　　婚姻，癌症，天主教堂
　　身体的分离，领域的划分
　　那对夫妇的孩子们

　　这些词汇是卡塔里娜生活背景的索引；她的身体已经被从这些讨论中隔离，成了一个新社会的一部分。

　　你写"身体的分离"是什么意思？

　　"孩子归我前夫养了。"

　　是什么时候分开的？

　　"许多年前。"

　　出了什么事？

　　"他有别的女人了。"

　　她把话题又转回到了她的疼痛上："我经常痉挛，我觉得腿很沉。"

　　这些是什么时候开始的？

　　"我有了第二个孩子亚历山德拉之后，就已经觉得行走困难了……我前夫把我送进了精神病医院。他们给我注射了很多东西。我不想回到他家里。他统治着新汉堡这个城市。"

　　医生告诉过你你得的是什么病吗？

　　"没有，他们什么都没说。"

　　这是对"精神病"诊断的否认和拒绝，我想。但她反复描述的身体里沉重的东西究竟是什么？就如我们 1997 年 3 月第一次见面时一样，卡塔里娜的话暗示着，有些生理上的东西先开始了，或者生理上的东西跟她作为精神病人被逐出是有联系的，她的情况在医疗流程中变得更加严重了。"我对医生过敏。医生想表现得知识渊博，但他们都不知道痛苦是什么。他们只会开药。"

疗养院的协调者奥斯卡走到我们身边停下。每次这个好人见到我，都叫我"O vivente"——"噢活着的人"，这个表述在这一环境下令我毛骨悚然。我们到边上时，奥斯卡解释道，据他所知，因为卡塔里娜的家人不想照顾她了，所以她被一家医院送来了维塔。但他没有详细信息可用来支持这一说法。

"她很抑郁。同其他人一样，她感到自己被拒斥，被囚禁在了这里。他们被安置在这里，没有人来看他们。"他认为卡塔里娜的瘫痪与一次情况复杂的生产有关，"一种妇女病。似乎是她的孩子死了。我们不知道是在哪个医院里发生的，没有报告。这些都是人们在传的，但没人知道真情。现实就是人们会说好摆脱某个人，这就是为什么会有维塔这样的机构。这就是如今人们办事的方法。"

奥斯卡强调，疗养院的 110 个人（相比泽·达斯·德罗格斯管理期间，人口已经显著减少了）中可能有 80 个是"精神病患者"。但他也认为卡塔里娜是个"头脑清晰的人"。一个没人再听她讲什么的人，我补充道。

"当我的思想跟我前夫和他的家人一致的时候，一切都是好的，"当我们继续对话的时候，卡塔里娜回忆道，"但如果我不同意他们，我就是疯了。就好像我的某一面需要被忘掉。我智慧的一面。他们不愿对话，疾病的科学被忘掉了。我的腿不好使。医生开了一张又一张处方。他们碰都不碰你痛的地方……我的弟妹去卫生站给我拿药。"

据卡塔里娜说，她生理状况的恶化和从现实中被驱逐是由一系列词语含义的演变促成的，这些演变则源于新的家庭动力学、经济压力，以及她自身的药物治疗。她的病情似乎与新的家庭安排有密切关系。"我的弟弟们送我来这里的。有一段时间我跟我的弟弟一起生活……但我在那的时候不想吃药。我问：为什么只有我必须吃药？弟弟们想看到产出、进步。他们说，我在跟我差不多的人当中可能会觉得好些。"

但卡塔里娜拒绝就此结束，她用一种我起初不大能够理解的方式叙述了一种复杂的本体论，内在与外在状态于此交织在一起，连同着将其完全解开的愿望："科学是我们的意识，有时很沉重，这重负来自一个你解不开的结。如果你不研究它，身体上的病就会恶化……科学……如果你的良心是负罪的，你就不可能辨清事物。"

80

卡塔里娜说，她写作是为了"之后能够了解"，仿佛在那些决定了她生活轨迹的环境中，她都无法在场。她的口头叙述和她的写作因为身体出了一些怪事，包含了某种困惑的感觉——"脑痉挛，身体痉挛，情感痉挛，恐惧的心"。随着所有这些人进出她的房子，她自己从家里搬进医院、搬进别的房子，似乎有一种对她自己来说太多、太陌生的危险。"你需要保护自己。我也知道人一生中的愉悦是非常重要的，他者身体的愉悦。我想人们害怕他们的身体。"

写作帮助她挨过维塔的白天，卡塔里娜补充说："我们有时也跟对方讲话。但最难挨的是夜晚，因为那时候我们都独自一人，一份渴望会推动其他渴望。我有渴望，我有渴望。"

我走向伊拉奇去道别时，他又说他和因迪亚在约会。"我们相互照顾。昨天晚上，我梦见在办婚礼，我们都在吃蛋糕。之后我就醒了……感觉特别饿。"但故事其实远更为复杂。我了解到，事实上，志愿者们有时要把因迪亚绑到床上，以防她当众自渎。我还听到流言说，从康复区来给因迪亚洗澡的志愿者们曾经强奸这个女人。

同卡塔里娜道再见时，我请她将词典借给我，因为我想做些研究。她同意了。我告诉她我会在 8 月把它带回来，到时我们再继续聊下去。她笑了，说她没有墨水了。"我需要一支笔。"

我看到了她试图写完的那个词：联系（CONTACT）。

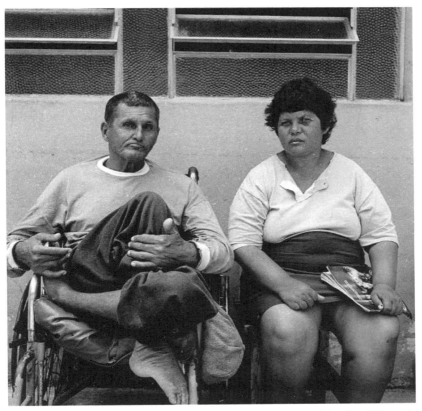

伊拉奇与因迪亚，维塔，2001 年

不平等

"一座残损的雕像（Estátua entrevada）。"这是卡塔里娜在她的词典里对自己境况的描述。Entrevada 意为麻痹；它还有一项意思是变黑或变模糊，变得乌云密布。跟随这一描述的联想令人震惊——在残损雕像的眼中，是卡塔里娜和她的儿子，面对官员，直视机器的眼睛：

> 出生证明
>
> 卡塔里娜与安德森
>
> 亲自出席
>
> 警察
>
> 选举事务官员
>
> 眼睛对眼睛
>
> 机器
>
> 制造意义

在词典的下一页，卡塔里娜反复写"雕像"这个词，并以祈使句要求别人该怎样称呼她："称呼我：Brasil, Brancil, Brecha, Brasa。"

维塔即是她在 Brasil（巴西）的地址或目的地。Brancil 是卡塔里娜杜撰的词；对我来说，这个词听起来像一种处方药的名称。Brecha 是一种裂缝，一个伤口，以及卡塔里娜所沦为的虚无。Brasa 是一种燃烧的煤炭，同时也代表焦虑、愤怒和性欲。

卡塔里娜写词典的笔记本是早几年阿雷格里港市政府发的，该市政府在国内外都被认为是亲民政府的典范（Pont and Barcelos 2000; Abers 2000）。这座城市是世界社会论坛（World Social Forum）的所在地，以其社会包容政策，尤其是"参与式的预算制订方式"闻名。在笔记本的内封面上，"写作组织（毁掉）生命"[Writing (Dis)Organizes Life] 这个标题下，有一段工人党用来进行意识强化的理念概述："你，人民，就是我们工作的主要参与者……信息未经我们同意便侵入我们的生活。所有已写下的文字都是这座城市的日常部分，但市民日渐被从内容中排除。这一现实处于永远的变动之中，模糊了有文化者与文盲之间的概念界限。我们需要多少时间才能学会批判性地对待已写下的文字？"

在这一官方文本中，这座城市的教育部长观察到，这个国家至少有2000万人是文盲（大约占人口的15%），并补充道，读写的普及和教育"这一政治项目，拷问着这个国家和我们州所实行的新自由主义。民主并亲民的阿雷格里港政府，联合民间团体，确保了教育的高质量，并保证市民享有医保、就业、休假、环境卫生和住房的权利"。这位部长在结尾解释道，这个被称作"知识整体"的项目，主要是受到保罗·弗莱雷（Paulo Freire）"读世界先于读文字"这一观点的启发："我们的文化项目培养具有批判性思考能力的市民，他们有机会、有能力改变自己的人生以及世界现实。"

卡塔里娜用这一被丢弃的教育材料编写词典，讽刺地暴露了此处所描述的社会改变所具有的空想和有选择性的本质。真相是，卡塔里娜和维塔的居民，以及其他许多人，仍被排除在这一大众项目之外。

"市民就是那些寻求服务的人。"马里亚·格罗斯（Mariane Gross）解释道，她是一名记者，也是任职于城市安全办公室的人权活动者，她对于这些社会包容政策在实践中的意义持批评态度。她认为，工人党政府在创造新奇的"服务窗口"上极其有效率，而这都只是在有限的范围内解决各种医疗和社会需求。如她所说，这反过来催生了一种新的市民文化和"民主专家"。"那些需要获取服务的人必须登记、排队和参与其中。但假如你不读这些宣传册呢？假如你周围没有告知你这些可能性的朋友呢？个人也学会了用这种结构在社群内积累权力。"同时，"在去往窗口的途中，其他人，尤其是那些年轻人和失业者，则被同等形式的商业和政府机构招揽了去——也就是，有组织犯罪"。

1997年，我在阿雷格里港市政府组织的一次艾滋病研讨会上展示了我在维塔的一些初步的民族志发现。我提出，有迹象表明，维塔当中有隐藏的、未得到治疗的艾滋疫情，这很可能是阿雷格里港街道和贫民区当中的真实情况的指征（Biehl 1999b）。那时，卫生部的一位代表对"这种程度的不人道"表达了愤怒，并请在场的当地官员考虑"为了公共健康关闭维塔"。城市卫生部长承诺她的部门绝对会就此进行调查。

但是，如另一位城市管理高层所承认的，逼着这个进步主义政府产出快结果的压力经常只能让他们新委任几个官员，或者使问题只流于写写报告："实际上，问题得到了认定，但事情没有解决。"最穷的城市居民总体来说仍处在一种"回应的真空"之中。并且，在这一真空中，新的社会单元和经济活动涌现出来，为那些隐形人提供了关怀。悲剧性地体现了这一点的就是为收容老人、精神病患者和残疾人——用马里亚·格罗斯的话说是那些"没有生产力的无用的人"——而建的，在全城如雨后春笋般到处冒起的所谓的长者住屋。"我们曾经说，在阿雷格里港的每条街道上，都有一家地下收容所，在没有法律允许的情况下经营着。"

1998 年，格罗斯开始了一项公开这些机构中的悲惨生活的运动。"这些人被幽禁起来，得不到适当的照顾。一些地方是被铁丝网围着的，就像营地一样。"举个例子，1999 年 7 月 2 日，阿雷格里港一家长者住屋里，一名 58 岁的老人活活被狗咬死。"地上到处都是皮肉碎块。"格罗斯和她的同事在国家人权委员会的年度报告中这样写道。

但人权话语还太弱，不足以关停维塔和类似机构。据健康专家雅齐·奥利韦拉（Jaci Oliveira）所说，城市公共健康监控机构也已经开始调查这些生意，但要找到支持关停这些地方的法官非常困难。"那些法官告诉我们，这些地方在做好事。毕竟，即使这些人被放出来，他们又能去哪儿呢？"

即便维塔被关掉，它也必定会在这个城市的其他地方重新出现。因为维塔事实上是与政府的各种层级共生的，像卡塔里娜这样的人，他们的命运是被一系列的力量和一种在"正义之外"（如卡塔里娜所说）运作着的例外逻辑制造出来的。

前人类

"你给我的本子我写完了，"2000 年 8 月初我们再见面时，卡塔里娜这样说，"我把本子放在了药房，在护士克洛维斯那里，但他把本子扔了。我很难过。我一直在想，有一天若昂和阿德里安娜会回来的，他们可能想看一看，但我手头已经没有了。"我告诉卡塔里娜，我相信她的写作会继续下去。于是她向我吐露了一件事："克洛维斯和我在约会。"

她很快转换了话题："我的小行李箱也被扔掉了。志愿者说它已经潮了。"

我递给卡塔里娜另一本空白笔记本。她笑了，表情像用了镇定剂："我陷入了停顿期……我的脑子里满是、满是乱七八糟的念头……所以我停下了写作。"

"我的牙龈肿了。很痛。克洛维斯跟我说他们会带我去看牙医。"卡塔里娜补充说，他在给她吃维生素和药片，一种白色，一种蓝色，用来缓解疼痛。"克洛维斯给我们每个人分药。他把药片放在一个小杯子里，杯子上写着我们的名字和剂量，合适的剂量……然后把杯子一一分给我们。"卡塔里娜看起来非常疲惫。

你睡得好吗？

"我有时候半夜会被莉莉吵醒，她跟我同睡一张床。她夜里说梦话。要好一会儿我才能再睡下去。"

你记得自己做过的梦吗？

"我梦见自己……不……突然有个男人过来打我，还扯我的头发。我不知道。我觉得很难受，就喊叫起来，叫人帮忙。然后莉莉就在我身边。我不记得别的了。这是一个噩梦。"

这听上去像是真实发生的事情，我心想。我问她认没认出梦里的那个男人，但她说没有。

我向她提起，有时候从梦中醒来，我会把自己还能记得的东西潦草地记下来。"是啊,"她回答,"梦境帮助我们理解自己的恐惧。一个噩梦也可能是一种渴望。如果你不去研究自己做过的梦,那么梦就只停留在梦里的生活中。并且,当你回到生活中时,你还一直觉得一切都是正常的。"

我有点困惑,于是问她,你是说,假如我们不去解梦,梦就会持续到白天吗? 就像我们以一种睡梦的状态生活?

"不,我不是这个意思。少许梦的残余被传输给我们……剩下就由我们来传递和译解。如果我们不做译解,我们便不能够记住真正发生了什么,什么发生了,什么没有发生。"

什么发生了,什么没有发生。在卡塔里娜的观念中,潜意识的运作不仅是现实的替代。[34]相反,潜意识是一个符码存储库,人为了了解真正发生了什么——失去通往世界之通道的真相——必须进行组织与解码。

一个符码即是一个算术符号——零——本身并无价值,只用来在一个十位计数法中占一个空位。符码是占据一个位置但无关紧要或无足轻重的人或事物。符码亦可以是一个秘密的或经过伪装的书写体系,一个写作中使用的代码;或者是以此方式写下的信息;或者是此类体系中的关键。

据卡塔里娜说,真正发生的事仍处于失落之中,被认为没有价值、无足轻重,正如她自己。乔治·斯坦纳(George Steiner)写过,我们的语法使我们将人类极端的存在消极性(existential negativity)诉诸语言变得困难甚至不自然,"但人类事业的失败使怀疑变得无可避免"(2001:39)。

你是怎么学会为自己解梦的?

"自己学的,"卡塔里娜回答说,"当我还小的时候。我醒来时,会不断去想梦里见到的事物。并且把这些放在心里,不对他人讲。我知道,做梦、思考是好的,思想……"

到了我和他者之间的界线要划分得更加清楚的时候了。她接下来所描述的,正是写作与这个社会人的脆弱又顽强的诞生。

"我父亲,他教会了我字母表。我们坐在厨房的桌边,他在我的笔记本上一一写下'a''b''c'。我必须记熟这些字母。但起初我记不住。我父亲不断跟我说,'卡塔里娜,你必须把这些记在脑子里。如果记不住,你什么知识都学不会,你没法成为一个人。'很难。我哭了好久,但我还是学会了

a、b 和 c。"

这是她已故的父亲留给她的东西，她说。一个重大的补充，我想。   87

不知道为什么，我转换了话题。我对卡塔里娜提到，她曾跟我说过，医生不能理解她的疼痛，我问她第一次看医生是什么时候。她照字面意思理解了我的话，并没能让我将对话从她的思绪当中引开："我觉得是 5 岁的时候……我身上得了一种特别痒的病。所以我父亲带我去找了药剂师，然后我就好了。小时候，我只去过药房。写处方的真正的医生，是我后来才遇到的，是精神科医生。"

那个时候她跟我说的东西超出了我的理解范围，那是她经由痛苦而习得的一种象征秩序，一种人格，两者都不再具有任何价值（如她丢掉的书一样）。当她提起这些时，对药物的辨认则是另一种似乎可代表她与世界的疏离的写作。

"我前夫先带我去看了新汉堡的精神科医生——吉尔松医生，就是他帮助我，发现了我的病。但他对医生撒谎，说我有攻击性，说我打孩子。我气疯了，真的当着医生的面打了他。医生只是开了药。护士给我打了针。我总是有药要吃。他们说他们想治好我，但如果他们连具体是什么病都不知道又怎么能治好我呢？……如果我指望医生来描述我自己的感受，我就会永远动不了，因为他们不了解我会到那里的原因，不了解我的病因，不了解我痛的原因。他们什么都不了解。"

这时，一个在远处观察了我们一段时间的女人终于向我们走来。

"这是我的朋友莉莉，"卡塔里娜说，"她夜里说梦话。"

"是的，我是她的朋友。"莉莉回应道，直视着我的眼睛，脸上是大大的微笑，手里拿着一本《新约》。

在我开口问她什么之前，莉莉先问我："你知道'不要再凭着肉体的情欲生活'是什么意思吗？"

我对她的问题感到茫然，没有答上来。我停留在了她问题的表面，提到，据我所知，这是使徒保罗的一句话，我会深入查一查。我问莉莉她来自哪里，在这个地理和社会的流动性都非常小的世界，我逐渐学会了问这个问题。

"我来自卡诺阿斯（Canoas），但现在住在这里。我曾经是天主教徒，但现在我改信了神召会。我曾经离家出走跑去教堂。我丈夫打我。我在街上流浪了一段时间，但之后跟我儿子过。我儿子把我带到了这里。我媳妇要杀了我。我什么错事也没做。她叫他'爸比'，我告诉她我不喜欢她这么叫。然后她就想用一把菜刀杀了我。"

我又一次面对这样压缩过的叙述："疯子"所认为的他们人生中发生的事情。1997 年第一次见到卡塔里娜时我便听过相似的叙述，前一次来探访也听了伊拉奇的。在他们最初的一些话中，三个人都描述了被逐出家庭的经历，以及关系破裂，和危险的、如今也没了希望的回家的渴望所造成的痛苦。这些不是传递着意义寻求的疾病叙述（Kleinman 1988; Good 1994; Mattingly 1998）。这些也不是被德勒兹和加塔利看作对社会编码的反对或简单模仿的"精神分裂症的记录编码"，"从一天到另一天，每一天都不会给出一样的解释"（1983:15）。罗伯特·德斯贾莱斯（Robert Desjarlais）在波士顿收容所进行过记录，流浪者在世上的生存状态有一种显著标志，即"弥散的、不断从外部而来的注意力干扰"（1994:897），但卡塔里娜他们的叙述也不属此类。

时间久了，我开始意识到，维塔里许多所谓疯子的叙述并不是一直在变的。相反，这些叙述保持着一种令人印象深刻的稳定和脉络连贯（如我后来将在追溯卡塔里娜个人历史的过程中了解的），尽管照护者反复坚称，他们说的话是"胡言乱语"。我没有把这些压缩过的叙述作为"从世界撤离"（Desjarlais 1994:897）的某种证据，我开始将这些视作真相的片段——且让我称它们为生命编码——那些被遗弃者试图借由它们抓住真实。随着倾听的进行，我所面临的挑战是将这些叙述当作现实的证据，这些被遗弃者正是从这一现实被逐出，重新进入的努力也遭受挫败。从这个意义上说，这些片段为此时所表现出来的驱逐赋予了语言。而且，对被遗弃者自己来说，这些叙述是一个空间，命运在其中重新经过思考，渴望于其中重新被界定。[35]

想一想那个赤脚靠墙站着的上了年纪的黑人，以及他对这种社会性死亡的语言表述方式。我走过时，他一次次地叫我 senhor（大师），他眼神低

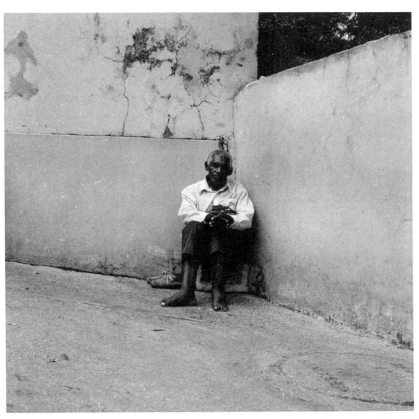

奥斯马尔，维塔，2001年

垂，乞求着："Senhor，拜托，你能不能，把你的妻子借给我，这样我就能带着她去见上帝了，上帝已经降临在阿雷格里港。"我知道他见过我和阿德里安娜在一起，但我对他想表达什么毫无头绪。

一天，我就这种神显去问他。

"上帝在公交站附近。"老人回答。

你怎么知道？

"我不知道。人家告诉我的。我还听广播说过。我听说有段时间了。是的，senhor，我只需要去那里见见上帝——如果你能把你的妻子借给我，我就能去见他了。"

为什么你想见上帝？

"见上帝好啊，见一见他，然后认识认识他。"

一阵沉默之后，我问他来自哪里。

"我现在在这儿了。"

你在这儿多久了？

"我的家人不想让我见上帝，他已经降临在公交站了。"

是你的家人把你留在这里的吗？

"我的家人不想让我见上帝。他们说我配不上任何人。我一文不值，我是个很糟糕的黑鬼。真的，他们就是这么说的。"

他们为什么把你留在这里？

"我不知道，我没对谁干过坏事。"

来维塔之前你是做什么的？

"我一直在一家大农场工作……把东西卖给市场。"

你现在多大年纪？

"我不知道，我没有出生证明。"

他记得他的名字："奥斯马尔·德·莫拉·米兰达"。奥斯马尔说，他一直是个单身汉，从童年到现在，他都对父母"一无所知"。后来，一名志愿者告诉我 Negão（"老黑"，他们在维塔是这么叫他的）实际上是被他的"老板"带来维塔的。

也就是说，现在奥斯马尔已经是个无用的仆人了，他的家人从来不存在；而上帝代表了高贵和自由（这是我的解读），这些是他作为一个非洲裔在巴西从来没接触过的。"他们把我带到这里来，这里没有工作可做，他们也不放我自由……Senhor，你能帮我打点、让我出去吗？"

我向他解释我没有能力办这样的事，但我问他如果他出去了，他要去哪里。

"就在街上，因为我没有住的地方。"

为什么在街上会比在这儿好呢？

"在街上没人支使我。"

卡塔里娜、奥斯马尔和他们的邻居所做的叙述表现出了能动性。这些支离破碎的信息给了有生命的前人类状态以语言，它们也充当了被遗弃者讲述他们经验的资源与途径。根据《牛津英语词典》的解释，形容词"ex"指的是"前任的，过时的"；介词"ex"在指涉物品时用以表达"没了"的意思；名词"ex"指"曾经占据某位置或某依语境而定的职位的人"，例如前夫或前妻。"Ex"也指"用一个叉来撤销或删除"，以及未知的事物。

91

2000年的8月和12月我都在维塔和卡塔里娜一起工作。我们通常一谈便是许多个小时，我也不断地采访她的邻居和照护者。在这段时间的探访和探访之间，卡塔里娜又完成了两本词典，尽管所有希望都已破灭，她仍有一种将内在生命赋予形式的能力，这越来越令我惊奇。"我渴望在场。"——这是我一次次听到她说的话。

如何在方法论上处理她对于所属归类的激烈对抗？最简单说来，对于我，这意味着把诊断搁置，找时间倾听，听任卡塔里娜来回讲述她的故事，将她的声音作为现已消失的生活世界的相关证据，并且，从头到尾，保持尊重与信任。

房子和动物

"即便这是一个悲剧？一个产生于生活的悲剧？"

当我第二天问卡塔里娜她故事的细节时，她说了这样的话。

"我全都记得。我前夫和我生活在一起，我们有孩子。我们像一个男人和一个女人那样生活在一起。一切都是该有的样子，我们跟邻居也处得不错。我在鞋厂工作，但他说我不需要工作。他在市政厅工作。以前他下班后去酒吧里打台球，经常会喝点酒。我一点都没反对。

"但是，有一天，我们愚蠢地吵了一架，因为他认为我应该对他的习惯有抱怨，但我没有。吵完什么结果都没有。之后他又找了一个借口跟我吵。最终，有一天，他跟我说，他有另一个女人了，他跟她住到一起了。她叫罗莎。

"我能做什么呢？安德森说，'妈妈，爸爸有别的女人了。你不做些什么吗？'我能做什么呢？'亚历山德拉和我必须拥有确定的未来，'他说，'如果这个女人要我爸爸，他就应该待在那边，因为一个男人不可能有两个家，两个家庭……他在这里只会制造没完没了的麻烦。'我一直在想怎么做……他想把自己分给我们两个人。"

我想起卡塔里娜的词典中那句"身体的分离"，在我看来，她的病状似乎就在于那场分离和重建其他社会联系的努力。[36] 在维塔，借由那些活着时的破碎，家庭仍是被记得的。她的联想持续盘旋于家庭变化的主题上，这是许多痛苦与混乱的原因。

"我母亲跟我们住在一起。我得照顾她。她不能走路了，她有风湿病，想治一治。我也有风湿病。在我小时候我父亲就有了另外的家庭，他留在了乡下。我父亲也想治病，他因为种烟草中毒了。我前夫想跟我父亲做一样的事情，但我拒绝了这种安排。所以婚姻就结束了。我最后一次怀孕期间，他把我一个人扔在了医院。他连孩子生没生出来都没看。我一下子又要当爹又要当妈。"

据卡塔里娜说，她前夫走了她父亲的老路。在婚姻中，她发现自己又一次处在一个父亲缺失的家庭。她父亲中毒了，为一家大公司工作，为另一个家庭工作。她母亲跟这对年轻夫妇住在一起，让她瘫痪的疾病也正在卡塔里娜的身上出现。马上要生最后一个孩子时，卡塔里娜被一个人丢在了医院，对于这个没人要的孩子，她既是父亲，又是母亲。所有这些背景都跟词典里的一个片段相呼应，在这段文字中，一个没有呼吸的孩子令母亲窒息：

> 早产
> 没按预计时间出生
> 不合时宜，不合情理
> 时间过去
> 婴儿的脸色变了
> 没有呼吸
> 让婴儿的母亲
> 也跟着窒息

对于正发生的一切，什么都没法解释。"不合时宜，不合情理"，她感觉不合时宜。随着我们的谈话继续深入，卡塔里娜又一次强调，她极其努力地想符合"正常"的标准，表现出这个世界上的女人该有的样子。她提到自己思想的封闭，好像在做白日梦似的；提到想要离开家的冲动，那时她被关起来了。家和医院相互替代，她已没有了孩子：

"我表现得像个女人。因为我是一个家庭主妇，我尽了自己的所有职责，像所有其他女人一样。我做饭，我洗衣。我前夫和他的家人因为我有时会离开家做其他事情而怀疑我。他们不同意我的想法。我前夫认为我脑子里装着一个噩梦。他想让我摆脱这个噩梦，让我成为一个正常人。他们要把我关在医院里。为了不去医院，我逃跑了。我躲起来，我跑得远远的。但警察和我前夫找到了我。他们抢走了我的孩子。"

94

你第一次离开家是什么时候？

"那是在新汉堡。我在凯萨拉（Caiçara）没有离开家，那是在乡下。人总有离开的渴望。那时的我还年轻。但怀着孕，还带着一个孩子，我不会离开……在我们最开始来到新汉堡的时候，我们在波拉科（Polaco）租了一个地方。我逃离家庭是因为……谁知道呢？因为……他工作结束后回家总是很晚……有一天他早下班了，跟姑娘们一起骑摩托车。我去了酒吧，点了一杯酒。我很有胆量，离开了那里。我在那个房子里感觉自己快窒息了。有时候他把我和儿子关起来，然后才去上班。我一直在想，'我还要被关多久？'我感到窒息。我还感觉到自己的腿在灼烧，一种疼痛，膝盖里面的疼痛，脚底下的疼痛。"

他因为你离开了家才找了别的女人？他为什么会找别的女人呢？

"不。"

一阵沉默之后，卡塔里娜回答了一个我未曾提出的问题："他也不是因为我的病离开我的……他没有为这个困扰。"然而，我震惊的是，她的这句话确认的恰是她试图否认的东西：她的生理状况在家庭内部所起的关键作用，这一点她既意识到了，也没有意识到。她之后补充说，嫉妒是她丈夫的基本意识状态。

"他嫉妒我。他曾说我是多么丑啊。他想让我待在轮椅上……这样他就能遂自己的意做所有事情。他找了别的女人是因为他想变成真正的大丈夫。有一天他回来对我说：'我不要你了。'我说，'对我来说更好，我要离婚。'从床、浴缸、桌子、家到城市都分了。我要离婚。离婚是我想的，是我自己先要求的。"

这个男人的男子气概建立在否定和替换她。而根据卡塔里娜所说，医生促成了新的家庭安排的具体化，使正在发生的事无法真正被反映出来。

"医生只听他的。我认为这是不对的。他们得听听病人怎么说。他们给我药。一个医生不应该轻蔑病人，因为这不公平。他只开处方，不看人。这个病人于是就走向了一条没有出口的路。在家里，开始有人叫我'疯女人'——'喂，疯女人，过来。'这是他们以前常说的。"

现实的精神病学氛围。

你似乎是在暗示，你的家庭、医生和药物治疗在把你变成"疯子"这 [95]
件事上起到了积极的作用，我说。

"我前夫没有往前迈步，而是让生活往后退。他带我去看的医生全都
是站在他那边的。我永远都不想再在新汉堡生活了。那是他的土地，他统
治着那片领土。在维塔这里，起码我可以向人传达些东西，告诉他们他们
是重要的人。我尝试着天真地相信每一个人。他起初把我安置在慈爱医院
（Caridade Hospital），然后是圣保罗医院——总共是七次。我回家时，他对
于我能回想起盘子是什么样的感到很惊奇。他以为我对盘子、锅和各种东
西都没概念了，只认得药。但我知道怎么使用这些物品。"

这是我对卡塔里娜叙述的解读方式：她的状况是一种新的家庭复杂现
状的结果，日常经济压力、政府医疗和药物实践，以及国家歧视性法律共
同赋予了其能动性。这些技术过程和道德行为牢牢抓住了她：她所经历的
这些犹如一架无法停下的机器，精神生活在其中倒退了。[37]

因为她日益严重的残疾，卡塔里娜全力适应了的所有社会角色——女
儿、姐妹、妻子、母亲、移居者、雇员和病人——连同它们所给予她的充
满不确定的稳定，都被取消了。从某种程度上说，这些文化实践作为某些
价值观念留在了她身上，调动她的记忆，调动她对婚姻和大家庭——这些
家人把她当成只对药物有意识的人从生活中删除了——的尖锐批评。然而
这种亲属网络、背叛和制度安排似乎对卡塔里娜有深刻的影响，使她只能
够通过童年世界当中的困境和确定性来象征目前的状况。如她所说的："当
我还是个孩子的时候，我曾经跟我的弟弟说，我有一种属于自己的力量，只
属于我自己。"

卡塔里娜继而说："我前夫的家人对我很恼火。我有良心，而他们的良
心是一种负担。"有趣的是，她在再现她前家人的行为时，她作为一个被删
除的人，描述的一些东西，令人觉得她自己不感到那是针对她的阴谋。

"有一天，尼娜——也就是我前夫的姐妹——和她的丈夫达瓦尼，来了
我家，我开始跟他们说自己的想法。他说，'卡塔里娜，我们已经把我们的
旧屋挂出来卖了。如果你愿意的话，我们可以直接互换地方，你就可以离
开这儿了。'"

96　　　　跟丈夫分开后留下的财产，此时也要被这些亲戚抢走了。这场交易，表面上是一次公平的交换，实际上，一个人的悲惨变成了其他人的好买卖。卡塔里娜的姑夫假装不了解这一交易的实质，卡塔里娜引他的话说：'我刚刚想到这个主意，尼娜和我之前都没讨论过。'他说。于是他们就要了我的房子，我则搬到了他们的房子里。我记得我带着小女儿，我们一起上了搬家的卡车。我的腿特别痛，特别痛……我觉得腿是那么重。我很紧张。"

在新房子里发生了什么事？

"我一个人去住的。安德森和亚历山德拉跟着他们的奶奶。她照顾他们，她能走路。起初安娜跟我，但塔玛拉留她的时间越来越久。她想为她准备生日聚会。他们过得比较宽裕。她就带走了我的小女儿，打扮她，跟她拍照片。而我自己待在那个房子里。"

后来呢？我继续推动着她去回忆。

"我的小屋被烧了。火是从邻居家小屋起的——她的电视机爆炸了。短路，然后全都烧起来了。离婚就是火。接着全烧光了。我在我弟弟那儿住了几个星期。一人家里住一周。阿德马尔看着我说，'我们自己在努力着……而这个女人现在躺在这儿。'我的弟弟想看到产出，他想让每个人都有所产出……于是他说，'我要卖了你。'"

我得让她停一下。我不明白，卡塔里娜。

这个时候开始，卡塔里娜的叙述就变得越来越难懂，并且在两边来回摆动，一边是把产出等同于她弟弟对她生育的要求（我以为这是幻觉），另一边是手足间的残酷促成的药物治疗。但是，卡塔里娜坚称，弟弟们尊重她，他们不是"前兄弟"："他们喜欢我，想让我待在那里。他们只是不表现出来，但他们是希望我们能在一起的。"我那时候以为，这种兄弟的形象是童年时期的家庭所留下的。在那个被留下来的空间里发生了什么？究竟是什么使那个空间被留了下来？

"在另一个弟弟家里时，我身体很不舒服。得了一场非常严重的流感——那个冬天特别冷。他们给我吃的药太多了，我什么也干不了，只能睡。对我来说白天黑夜都是一样的。我弟弟对我说，你得走。他说自己已经有四个孩子，而我只有三个，我本来有义务像我母亲一样生五六个孩子。

他没有意识到，他对我的要求正是对他自己的要求。他结过两次婚。第一个女人生儿子死了。怎么办？于是他又找了一个女人，现在生了三个孩子。

"和阿尔塔米尔一样，他也有一家汽车修理店。他手头一直不缺钱……但是，在这里，我没有钱。我们在这里靠捐赠活着。重要的不是钱和物，而是活下去。这非常重要——生命，以及给那些想要被生下来的人机会……我弟弟曾说，我们，也就是我和我丈夫，生的孩子太少了，性生活太少了。"

她的弟弟们对经济增长的要求和人们对亲属纽带的价值观的改变，相互纠缠在丢弃卡塔里娜的身体这一斗争之中。我想，为了让被丢弃在维塔这件事可堪忍受，卡塔里娜续上了已经断裂的手足纽带。渴望寻找丢失的东西。但卡塔里娜叙述中的男人，不论是兄弟、前夫，还是姑夫，似乎都超出了悲剧的模式。他们的行动是有其他的利益指引的：在卡塔里娜变得像她母亲一样不中用之前把她甩掉，占她的房子，找别的女人。事实上，卡塔里娜不会是这些男人需要的人。

"前夫离开我之后，又回家来找我，他说他需要我。他抱起我扔到床上说，'我现在想吃了你。'我告诉他，这是最后一次了……不过我并没有快感。我只感觉到渴望。倾诉的渴望，温柔地倾诉的渴望。"

被遗弃之后，卡塔里娜回忆性生活。没有爱，只是男性身体在自我享受。不再有社会联系，不再有能说话的人。她渴望从活人的世界中得到语言，渴望有人可以交谈。我提醒卡塔里娜，她曾告诉我，维塔最难挨的时候就是晚上，那个时候只剩下她和她心里的渴望。

她沉默了一会儿，表明了一点：在我们的谈话中，并不涉及勾引。

"我不是要求你给我一根手指。"

她的意思是，她不是在乞求性。

卡塔里娜看起来已经没什么精力了，尽管她自己说还不累。无论如何，她似乎已经把谈话带到了一个丰富的地方，我也觉得我不能再听下去了。没有反移情，没有性吸引，但我想，这些事情我也有点听够了。人类学学者不会丝毫不受影响。我答应她第二天回来再继续，并建议她再次开始写作。

但我的阻止并没有使她从最早的回忆中抽离出来，我惊讶于自己所听到的东西的力量——一个最简单的画面，却似乎成了整个心灵的缩影。

"我记得三岁时候发生的一件事。我跟我的弟弟阿尔塔米尔一起待在家里。我们很穷。住在农场的一栋小房子里。然后一头大动物闯进屋里——是一头黑狮子。这头动物在我身上摩擦。我跑去抱住了我弟弟。母亲去井边打水了。我就是从那时开始害怕的。害怕动物。母亲回来的时候，我告诉她发生了什么。但她说没什么可怕的，没有什么动物。别的什么也没说。"

这可能是乱伦、性侵、第一次精神病发作、关于父母遗弃的记忆，是阴影或想象的一个小把戏——我们永远不会知道了。

加斯东·巴什拉（Gaston Bachelard）写过，房子的形象"很可能会成为关于我们亲密存有的地形象征。由一个房子构成的形象主体会给人稳定的证据或错觉"（1994:xxxvi）。

在卡塔里娜这段最早的记忆中，没有什么在保护那个"我"。正是在维塔，她回忆起那头曾如此靠近"我"的动物。这个故事讲述的是她像一头动物一样被遗弃，也讲述了"动物"对人类生活所做的事。在最后这个意义上，动物不是对人类的否定，我想——这是生命的一种形式，卡塔里娜就是经由它产生情感，它也标志着卡塔里娜的独特。

我告诉卡塔里娜我该走了，她回答，"是你让我的时间有了刻度。"

"爱是被遗弃者的幻觉"

一个男人在水泥地上一边爬一边大喊："哦，魔鬼，吃屎吧！魔鬼，把这个面包塞进你的屁眼里！"

2000 年 8 月 5 日，疗养院的大多数人安静地靠墙坐着，吸收着这个上午冬日阳光的微弱温暖。一些人从这个骂骂咧咧的男人身边走过，带着他们仅有的财物，镇定地踱步穿过庭院。在我的心里，这个男人的喊叫为这个地方带来一个名字：地狱。他一直在叫喊着同样几句话。

他全天都在喊吗？

"这是受苦者的灵魂。"卡塔里娜回答我。

你相信灵魂吗？

"是的，"她说，"我相信灵魂，相信一个人可以把渴望传达给其他人……就像在教堂，牧师传播性张力。"卡塔里娜补充说，过去三天她都很安稳，她的牙痛有所缓解，她写东西"写个不停"。她开始写新的一册："我的词典，我的名字。"

卡塔里娜在第二页写："克洛维斯·伽马，卡塔里娜·戈梅斯，卡塔里娜·伽马。"

她再次告诉我，她和克洛维斯——那个我未及见到的护士——"在一起"了。在克洛维斯的名字后面，她先写了她在娘家的名字（她丈夫的姓是莫赖斯），然后用自己的名字加上了克洛维斯的姓，伽马（Gama）——对应的葡萄牙语 gamado 的意思是"非常受吸引"以及"性方面很主动"。卡塔里娜把离婚写进了自己的名字里，我想。她先认同自己跟死去的父亲姓，好像她无须属于任何男人，之后，她又想象自己是属于那个给她发药的护士的。

此时她的名字也有了开放性。在词典里，卡塔里娜（CATARINA）当中的"R"经常被一个她发明的有点像"K"的字母所替代（这也不属于葡萄牙语字母表）——卡塔基娜（CATAKINA）。她解释："如果我不开放字母，我的脑袋会爆炸的。"

　　这些名字之后是对"十诫"的准确罗列。然后，在一长串疾病名称后，她写下一句话，"风湿在神经里，在肌肉里，在肉里，在血里"，提到"mal de parto"（一种分娩的并发症）和"健忘症"。后面两页满是与钱相关的词汇："数百万分，雷亚尔，美元；巴西银行，信用合作社，储蓄账户。"后面是一长串专业称谓，开头是"医生和护士"。

　　在提到宗教、药品、金钱和身体之后，往后一页包含了对性愉悦的承认。她写性张力中对爱的发现：

　　性张力，愉悦，肏
　　我发现我爱你
　　每一吻，每个拥抱
　　我都感受到自己越来越渴望你

　　在他者的身上寻求爱，她最终落得残缺并徒有满溢的欲望。
　　在后面一段，卡塔里娜想要精子，混淆了这种物质与男人：

　　我渴望精子
　　粘稠的体液
　　现在我知道了你

　　爱，性，以及对这两者的幻想在卡塔里娜的文字中并不好分辨：

　　爱，肏，自慰
　　用手指做爱
　　两个人之间的爱即是潜力
　　对一个男人和一个女人
　　不要感到被轻蔑和抛弃

　　我想，没有了社会联系，在维塔，卡塔里娜只剩下性，好像它便是爱了。又或许，她是有意识地这样写：在爱中，在性中，一个人都是孤独的。这一段或许还可以这样解读：一段性关系已经呼之欲出。两个孤单受苦的人的灵魂和性张力在对爱的发现中相遇：一种用以对抗遗弃的能量或潜力（如她所说）。"除了以下事实以外，我们不知道什么是活着：身体是一种可给自己享受的东西。"（Lacan 1998:23）在爱中，在性中，在写作中，卡塔里娜接近了作为一个被留下来等死的事物的现实：

　　活着自慰，以及东西
　　生命中的东西
　　抚慰阴茎
　　做一个恢复的东西

　　如何做一个恢复的东西？卡塔里娜了解那种塑造了被人轻鄙的男人的恨意，知道当他释放代表了他自己的那根阴茎时，会对他者做什么。

　　没有上帝的男人，没有家庭的男人。被轻鄙的男人会受伤。

　　爱对卡塔里娜来说是一种重要的乐趣。她写道，爱的巨大效果，对她在维塔的"非存在"是一种悬置，它是一条步出和步回"遗弃"的路径。

　　感觉爱
　　孤独的爱
　　在孤寂中追逐欲望
　　爱是被遗弃者的幻觉

社会精神病

"闭嘴。我命令你闭嘴。"一名身着白色外套的志愿者走近那个在咒骂的男人，威胁要把他关起来。

地上的男人没有被唬住："哦，魔鬼，吃屎吧！魔鬼，把这个面包塞进你的屁眼里！"

志愿者转过身来，看见我正跟卡塔里娜说话，便向我们走来。是克洛维斯，那个护士。他说他听过很多关于我的事，他为这些聒噪道歉。"只有药物能让这个可怜东西闭嘴。我们得给他吃镇定剂。但他会吐出来。怎么办呢？"克洛维斯还为自己没有剃须而道了歉。"我实在没有时间。这里早上五点钟就要开始上班，一直到晚上九点，中间都不能休息。"

"克洛维斯给我发维生素。"卡塔里娜突然插进来说。

"是的，一旦到了要发药的时候，我就是配药的人……"这个54岁的男人补充说，"我也做注射，护理伤口，给老奶奶洗澡——这里所有的活儿都是我的。"克洛维斯说，他"出于善心"在这里工作快一年了，"我是不拿薪水的"。

他解释说，他是在阿雷格里港的几家大精神病医院当志愿者时，学会了这些护理技巧。克洛维斯用一种在我听来有点奇怪的方式把他的工作和卡塔里娜的工作联系了起来，他提到了曾经在圣保罗医院读过的一本"医药词典"，那本词典为他提供了"如今管理维塔药房的知识"。克洛维斯也是把卡塔里娜交托给他的第二册词典扔掉的人。

"但是我跟你说实话，"克洛维斯说，"我差不多一辈子都是个酒鬼。"

他青少年时期就开始喝酒了。15岁时，他离开了他母亲在阿雷格里港的家，成了一个流浪汉和移民工人。他简略地提到自己曾经在乌拉圭、巴拉圭和委内瑞拉生活过。他说，曾经有段时间他在里约热内卢有自己的家庭，但是他的独子在一场车祸中丧生了。

　　谈话间，克洛维斯透露，他实际上也曾是精神病治疗机构的住院病人，他在那些机构中学到了用药方法；90 年代初他也在维塔待过。"这一次，我自己回来了。圣保罗的社会工作者是我的朋友，她想帮我租一个地方，但我决定来这里。我自己的治疗结束了，我担心自己又会开始酗酒，然后回到街上去。酗酒很顽固——它是一种恶疾。"这个男人的历史比他自己可以讲的要多得多，我想。

　　像许多其他志愿者和维塔康复区的居民一样，克洛维斯把疗养院里垂死的人看作塑造他所希望成为的公民的重要材料："我能够看到这里的非人状况。这样我就可以让自己与环境联系起来，找回自我，忘记喝酒这回事。跟被遗弃者一起工作是人对自己的治疗。我还想到外面去多工作几年，这样我就可以退休，然后领社会保险金了。我们在这里是没有薪水的。"

　　地上的男人还是在大叫着魔鬼，于是克洛维斯坚持让我们移步去药房。他试图拿卡塔里娜说笑："她跟我打架。如果我不关注她，她就哭叫得像只猫一样。"卡塔里娜点点头，并说了一些我没能理解的话。

　　疗养院的小药房这时确实打理得不错。架子上的药更多了，多数是捐赠的（我之后核实发现，其中有许多都过期了），标签到处都是。桌子上，写着病人名字或者外号的小塑料杯里是不同剂量的药，是他们一天所需的。克洛维斯的服务需求量很大。许多康复区的人，以及许多维塔周边村子里的母亲和幼儿，都来敲药房的门，让他写处方或提供医疗建议。

　　"在我管理药房之前，许多人死在了这里。"克洛维斯称。

　　怎么会这样？

　　"开错药了。我猜测，大约三年前这里每个月都要死二十人左右。连警察都来调查了。正是在维塔管理改革的时候。"根据克洛维斯的说法，许多从前在药房做他这个职位的人"字都不认识，只是把药放到杯子里分给那些一穷二白的人。很多人都心脏衰竭"。

　　克洛维斯观察到，在新的管理机制下，维塔改变了。"疗养院的**被遗弃者**少了。我不应该这么说的，但是我想说：维塔现在更像是一桩生意了。仍然有一些泽·达斯·德罗格斯时期的人，但是他们正在慢慢死光。这里现在接收到的疗养院的人比以前少，新的入住者多数都是有养老金的老年妇女。

有些人甚至拿三份最低月工资。"

维塔如今有了一个秩序井然的分类体系，由社会工作者达尔瓦协调。"原先，"疗养院里的协调者奥斯卡解释道，"来这里的人都没有身份。我们不知道他们是谁家的孩子，或者是谁的父母……许多人是只身来的。现在至少他们得有身份证，分类体系让我们在不得已的时候可以联络病人的家人。"

我那天晚些时候跟奥斯瓦尔多上尉交流时，他对机构当前的运作方法说得比较直接："我们不再收受伤的人了……我们想在疗养院里达到一种无监禁的状态。我们不是医院。我们根本上提供的是康复服务，好让人回归社会并且工作。"

我请奥斯卡详细谈一谈这种政策改变的原因。他曾经信誓旦旦想改善疗养院的情况，但没人考虑他的意见，他已经厌倦了，因而勉强才说出自己的想法："今天管理这一机构的人关注的都是自己的个人利益。这是一场政治博弈。他们对这些人的社会福利不感兴趣。他们更关心的是维塔在外部世界中表现出来的样子。按现在的捐赠情况，疗养院的生活在伙食水平和治疗方面都应该要好得多。我已经厌倦了抗争……他们关注的是维塔在外面表现出的形象，而这里的现实完全不同。"

关于疗养院与其居住者的未来，他说，"上尉跟我传达的管理层的愿景是，等着这些人自己慢慢死掉，直到一个也不剩……或许几年内，跟你说过话的这些人就全都不在了。"我评论道，就仿佛这些全是他们自己造成的，别人对他们的苦难完全没有责任。奥斯卡做了个肯定的手势，"还能怎么样？这就是社会原因：这些人不产出，他们不投票。"

奥斯卡告诉我，站在我面前的已经是一个"支离破碎的男人"了，但他"会在主的协助下，让自己的生命继续向前"。他最近发现他是 HIV 阳性。"艾滋病不是我最怕的，"奥斯卡说，"我怕得要死的一件事是我的老婆和孩子也会被感染。他们什么坏事也没做，不像我，那些年注射了那么多毒品。但我也可能是在疗养院处理艾滋病病人的时候感染上的。我最终提起勇气告诉我老婆了，她也去做了测试。感谢上帝。她和孩子没有感染病毒。她说她不会离开我，会跟我一同面对。"

　　在维塔的社会工作者的帮助下，奥斯卡正在学习如何在当地的艾滋医疗世界找到正确的应对方法。一位传染病专家定期给他看诊，他也定期做CD4水平检测①。"医生说我身体是健康的，我还不需要鸡尾酒疗法，我会尽一切努力推迟使用鸡尾酒疗法。但多亏了政府，我们现在有希望了。"奥斯卡指的是巴西政府免费配发抗逆转录病毒药这件事。

　　然而，对于被遗弃者来说，药物方面的补助依然只停留在最低限度。一位医生兼慈善家仍在对维塔进行每周一次的探访，基本上是花一到两小时给康复区的居住者签残疾报告。疗养院中有些生病的人可以在附近公共卫生站获得及时治疗，但这取决于交通的便利程度和志愿者的善心。特殊治疗——比如针对癌症和糖尿病的——"就像买彩票"，阿伦卡尔解释道；他也是一名志愿者，跟几百个人一起每周在大学医院排队，从下午五点排到上午八点，只为等到一个用来预约看诊的号。"一般来说之后还要再等几个月才能看到医生。"他补充说。

　　在当地卫生站，机械开药已成惯例，持续的照护则根本不存在。如克洛维斯所说："精神病医生给我们开药。如果开的药不见效，我就调整剂量，用其他的组合来试。"换句话说，吸引卡塔里娜的这个男人同时充当着医生、药师、护士和照护者的角色。我好奇他另外还有什么角色。"这里有一大群精神病患者，"克洛维斯一边说，一边指着所有他分配好的精神病治疗药物，"氟哌啶醇、左美丙嗪、氯丙嗪、盐酸异丙嗪、比哌立登、地西泮、丙咪嗪。"在这种表述之下，精神病就是药物本身。

　　1995年第一次到维塔探访时，我不曾听到有人谈论"精神病人"。那个时候，被遗弃者完全没得到过具体诊断。卡塔里娜的自述暗示了，市场上到处都可以获得的精神病药物和全民公共卫生服务，使这些人在家庭和邻里圈子中，在维塔中，日益被扣上了"疯人"的帽子。

　　就我对上尉那天的话的理解，有关心理健康的论述同样适应了机构当前的管理优先次序："如我之前提过的，我们尽量不再收受伤的人进来，这

---

① 艾滋病病毒攻击的对象即CD4细胞，它的数量上升或下降可反映免疫系统的受损程度，也反映艾滋病治疗的效果。

106 样病人数或许会下降到零。但我们没法把已经进来的病人再扔回街上。这些依赖药物的人、精神病患者，妨碍了他们的家人，妨碍了经济，是羞耻，妨碍了社会。但归根结底，他们也不是我们的责任。有专门的机构提供这样的治疗。我们没有合适的人员配置。"

亲属关系、公共机构、精神病和药物治疗的奇异结合即便没有把人变成精神病，也给他们的经历安上了某种模式和含义，使其被看作精神病人，然后它重塑了主体间性（intersubjectivity），促进了遗弃，我很好奇这一过程是如何发生的。这就是我想用社会精神病这个词表达的意思。我不是说精神病是假的或者精神病药物没有给受困扰的人带来潜在好处。我只是认为，民族志可以帮助我们在这些多种多样的回路和针对归属、能动性和照护的斗争中，重新定位和思考精神病理学。由此，我们可以更清晰地理解具体例子——在这些例子中，某些生命被认作耽溺空想、不合时宜；更清晰地理解给予遭受困苦者及其亲属——就此而言更应该是健康专业人员和公职人员——另一次机会和某种可能性（而非排斥）所需的工作。如前所述，我尤其感兴趣的是评估药疗成为一种社会工具的过程，因为这一过程在卡塔里娜和维塔志愿者的叙述中都有出现：从当地卫生站的医生在治疗贫困工人时的用药和精神病机构整体的用药情况，到药品在家庭重塑其关系与价值观念中所起的作用，到个体的化学改造与主体性改造，到维塔为确保被遗弃者从现实中消失所做的剩余药品回收。

如奥斯卡所描述的："我最近给一位爷爷在慈爱精神病医院办理了住院。他在这里有六年了。我不知道他是哪里来的。我站在那看着他想：他最初是从哪里来的？他提到自己有一个家庭，他养牛。如果他说的全是真的呢？但是，他很有攻击性，我们把他送去了医院，他们几乎要了他的命。如果我回头看的话，我觉得他可能没有精神问题。他们给他喂了药。"

奥斯卡补充说，在公立精神病治疗机构，医生用药的确无差别，并且很多时候开药都只是试试看。用新药、新剂量和超量的镇定剂（表面是防止病人攻击他人）不断进行特异反应实验已经成了惯例，这创造了一群被动的病患，使这些通常基础设施薄弱的机构能更加容易地运作下去。在这种家107 庭和医疗的往来过程中，药品代替了缺失的社会联系。而且，药品使这种联系的丧失变得不可逆转，并正当化了对不被需要之人的弃置。

有人或许会提出，在他们的布局之下，精神病药物构成了真实和常态的语域，在身份的塑造中起了不可或缺的作用。从生物医学方面我们已经知道，卡塔里娜已无法再选择以她自己已知的方式去生活。用她自己的话说，她如今走上了"一条没有出口的路"。

克洛维斯离开去照顾一个伤者时，卡塔里娜对她的境况表达了一种异乎寻常的理解。"我不是药剂师，"她说，"我说不好哪种药能治病，我说不上来药的名字，但我知道疾病的名字……怎么说呢？"

说吧。

"我患的是一种时间之疾。"

我说，我不明白。

"时间是无法治愈的。"

时间之疾

　　后来，克洛维斯回来时，我把他拉到一边，问他对于卡塔里娜的情况怎么看。

　　"我在治疗她的牙痛，但她的真正问题出在神经系统，"他说，"我已经问过她几次了，但她始终没有告诉我她全部的人生经历。她非常困惑……她痛苦，想念自己的孩子。她说他们把孩子带走了，把她扔在了慈爱医院……他们或许跟孩子们说，'我们不能让妈妈待在家里，因为她疯了。'"克洛维斯提到我和卡塔里娜一起做的工作，并补充说，"我可能没有足够的时间听她的故事。"

　　他继续说："我不知道她的瘫痪原因。她似乎是中过风，腿上没力气，舌头也僵住了……但她真正的问题是抑郁。我现在在解决这个问题。"他压低声音解释道，卡塔里娜吃的"维生素"其实是抗抑郁的丙咪嗪。"早两片晚两片。她不再哭了。她之前一直要吵架，现在她平静多了。"他很快补充说，"这是医生开了处方的。"

　　为什么她要吵架？

　　"我得出的结论是，在这里，人们缺少情感；于是她会喜欢上每个对她稍有关注的人。她吃醋，不想让我对除她之外的任何人好。"

　　事情的真相是什么呢？

　　我们走近卡塔里娜时，克洛维斯又开起了她的玩笑："这个女人太疯狂，总是担心自己不够美，她都被宠坏了。你要是不按她的想法来，她就哭个不停。如果我不去把她从床上抱下来，她就待在房间里不出来。有几个老奶奶只愿意让我给她们洗澡。"

　　为什么他要告诉我这些？

　　卡塔里娜突然插进来说："他摸我们……然后假装什么都不懂。"

　　"但我没有对你不好吧。我在圣保罗医院给病人洗澡的时候，从没有虐待过什么人。"

好一番自辩的话。

到这个时候，我把卡塔里娜的话理解为："对家人、医生和世界来说，我都是精神错乱的。我被遗弃在维塔，所有我所维持的社会联系都在跟我一起慢慢死掉。"但是，如她所坚持的，这并不是她的主体性所仅存的东西：在维塔也有爱。哪里有爱，哪里就有"不停的、没有被写下的"（Lacan 1998:94）性关系。

此时我开始推敲这样的解释：因为卡塔里娜最终不能对生活说"我愿意"，所以，借由跟克洛维斯的关系——不论真假——她在宣称："我现在爱这个知道如何了解我的人，这个掌握着药的人。"在药疗化的被遗弃之中，她把自己的身体交予了那个男人。"为表诚意，"她在她的新词典里写道，"我要把我的爱献给耶稣、妇科医生、儿科医生、药剂师、按摩师、精神病医生和护士。"

"我什么都做，"克洛维斯又说，"洗澡，注射，包扎，什么都做。这里有许多人，你必须把伤口打开，把虫弄出来。"他做了一段描述，医疗在其中成了一种诡谲的技艺。

"我们有个院内病人左眼里有小动物。我想这是一种癌，便开始着手处理它。我需要把整个脓包挤掉。有一天，科布里哈，就是那个被绑在树上的女人，挣脱出来打了他的眼睛。血流得到处都是。噢，天哪，我们要清理掉。他没保护好，飞虫飞了进去。几天之后，我大约弄出了 12 只动物。我们没法用镊子把它们全都弄出来。所以我准备了一种药……我取了刷厕所的消毒剂，放了几勺在杯子里，加了血清和面粉，弄了一个药膏，敷在他眼睛上，然后包起来。第二天，当我揭下来的时候，你应该能看到，洞里面的多数动物都被胶住了；剩下的也出来了。这种药膏我又连续给他用了几天，然后在他的眼睛上放吗啡，清理掉，然后再放消毒剂。那些液体似乎已经进到他脑子里了……

"那天晚上，我祈祷上帝怜悯他，把他带走，别让他受苦了，或者最后治好他。第二天早上，当我打开伤口时，我不敢相信……我叫来了其他志愿者，来看看巴斯迪奥的眼睛。洞口弥合了。就好像他做了修复手术一样。

他还活着。"

　　克洛维斯想让我相信他，于是带我去见那个毁了容的人。"他不说话的。"他这样告诉我。

上帝、性和能动性

为什么人因为语言说我有罪？
悲伤的血肉
痛苦的肌肉
我不必为不属于自己的账单付钱
我不必为未曾犯下的罪受苦
一整天待在一个地方并不容易

那天下午我回去了。卡塔里娜又写了几页。她指控命运法则的同时，以一个新名字书写自己的权力，写被遗弃中的性，也写随着他者身体而来的某种盲目：

我是驾驶者
我说出魔法，我征服男人
克洛维斯·伽马
我们做我们所能做的
骨头里的快感
神经里的欲望
患风湿的女人
激烈的痉挛，秘密的痉挛
激烈的疼痛，痛在胸口
主的仆人
爱
我侍奉了一个男人，而非玩物
卡蒂基·伊科尼·伽马

被遗弃

填塞

闭拢的屄打开了

天使，假如你有肉体

靠近我

覆住我

我们祝酒，我想起爱，关系，一个拥抱，一个吻

白内障，结膜炎，眼药水

声音太吵

震碎了心，身体

让欲望贫瘠

天使害怕吵闹的声音

我说，卡塔里娜，今早你开始说起愉悦是如何传给他人的，说起了性张力。

但她没能让我拾起中止的谈话，反而说起了她在吃的药。我想，药物是她借以理解自身经验和描述心灵的器具。

"现在我吃一片胶囊，两小片维生素……我想是这样……这是因为我的嘴发炎了，也是为了增加体重，维持身体。"

你吃药的时候是什么感觉？

"维他命让我觉得饿。"

你心里的感觉呢？

"我整夜睡觉……在莉莉不吵醒我的时候。可怜的莉莉，她醒过来问我，'你知道上帝是谁吗？'"

上帝是谁？

"是许多的爱。"

接着卡塔里娜开始重复之前说过的东西，叙述开始变得越来越含糊、令人困惑。

"我和我前夫在一起时，上帝赐给了我三个孩子。我思考人类的许多部分……性是传递欲望的部分。我总是想让伴侣感觉舒服。在性爱中我的思想是不受限的。行动时，那个人会纾解我和他的压力。我了解这些。证据是，我的弟弟都很平静。他们会谈论他们的感受。我有一边头脑因为别人而变得不灵光……因为我前夫。他不识字。他不喜欢握笔，但我喜欢。我教我的孩子读书、写字，好去上学……但他不让。"

你说你有一边的头脑不灵光？

"是的，因为他。我们在一起的时候，有一面是我要忘记的。是智慧的一面，疾病的科学……如果我们不研究它，身体就会恶化。"

我回答说，卡塔里娜，这你之前告诉过我了。你还告诉我你把从小时候到现在得过的所有的病都写在词典里了。这种写作是你自己研究科学的方法吗？

"我认为，当一个人在家忍受疼痛的时候，他必须根据自己的感觉制药……好像卢定哈，她胃痛的时候，就不知道该怎么办。我于是告诉她，炒几个鸡蛋，然后涂在肚脐上。痛就消失了……那是生产的并发症（mal de parto）。你有没有注意到？在鸡蛋透亮的一面，你可以看到小母鸡的喙。许多次打鸡蛋的时候我想……再见……因为它没法孵出来了。"

这就是为什么人们要把滑蛋抹在肚脐上吗？这样这个人就不会继续生孩子了？

"是的。"她说。

为什么卢定哈不想再生孩子？

"不……其实她不能再生孩子了。一个人对上帝敲碎了鸡蛋。"

这些跟写疾病名称有什么关系？

"人会知道……说到贫血，就有氟哌啶醇（Haldol）。"

那健忘症呢？

"用百妥尼可（Biotônico）①，这样就可以不失去所有记忆。"

卡塔里娜提到了抹鸡蛋，这种家庭内的实践我猜是用来堕胎的；后面

① 百妥尼可（Biotônico）：此为音译，据称有强健骨骼和牙齿、改善肾功能、增高、治疗健忘等效果。

是精神病治疗药物氟哌啶醇（haloperidol，即 Haldol），它对应的不是她提到的身体疾病贫血。然后她提到了一种生命滋补药（Biotônico），这是一种我也有童年记忆的替代药，很多穷人仍买这种药来促进孩子头脑发育。卡塔里娜想要摆脱遗忘。她是现实中的一个洞，好像一种活的非记忆体，它通过不断提及使她被逐出家谱的事件而恢复，通过对性的精确和强烈的记忆而恢复。

114

"我小时候，曾在农场里做爱，跟塞尔吉奥和奥利。他们是兄弟，是我们的朋友。一个是我母亲的教子。我爱与他们调情。我那时 7 岁。最大的男孩 12 岁。我正要带南瓜回家，他们拦住了我……我面对着他们说，'我不会逃跑。'他们围住了我，担心我会逃走。我一直在往前走，在走出农场之前，我说，'如果你们要，就在这儿，现在。'……他说，'我要。'……然后我们就做了。"

卡塔里娜继续讲述着童年的性经验。

"我了解性，因为有次我们去了我阿姨利拉的农场。我的表亲们非常好奇，我们看到两头猪在交配。我们想看……那头猪，我不知道，引起了我们身上的欲望。这永远印在了我的脑子里。所以，在我跟塞尔吉奥和奥利做以前，我就已经有关于性的意识了。"

在这个农场动物唤起欲望的故事之后，卡塔里娜停了下来，说了一句话，这句话在我看来跟黑狮子趁她母亲不在时闯进屋来的故事有所映照："因为我母亲不在我身边所以我才做的。"假如，在那段最早的记忆中，动物的近似物引发的是恐惧，那么在这里，接近动物的举动中则似乎出现了某种人类能动性。

"第一次我没有流血。跟我丈夫的时候我才流血了。我们订婚之后做的。因为我确信我们要结婚了，所以我就把自己交给他了。我们做爱了。感觉很好。有时我觉得很快乐。我知道欲望和愉悦对一个人的生活、对他人的身体、另一个人的身体是很重要的……这些东西之后便进了心里，一个人可以做很多事——你知道吗？女人的月经是一个调节器……不是为了怀孕。如果一个人想要跟一个有调节器的人发生关系，对给予身体的人来说一定要有愉悦，不能只是写处方的人感到愉悦。"

处方药对卡塔里娜从拥有交流的世界中被驱逐起了中介作用（好像她对自己所说的语言一无所知），如今则是她用以讲述被毁坏过程的镜头。这是她最后仅有的："享受自己的乐趣"（se goza gozo），如她在新的一本册子上写的。"愉悦和欲望不能售卖，不能购买。但有选择。"她想要的只是一个"重启"的机会和一个人类的选择。这是卡塔里娜在她的爱情故事中确认的。

"我跟一个志愿来这里当保安的人约会过。他买了戒指、手链和洗发水，还有好多东西送给我。我们晚上见面，在卫生间做爱。但有人想拆散我们。薇拉开始说他也是她的男朋友。所以我就把戒指还了。他不要。我说，'我不会把它扔进垃圾桶的。'于是我把它收进了行李箱里。我们分手以后，他在这找了别的女人……但在我看来，我不是他的猎物。我没有被他降伏。这是我自己要的。我有欲望。我有欲望。现在我跟克洛维斯在一起了。"

卡塔里娜拒绝把自己描述成一个受害者。"克洛维斯和我在卫生间里做爱……在药房里做爱，"她吐露说，"这是个秘密，但保守得不太好。"对她来说，欲望和愉悦让人满足，"一种用以感受的礼物。"她说，做爱时，"我不会失去理智，我也不让我的伴侣失去理智。我如果觉得舒服，我也要让他觉得舒服"。用她自己的话说，她是"一个真实的女人"。

115

女性繁育者

繁育

润滑

无名繁育者

抚弄强烈的爱欲

和疯狂

医生繁育者

卡蒂基·伊科尼

护士，医生

隐私

值班护士

科学的堕落

吻，激情

湿

用嘴吻

干吻

吻在颈上

从零开始

总是来得及

从头来过

对我来说是该皈依了

这是救赎日

克洛维斯·伽马

卡蒂基

卡塔基娜·伽马

伊科尼·伽马

亚历山德拉·戈梅斯

安娜·G.

重建一个家

一个家庭

爱之灵

上帝之灵

灵在里面成了肉身

　　卡塔里娜所提到的在疗养院发生的持续的双方同意的性行为，让我深觉不安。我又一次问上尉维塔当中性方面的现实。他反复说，"这里没有这种情况，假如有的话，我们也有办法知道并且制止。"奥斯卡也否认了这种情况,但还留有怀疑的余地。"其实我们也不知道疗养院里晚上会发生什么。很容易有人溜进来……时不时我也听到传言,说我的志愿者在给女人洗澡时摸她们的阴部。但假如我没看到,我怎么能处罚谁呢？"而且奥斯卡承认,有一次有人抓到一个保安跟疗养院里一个女人发生关系,"但他现在已经不在这儿了"。

我也从萨萨口中听过这样的故事。她成天在疗养院里走个不停,来来回回地从门口走到她自己的房间,走到院子里,她常在院子里捡烟蒂吸。有一天,萨萨叫我给她拍照。她告诉我,几天前,她被拖进树林里强奸了,对方是疗养院里的志愿者,也是保安。

萨萨来自这个国家的东北部,在流落街头之前是个女佣。她不记得自己的年纪。她"走一段,搭一段便车"地来了维塔。一个卡车司机让她在维塔下了车。对维塔的生活,她说,"在这里,我什么也不做。这里没人做任何事。"

这里的人对你怎么样？

"不错……但是有时候他们要把我们绑在床上。他们下命令后我要是顶嘴,他们就会发怒。不过不只是我,这里几乎每个人都是。韦林哈也被绑了许多天。他们唯一不绑的是卡塔里娜。到吃饭的时候他们给我们松绑。他们很坏。我不知道他们在想什么,我只知道他们要绑我们。"

你的脸怎么了？我问。

"我用刀片划的。"

还有你的胳膊。你为什么要这么做？我知道用刀片自戕是一种策略,很多妓女会以此吓跑她们不想接的客人,也会通过给警察看她们可能感染了HIV病毒的血吓跑警察。

"我酒喝太多了,把酒和药片混在了一起。我划了腿,还有胳膊。我喜欢这样。我渴望这么做……每次我划了自己,我都想再多划一些。我感觉不到痛。我划得越多,我越想继续划下去。现在我已经停了一段时间了。我很疯狂的。"

萨萨后来告诉我,她被强奸的事不是特例,那个人对她做的事不受法律的管束。

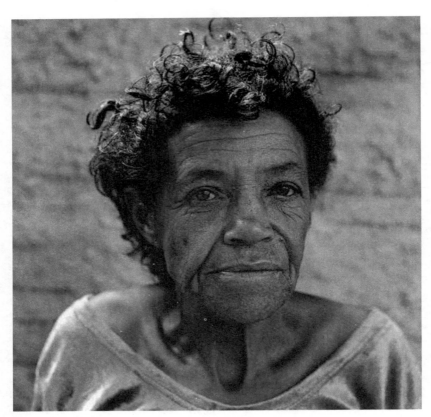

萨萨，维塔，2001年

"玛丽亚的丈夫若昂·佩德罗抓住了我，把我弄进了树林里。我不是第一个。他还抓去了这里另一个女人。他现在在坐牢，但不是因为他对我或对她做的事。是因为他强奸了一个坐轮椅的男人……这时人们才想杀了他。他躲进了村里的学校，但被人找到了，大家用镰刀砍了他的腿。"

在萨萨描述这种私刑的时候，她所描绘出的图景是：维塔的康复区是当地有组织的犯罪网络堂而皇之的延伸，是心理变态者的庇护所。

"村里的一些男人也效仿他。他们蒙着面。他们很危险。但警察来了，在他们杀了他之前抓走了他。警察以前来过这儿——他们来抓一个越狱的人，他就躲在这里。我已经在维塔看到很多毒品买卖了……就在这里，可卡因、大麻、快克可卡因……他们有，他们也带到这儿来……有个男人带可卡因来这里，然后闹得没边。奥斯卡把他赶出去了。你认识那个刚刚在门边跟我讲话的人吗？他说他是个心理变态，说他想来这里待上一段时间，看看能不能康复。"

我问了她那个跟每个人都提过的问题：为什么家人要把人扔在这里？

"他们把我们丢在这里等死，再也不会回来。"

在最新的笔记本上，在她的新名字——卡蒂基——的下面，卡塔里娜写了"身体的合法化"，那些"尸体状态和头脑受到检查"的身体，以及被忘掉而"没有失去对事物感觉"的人。

卡塔里娜被划归为疯子，被丢下等死，但仍声称有理解和欲望，她涵示了她的经历形成的环路，表明生命的潜能是永远无法耗尽的。我追踪了卡塔里娜故事中的许多关系，希望能够将她的境况和维塔，作为一个包含了诸多层层交叠的关系、有诸多决定因素、永远开放的复杂整体来理解。卡塔里娜的主体性于此是一个复杂的正在形成的人造产品，象征、社会和医疗，都在其中发挥作用，它阐释了当代巴西及其以外地区的生命、思想和伦理状况。

"你什么时候再来？"卡塔里娜问。

明天，但你为什么问呢？

"我喜欢回答你问的问题……你知道怎么问问题。很多人会写作，但是他们不知道如何抓住重点……而且你知道如何叙述。"

　　我感谢她的信任，并告诉她，为了进行叙述，我想试着找到她在圣保罗医院和慈爱医院——她说她在那接受过治疗——的医疗档案。卡塔里娜同意了。

　　"我想知道他们是怎么写我的。"

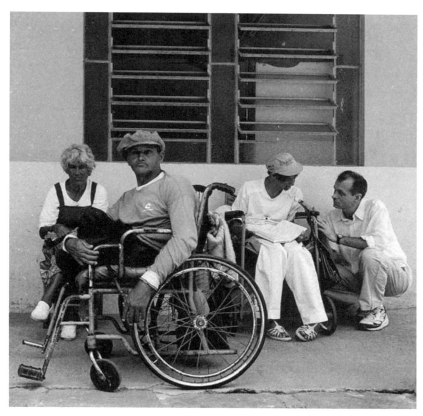

卢尔德斯、伊拉奇、卡塔里娜和若昂，维塔，2001年

第三部分

医疗档案

公立精神病院

是什么导致了卡塔里娜目前的境况？

许多次打电话给慈爱精神病医院无果后，我联系上了一位社会工作者，她人很好，愿意仔细地帮我寻找医疗档案。当我忧心忡忡地打电话回去时，她告诉我："卡塔里娜在这里和圣保罗精神病医院都有过几次住院记录。她有家族精神病史。她有个舅舅自杀了。"这被认为能够解释卡塔里娜的情况——有种疯狂流淌在她的血液里。

"更多的我就不能告诉你了。"她补充说。不能破坏规定。只有卡塔里娜自己提出申请，医院才会公开记录。

卡塔里娜很勇敢，跟我一起赶了很长一段路来到医院，要求医院给出一份她医疗记录的复印件。回到维塔的路上，她很安静。我问她为什么时，她承认道，"我刚才有点怕。"怕什么？"怕你把我丢在那里。"

卡塔里娜·戈梅斯·莫赖斯最初于 1988 年 4 月入住慈爱医院。记录上写道，她是达里奥·戈梅斯和伊尔达·戈梅斯的女儿，生于 1966 年 12 月 1 日，出生地是这个州的西北部小镇凯萨拉。已婚，配偶为尼尔松·莫赖斯，她被描述为家庭主妇，小学毕业。（事实上，我从她自己那里知道，她小学只上到四年级。）这对夫妇在新汉堡生活，这个城镇因为大规模的鞋厂而著名，如果说有麻烦的地方，就是鞋厂繁多错杂。

卡塔里娜 1989 年回到慈爱医院，1992 年 12 月又第三次入院（这次是新汉堡心理卫生服务处转过去的），1993 年 8 月短暂住院了一段时间。她最后一次入住慈爱医院是在 1994 年 3 月。

圣保罗医院是这个州最臭名昭著的全控机构，它成立于 1884 年，是这个国家历史第二悠久的精神病治疗机构。里面的行政人员甚至没有问我要身份证或卡塔里娜的同意书，就让我看了记录。她分别于 1992 年 3 月（由新汉堡服务处转诊）和 1995 年 1 月入住过那里。卡塔里娜病情的急转恶化多数发生于 1992 年到 1994 年，那段时间她生了第三个孩子，婚姻破裂。我们谈话中提及的所有人物、地点和事件都在档案中出现了。

我慢慢追踪卡塔里娜与这些机构的交集，它们似乎是某种模式的一部分。她遭受了为大众——城市中的贫困劳工——而准备的不当的心理卫生治疗。很明显，彻底程式化的地方精神病治疗没能对她的特殊性、她的社会处境——就此而言是她的生理疾病——做出解释：它们自己正陷于去机构化的斗争，这是实施替代性的心理卫生治疗法，以及增加新分类与治疗法的一个推力。

如一位曾在慈爱医院工作的精神病医师所说："实践中，公共卫生保健体系不会奢求去治疗单独的个体，精神病机构会让病人的情况变成长期性的。疾病开始变成人本身。在多数案例中，病人会获得一种她再也无法摆脱的'疯子'身份。"

两家精神病机构的医生给卡塔里娜做了不同的诊断：精神分裂症、产后精神病、心因性精神病、待分类精神病、情绪障碍，以及抑郁。我很好奇。如果卡塔里娜的精神状况总体上说仍是不确定的，她的诊断多年下来减到了情感障碍的程度（这表明了更大范围的精神病治疗趋势），那么为什么她最后还落到了在维塔那样一种极端状况——瘫痪，被归为严重精神病，失去了所有社会联系？在国家精神病治疗改革正当推行之时，这是如何发生的？

根据记录，对于卡塔里娜所经历的风湿病，不管是寻求医疗评估也好，治疗也好，没有人做过真正意义上的努力。为什么她始终坚称自己的瘫痪是后天的而不是遗传？有些人会称这种坚持为医学上的无知或对现实的抗拒；但对我来说，她的推论路径强调了时间在她身上施加的作用。

阅读档案报告时，我看到卡塔里娜词典里的能指符号对应到了生活现实。她在许多本词典里不断提到医疗机构和专家，疾病、诊断和用药——这些都跟工作、家庭生活、政治、她在维塔的广播里听到的广告、国歌和主祷文等内容，以及她反复提及的渴望与疼痛混在一起。作为人类学学者和她的对话者，我试着从中筛查，找到有意义的关联，以及她告诉我的支离破碎的故事与诗化的联想之间的对应关系。

　　但这只是我研究的一部分。我知道，假如我只安于阅读那些词典，听取卡塔里娜显然不连贯的回忆，那么这一切便很容易被具体化为一种精神病症状，并被忽略。她"其他的言说可能性"是如何"被消声"的？在卡塔里娜的医疗记录里，我发现了某种类似于罗玛·查特吉（Roma Chatterji）在她关于失智症患者的著作中提到的"档案自我"（file self）（1998）的东西。卡塔里娜的治疗笔记和与家人、健康专业人员的讨论使我得以追索到病人的声音，更重要的是，追索到关于其改变的叙事，还有当前难解困境的形成条件。

　　当我将各种亲属关系、医疗和制度的网络，以及促成了她被遗弃的种种实践厘清勘定之后，我发现了一个复杂的过渡区域，它位于精神病治疗的去机构化和它在一个"典型"家庭中的再机构化之间。卡塔里娜正赶上一个转型期，从而成了横跨这两个机制的主体。我对医生和公共卫生管理者的采访，捕捉到了主张私有化人士与倡导国家医疗全民化和去中心化人士共同持有的一种总体乐观态度。同时，卡塔里娜的精神病治疗记录显示了照护逐渐演变成配药的过程，也显示了她逐步放弃家庭、逐步被家庭抛弃的过程——后者在最后充当了精神病医生的角色。于是，这份起初关于社会遗弃的民族志，后来成了疯癫的民族志，此时又演变成转型期的民族志。持续的残酷现实在转型的时代最为醒目，但也正是在这段时期，构成生命与经验之形态的新材料和价值观念——不论好坏——经历了重塑。

　　在之后的章节中，我将把档案和民族志材料放置在一起，揭示社会与医疗两方面的工具性，它们不对卡塔里娜抱有任何希望，也不为她做任何长远打算。卡塔里娜被一种共同建立起来的常识所排斥，她日渐被一种有其自身力量的"致死"语言所包围，就这样，她和她说的话，都成了死去的客体。

作为典型病人的生活

1988 年 4 月 27 日进入慈爱医院时，卡塔里娜 21 岁。她因为持有有效的工作证，所以能够获得国家资助的治疗。带她去的人是若泽·安尼比奥·利马，他声称自己是"个体经营户"，是她的 compadre。compadre 这个词，字面上是指"共同担任孩子父亲的人"，通常指的是家中的一位密友；这个人多半是卡塔里娜两个孩子（一个是两岁的儿子，一个是四个月大的女儿）其中一个的教父。虽然卡塔里娜仍处在婚姻关系中，并且与丈夫一起住在新汉堡的城区，但入院记录里没有提到他。

在那个时候，任何人——家人甚至一个邻居——都可以尝试把某个个体送去住院。一位精神病医生告诉我："根据法律，你可以因为临床原因拒收病人，但对于有精神方面原因的病人你不能拒收。经常有人到精神卫生站说，'这个人根本没法应付了'，命令我们接收那个人，就这样把那个人留在了那里。多少次我们都接收了不该接收的病人！"[38]

卡塔里娜最初的住院经历反映了这种普遍的实践，也表明，她自己的家人在她精神病治疗之路的最初是缺席的。像所有其他精神病人一样，她必须将自己的财物和衣服留在入院办公室，以防她以这些东西自残或被抢劫。从那个时候起，她便需要服从机构的规定和时间安排。记录显示，她没有说话。她作为一个典型病人的生活开始了。[39]

应诊的医生记录了教父说的话："过去几周以来，病人在行为举止上有一些改变，两周前情况有所恶化。病人睡不好，说一些神秘兮兮的 / 跟宗教相关的话，不能照顾自己，也不能料理家务。她说当人们嘲弄或怀疑她时，上帝会给予她征兆；她获得了把自己的思想传递给别人的天赋。"医生写道，病人"没有临床病症，也没有精神病史"。他将她的精神病症状总结为"情绪调节失效、心理幻觉、妄想、思维播散（thought broadcasting）"。

考虑到她"情感的僵化"，几个跟我一起看了档案的精神病医生推测，卡塔里娜那段时间应该是处于产后精神病或者临床抑郁。然而，她的内心生活和社会存在似乎在治疗中没有受到任何关注，根据当时的精神病治疗办法，她立刻被诊断成了精神分裂症。

　　一位在慈爱医院工作的精神病医生解释道："作为医生，我们必须了解精神状况。很少有地方会做社会评估。一般而言，社会分析只用来核实病人是否会被遗弃在医院里。"当然，二者并不矛盾。她产生幻觉可能是基本的精神／生物学问题加上同时遭受的社会地位弱势的结果。但事实是，当卡塔里娜进入了公共精神病治疗机构的世界后，她的个人存在不是简单地没被考虑到——而是被当作了无意义的东西。不论她根据自己的不信任表达了什么，都被认为不客观、无目的、与现实不符，因而无人对其加以理会——未能对她的处境加以解释成了将她缚死在精神分裂这一诊断上的基础。

　　卡塔里娜被安排在 3B 单元，这是一个供慢性病女患者住的单元；医生给她开了最大剂量的组合药，力图让她镇定下来，控制她的攻击性，缓解所谓的精神病表现。医生开了治疗精神病的氟哌啶醇（Haldol）、有治疗精神病和镇定作用的左美丙嗪（Neozine，新舒神片）、安眠用的苯二氮硝基安定（Mogadon）和控制抗精神病药物副作用的比哌立登（Akineton，安克痉）。[①] 卡塔里娜进入了这个时代下精神病治疗充满不确定性但又十分有权力的现实，其诊断高度污名化，过度用药已成惯例。

　　达尼埃拉·尤斯图斯（Daniela Justus）医生曾在慈爱医院工作，她告诉我，这种诊断和后续的治疗是相当普遍的。"那个时候，每个进来的人都被当作精神分裂，诊断没有区分，全当作有攻击性的来治。今天被诊断为情绪失调的人，10 年或 15 年前非常有可能被精神分裂的诊断套死。这就是管理一个超负荷的单元的方法：开镇静剂，不做特殊区分。很可能的情况是，没有可用的锂盐，没有实验检测，没有办法做剂量调整，一切都按临床经验来，不断试验，不断犯错。"

128

───────────

① 作者在此处提到的是药品名称，然后括注了该药物商标名，有一些药在中文里名称与商标名相同，遂不另做翻译；卡塔里娜自己在提及这些药时一般使用的是商标名。

　　卡塔里娜住进慈爱医院的之后两个月里，一种相似的模式上演了，当时无关紧要的每周精神评估和每日护士报告记录下了这些。这两组报告存放的地方是分开的，仿佛它们毫不相关。精神病医生每周看一次病人，并且是在一个公共的地方，不在单元里就是在办公室，由护士陪同，门开着（病人被假定是有攻击性的，是对他们自己生命或他人生命的威胁）。据这位前慈爱医院医生回忆："这是一个有被迫害妄想症的机构。信任的纽带从没建立起来过。"剩余的时间，病人就被留给护理人员，镇静剂是一种把事情做下去的办法。简而言之，没有任何人试过了解卡塔里娜那些非说不可的话，没人对她的家庭生活做评估，也没有精神治疗跟进。

　　假如要说在这些报告中有某种形式的病人的能动性，那就是卡塔里娜拒绝吃药，并且她曾试图逃出这个围居区。矛盾的是，这些行动给她的诊断和命运赋予了真值（truth-value），成了她焦躁不安、有攻击性、用言语难以说服和精神病的标志。在她企图逃跑之后，卡塔里娜被用强制手段限制在了床上。

　　唯一有权接她出院的是她的丈夫，他最终的确把她带回了家。同一位前慈爱医院医生说："健康地离开医院，意思是安静地、镇定地回归家庭——并不一定是内心矛盾得到了解决。"

精神病治疗笔记：

4 月 28 日：谵妄地解释神秘内容和最近一次生产的历史。神志清醒。

5 月 3 日：精神情况恶化。

5 月 10 日：情况有改善，但神志混乱。

5 月 17 日：病人想出院。

5 月 24 日：有断续改善。

5 月 31 日：病人好多了，想出院。

6 月 6 日：病人状态好。激烈的阶段过去了。可以准许出院。

6 月 16 日：病人由其丈夫接出院。

护士笔记：

4 月 27 日：病人平静，睡眠良好。

4 月 28 日：病人平静，睡眠良好。

4 月 29 日：病人平静但头脑混乱。

4 月 30 日：病人平静但头脑混乱。

5 月 1 日：病人头脑混乱。

5 月 2 日：病人平静但头脑混乱，睡眠良好。

5 月 2 日：病人焦虑不安，拒绝服药，对其他病人和护士有攻击性，强制按到床上，服镇静剂。

5 月 3 日：病人焦虑不安，哭，想出院，用蛮力，有攻击性，语言难以说服，在男性帮助下将其绑到床上，镇定后松绑。主任命令给病人解除限制。病人平静但头脑混乱。

5 月 4 日：病人平静但头脑混乱。

5 月 6 日：病人拒绝吃药，言语有攻击性，语言难以说服。

接下来两周的报告也基本类似。到 5 月 25 日，卡塔里娜开始定期参加团体活动，但报告仍只写："病人平静，睡眠良好。"6 月的笔记提到一次咽喉感染和一次情绪焦虑，因为她不想见访客。最终，在 6 月 16 日，她丈夫尼尔松·莫赖斯接卡塔里娜出院了。每周看她一次的若昂·雷纳托（João Renato）医生在笔记上签了"同意"，放她出院，开了她在吃的药的后续疗程。这是那段时期典型的治疗精神分裂的方式。

矛盾的是，医生似乎意识到了卡塔里娜不是一例精神分裂症患者，至少不是典型患者，因为在出院同意书上，他暗示了一种不同的诊断假设："急性偏执反应。"但是，可以说，这一转变，与其说反映的是卡塔里娜的状况，不如说更多地揭示了当时精神病治疗的状况，这种在已经确定了的精神分裂诊断和情感障碍之间的犹豫是其明证。公立机构中这种有限的治疗资源也缩小了仔细考虑诊断的可能性。

民主化和享有健康的权利

巴西1988年的进步宪法宣称健康是每个人的权利，为民众提供这一权利是国家的职责。接下来的几年，国家就如何在国家经济和国家制度重组过程中保障这一权利进行了辩论并做出努力。20世纪90年代初，健康援助通过全民卫生保健体系（联合健康体系，SUS）被下放到了市一级。新的初级健康护理政策旨在为家庭和社区赋权，联邦、州、市政府建立了新的合作关系。但初级护理的日常现实总体上所具有的突出特点是：物质条件不相宜，人力资源不合格，特殊护理需求高涨但得不到满足——更不必说地方社区健康理事会的官僚化和私人卫生保健计划在中产与上层阶级的大量出现（Biehl 1995; Bosi 1994）。

南里奥格兰德州率先对精神病患者进行去机构化管理，创建了一个综合心理卫生保健服务网络，其标语是"对关爱说是，对排斥说不"。[40] 心理卫生保健体制在1988年开始转变方向，这正是卡塔里娜进入这一体制的那一年。由一名工人党议员提案的该州的精神病治疗改革法在1992年获得通过。除了立法逐步关闭精神病治疗机构，并在市一级创建替代服务网络外，法律还保护那些遭受精神痛苦者的公民权利，尤其是与强制住院相关的权利。[41] 一部与之相似、自1989年便在国家众议院内被反复审议的法规，最
终在1999年1月获得了参议院通过。与这些重大的关于人权和健康方面的公民权实践的事业相伴随的是另外两方面的发展：由于国家经济与政治的转型，公共卫生资金被缩减；因为"一揽子基础药品"计划的实施——一系列基础药品被免费分发给迅速去中心化的全民卫生保健体系的用户——新的生物化学心理卫生治疗变得普遍可得。

除了跟曾经在慈爱医院和圣保罗医院工作的精神病医生交谈，跟他们一起查看卡塔里娜的记录，我还访问了南里奥格兰德州和阿雷格里港市（由工人党执政）的心理卫生项目的协调者，以及全国最主要的心理卫生活动团

体"高桥论坛"(Fórum Gaúcho)的领导者们。在追踪这种心理卫生改革的各种制度关联的同时，我也探究了地方性的替代服务，同心理卫生工作者进行了交谈（精神病医生、社会工作者、护士），尤其是在新汉堡，卡塔里娜一度在那里接受过治疗。

卡塔里娜的档案既包含了一段精神病治疗史，也是这个国家社会变迁的历史（见 Freire Costa 1976; Tenorio 2002; Almeida-Filho 1998）。这些档案见证了新自由主义对所谓的全民卫生保健体系的挫败，见证了地方努力为"受精神疾病折磨的公民"提供综合护理之时全球精神病治疗法的确立，见证了家庭中的法则被改写时贫困城市家庭对这些发展的运用（见 Duarte 1986）。当我调查这些心理卫生政策，以及医院之外的援助形式中发生的改变时，我发现，新兴的社会控制形式也带来了主体性的变化。在这些网络、相互作用和流动中，一个卡塔里娜的分身出现了——一个典型的、没有姓名的精神病患者——依附在她的话语和皮肤之下。[42]接下来我将对这一段历史以及其中涉及的政治理念做一些描述。

在 20 世纪 70 年代末，巴西心理卫生工作者开始就精神分裂症的定义和治疗发起政治动员。受到佛朗哥·巴萨利亚(Franco Basaglia，于意大利的里雅斯特)所领导的反精神病学运动和博德诊所(La Borde，于法国)的拉康派机构性精神疗法项目的启发，这些巴西的专业人士联合了各种民主、贸易联合会和社会主义倾向的政治团体，开始组织反收容所斗争(luta anti-manicomial)。他们猛烈地批评精神病学对军事镇压的支持，以及它作为"秩序科学"(the science of order)的政治角色。

如心理学家和高桥论坛的协调者雅内特·里贝罗(Janete Ribeiro)向我描述的："疯癫的历史并非与人类争取自由的历史毫不相关。我们开始运动时，正处于军事独裁之下，我们要争取各种可能的自由形式，其中之一就是将收容所里的人救出来。医院曾被用来监禁疯子和那些被视作革命者的人，因为他们是公共秩序混乱的源头。参与反收容所斗争不只是一种技术上的决定和一种对健康的关切，它是有政治动因的。怀抱政治意识的人开始与这种排斥做斗争。"

高桥论坛由病人、家庭成员和健康专业人士构成。里贝罗为其跨学科、

132

立足社区和民主等特点而骄傲："我们每个人都有平等的决定权。论坛支持
在社区参与和国家内的决策制定上都采取社会代议。多年来，我们已经能
够影响区域政策，并帮助推动了全国性的反疗养院运动。"

　　在这种活动理念下，作为巴西大众缺乏基本公民权缩影的"疯人"
(louco)，其社会医疗角色被视作有潜能的革命者："疯子被剥夺了铭刻于城
市空间的可能，铭刻于权利世界的可能，铭刻于公民权实践的可能。"（Am-
arante 1996:16）这一时期，一部始自 1934 年的心理卫生救助法仍在使用，
它规定了任何人都可以在违背自身意愿的情况下被送进医院。到 1992 年，
据报道，巴西有超过 50 万"没有姓名的、沉默的精神病住院病人"（*Jornal
NH* 1992a; 参见 Russo and Silva Filho 1993）。精神病治疗改革运动所倡导
的是废除精神病医院，以立基家庭和社区的治疗为替代，为精神病患者去
医疗化和去污名化，寻找病状的社会经济根源，为精神病人寻求社会重建，
使其重新成为"完全的公民"。

　　1988 年的后军事宪法为运动的诉求提供了法律语言：全民获得心理卫
生保健，综合公共健康干预，政治和管理决策去中心化，卫生保健计划分层
化（城市、州、全国），决策制定立足社区。这一运动跟南科恩地区（Southern
Cone）的其他民主倡议相联系，鲁本·费罗（Rubem Ferro）的工作就是一
例，他是一位阿根廷精神病医生，在南里奥格兰德州协助对当地心理卫生
服务进行概念化。"心理卫生不是精神病医生或者精神病患者的问题，"他
提出，"它是整个社区的问题。"费罗强调，精神病患者公民权的恢复是"民
主化计划的起始点"（引自 Moraes 2000）。

　　里贝罗是以阿雷格里港为基地的活动者，我问她，心理卫生工作者的
奋斗目标是如何从争取言论自由，变为将健康作为最重要的政治权利来争
取的？这是一种逼迫新自由主义政府承担社会责任的方法吗？

　　"新宪法宣称健康是一种公共益品（public good），"她回答道，"这是全
体公民的权利，是国家的责任——它假定国家就是有义务促进健康和生命
品质的一方。我们斗争的背景是所有形式的排斥，健康是团结人们的一个
关键。人总是愿意支持所有关于健康的活动。我们将健康作为政治联合的
工具，作为给政府施压、让其保障社会包容的工具。我们做的是正确的选

择。健康政治是政府内少有的几个存在某种形式社会代议的领域之一。"

按照里贝罗的叙述，人民的代表，正通过被选举出来的政府和立法工具进行操作，迫使国家履行其生命政治义务。为了构想一个可以得到实际支持的心理卫生的形式，运动必须构建某个主体，以及一个群体和一种意志。如我们将要看到的，伴随着新技术和制度安排出现的其他关于健康的概念与实践，以及主体性，最终会破坏这些理想的基础，在此过程中，意外的"空间-时代"（space-times）将会出现。根据吉尔·德勒兹的观点，空间-时代是自然发生的、转瞬即逝的机遇的窗口，会在支配性的知识／权力形式成形时出现。就像那些"不能由导致它的情景或它所导向的状况所解释的"事件，空间-时代"只出现于某一刻，重要的就是那一刻，那是我们必须抓住的机会"。德勒兹强调，在少数群体抓住空间-时代，抵抗控制的时候，空间-时代具有一种"真正的叛逆性"和创造性（Deleuze 1995:176）。在我针对当地心理卫生过渡期的民族志工作中，我看到人们——尤其是健康专业人士和家人们——是如何把新出现的空间-时代更少地当作一种替代性的"成为"（becoming）手段，而更多地当成一种战略机会——借此巩固原本只是暂时性的日常统治形式（这事实上使旧的和新的知识／权力模式都改变了走向）。

一种新的心理卫生观念正在形成：**去生物化的病理学和社会化的痛苦**。里贝罗说："人们在变得更贫困，而我们知道所有形式的社会和经济排斥都会加剧精神上的痛苦。"在政府创造了差别性的获取公共健康和福利的新途径时，心理卫生改革运动已然明白，市场才是长久的决定因素，并提出公民应将自己视作可能罹患精神疾病的人，承担起改革国家照护体制的任务。

"那个时候，我们已经有一种对疾病和健康的医疗观念，由于政策是根据具体疾病制定的，患者在哪种病情更有地位的问题上就有争论。所以我们创造了这种**受精神疾病困扰的公民**的概念，它涵盖了所有认为自己正在遭受精神疾病折磨的人……不管是精神分裂、神经症，还是酒精成瘾……都能够有尊严地得到治疗，不会被贴疾病标签。"

改革运动挑战了监禁的做法，强调了民主的、合法的新体系，建立了让公民们可以主张自己权利的渠道。里贝罗称："精神病医院不应该是任何人的家。运动开始跟公共部合作。它促成的结果是，精神病住院如今有了严格的标准。所有的精神病住院案例都需要在 24 小时内与公共部沟通。公共部有一个团队负责去医院核实病人是否自愿住院。他们也会打电话联系我们去帮助确认一些有疑问的案例。"因此，精神病治疗体系已经不再人满为患了；"它如今能够定义它所面向的公众究竟是哪些人"。在新的法定执行办法中，家庭成了更有形的角色，而国家对公民承担起更多的义务，也无意间造成了服务的筛选分类，之后我们会看到。

改革运动努力使心理卫生获得综合性的关注，这一努力在地方的落实主要借助新型的门诊服务（这是巴萨利亚所称的"紧急福利"的一部分；见 Scheper-Hughes and Lovell 1987），以及社会心理关注中心（Centers for Psychosocial Attention，CAPS）的设立。门诊服务旨在接收和治疗去机构化过程中出院的病人和那些原先可能要去住院的病人。人们的期待需要改变，里贝罗观察："在人们的想法里，治疗即意味着住院。我们必须改变这种想法。现在人们可以在门诊诊所治疗，在家里跟进病情。"精神病入院治疗将被限定在那些门诊护理和家庭管束都无法处理的极端案例上。

1992 年 1 月 29 日的一条联邦法令把社会心理关注中心提供的跨科室社会心理治疗列入了规范，并允许市一级机构在这一治疗上获取联邦资助（参见 Goldberg 1994:99–141, 151）。在社会心理关注中心，人们的关注点不在精神病的真实性质和最佳治疗办法这些问题上，而在于个体是如何在文化上被认定为精神病患者的。在治疗行为的选择上，其指导策略应以恢复人面对其环境时暂时丧失的正常机能为目标。这种治疗干预的最主要部分包括帮助人恢复到像一个道德主体一样去行动（Goldberg 1994:12）。

在治疗病人的过程中，社会心理关注中心的专业人员（心理专家、精神病医生、社会工作者、护士、营养师、职业理疗师）既考虑造成精神痛苦的社会经济和心理动力学原因，也考虑亲属关系。他们提供不同类型的疗法，以使病人独特的经历得以呈现并被照顾到。几种理论语言同时展开：病人被当作公民，被当作无意识的主体，同时也被当作可以通过神经化学来调节的个体。医疗知识的实证主义基础被学科反身性和"道德的首要地位"

所替代。如精神分析师茹兰迪尔·弗莱雷·科斯塔(Jurandir Freire Costa)所写:"不把病人和照护专业人员所属的社区／传统的伦理理想形态引到讨论的中心来,也就无从讨论精神病行为和主体性。没有对这些常规理想形态的明确认知,我们连精神病行为是什么都无法了解。"(引自 Goldberg 1994:16)

把病人当作一个社会角色的过程将通过一个家庭契约去促成,在其中,家庭成员要承担起家庭照护的责任。"原先,家庭把自己从治疗中完全排除,国家为治疗对象做各种决定,包括生与死。但今天,在这种新的心理卫生关注形态下,我们开始跟家人对话。我们让家庭投入照护的工作——至少一个人必须跟进治疗——也把家庭纳入治疗当中。于是,经由这个患病者,我们也开始给剩余的家庭成员提供各种治疗。"里贝罗说。

精神病患者反复发作的病情使得建立稳定参照变得不可实现。如杰罗·戈德堡(Jairo Goldberg)所注意到的,这个问题在心理卫生服务历来的结构方式中只是变得更加严重:"连续转诊到不同地方或不治疗最终将导致症状演变成永久性的。"(1994:113)社会心理关注中心的服务于是被当成一种替代性形式,提供倾听和解释,以及时间感和公民权。[43]他们鼓励小组治疗,帮助提供读写教育和作业治疗。这些服务的操作伴随着持续的关注:他们会继续跟脱离小组的病人联系,重新建立规律治疗。几种基于社会心理关注中心的原则和治疗策略的模范服务在地方和全国心理卫生政治中取得了令人瞩目的成就;它们被描述为集体创造,暗示着一种事实上鲜少存在的社区参与程度。在南里奥格兰德州,两个城市被树立为这种形式的社会心理复健的模范:圣洛伦索和新汉堡——根据医疗记录,卡塔里娜曾接受过这种服务。

这种新的心理卫生实践在巴西第十届全国健康大会中被作为一种模范树立起来。这一年度大会设立于 1986 年,它将公民社会的代表们聚集在一起,为公共政策制定指导方针(例如,1988 年宪法中提出的全民卫生保健就要归功于它)。有趣的是,第十届大会进一步政治化了以社会心理途径处理心理卫生的同时,也强调了主体性在治理当中的位置:

在为罹患精神疾病的患者提供综合性健康援助时，应以家庭与社区参与为优先。精神病治疗和以医院为中心的模式应被如下办法所取代：由地方健康单位、社会心理照护中心、过渡性病患收容点和门诊诊所提供治疗，必要的时候可在综合性医院短期住院。禁止建造和扩建精神病医院，禁止强制住院……**所有政府部门都应立基于完全保障公民权和帮助罹患精神疾病的患者恢复主体性，制订计划，保证提供人道的、道德的和有助康复的援助**……这些计划应确保提供必要的人力和物资，以满足当地人口在流行病、文化和社会特点等方面的需求，并送交当地健康理事会考量和批准……健康理事会应筹组精神病治疗改革委员会，后者应要求地方政府开展心理卫生项目，此类项目应与这种综合性的照护结合，并在实施中将其跟进到底。（Décima Conferência Nacional de Saúde—SUS 1996；着重为笔者所加）

这一公告表明了心理卫生改革运动是如何在巴西新自由主义窘境中变质的，变成了新上任的政治行动者的高度官僚化的道德委员会。他们意在代表心理卫生服务使用者团体、理想化家庭和社区，这在他们看来是一种"能够复制市场和国家"（里贝罗如是说）的社会。在此，道德必定关注日渐稀少的健康资源的分配。即使贫乏的资金只够达成模范服务，这一理论同样要运作下去，这至少可以凸显一种更平等主义的公民权形式，因而为人们呈现一种替代性的政府管理形式——具体说来，即工人党的管理，该党一直在引导精神病治疗改革。在这一动力学中，关键的政治角力涉及立法——保证要求社会包容的新机制在（新选举之后的）政治中断中仍然有效。

于是，这些理想与政策构成了卡塔里娜被从现实驱逐进维塔的背景，在维塔中，她的问题仍未得到解决。从这一角度来说，这种民主理念和实践仍只是一种苍白的构造，属于把卡塔里娜推向维塔这一终点的分流过程的一部分。

这一公告同时强调了创造一个与那些公民权的外部实践共存的内部空间的社会需求。它采用了福柯或德勒兹式的语言，把主体性问题作为一种反治理的问题引入：政府的所有部门都应影响个体与团体将自己构建为主体的方式，如此，才可能避免公民得到已确立的知识形式或占主导的权力形式。

但通过追索卡塔里娜词句的现实对应，我开始意识到，主体性既不能被简化为一个人对自己的意识，也不必然是一种与权力的对峙。它更像是一种持续的实验过程——内心、家庭、医疗和政治实验——所采用的材料和手段。主体性总是社会性的，它涵盖了所有因人而形成、在人身上发现或来自人的认同。尽管认同形成的机制很难探查，但这一主体性实验的过程正是道德经济和注定不可被分析的个人轨迹的构造。我在此思考的是一种扩散式的政府管理形式，它通过道德景观的重塑以及对人类主体的内部改造而发生。我用尽量长的时间，尽我所能地接近卡塔里娜表达渴望、疼痛和知识的努力，由此，我开始看到独特性和情感诉求，以及它所承载的可能性。当她对自我和世界的认知被认作不现实时，卡塔里娜在思考和写作中找到了一种忍受原本不可忍受之物的方式。因此，主体性也包含创造性，即一个主体是有可能采取一种关于世界的独特的象征关系来理解活着的经验的。

经济变化与精神痛苦

在许多方面，心理卫生改革运动的诉求和策略跟新自由政府在公共卫生当中的举措相互交缠并推动了后者的出台：疯子确实被从拥挤不堪和低效的精神治疗机构中赶出来了，用于开展替代性服务的资金却没有新增多少，照顾病人的责任被留给了实际根本不存在的社区。里贝罗回忆道："政府把我们所说的'去机构化'变成了去医院化（dehospitalization）。对他们来说，这非常简单——他们说，'嘿，有个运动要求我们把人从精神病医院放出来，那我们就干吧。'然后他们实行了大规模的去医院化。政府利用了运动，因为立法还没有到位，也没有资源能帮这些被放出来的病人重新融入社会。社区里面没有接收他们的组织，替代性的医疗网络也还没有到位。"

如圣保罗这样的公立医院释放了几千名长期住院的病人，并开始收紧入院政策。在 20 世纪 90 年代初，该医院的住院人数从 5000 人下降到了 1000 人以下。该州最大的报纸刊出的一篇报道（*Zero Hora* 1991）称："连家人都不愿照顾精神病患者。"尽管精神病治疗改革法已经获得通过，但"服务少有推出。一些精神病患者被送回家庭和社区，但许多已经没有家人，只得在街上流浪，被就此遗弃"。"许多人死了"，圣保罗医院的前院长埃利亚斯·阿赞布雅（Elias Azambuja）说。但死亡的不只是那些在街上流浪的人。里贝罗解释，"国家不再在这些机构的基础设施上投钱。没有用来维持下去的资金，死亡人数达到顶峰，可能是虐待的结果，也可能是因为没人照顾。"[44]

此时城市街道上的精神病患者比以往所有时期都多，他们与其他被这个国家不公的、排斥性的社会项目落下的人毫无差别地混在了一起。正是在这样的背景下，维塔开始以此前描述的"老人住屋"的形式被复制。实际上，这些都是"家庭生意"或"赚钱机器"，阿雷格里港公共卫生监控机构的负责人马塞洛·戈多伊（Marcelo Godoy）如此描述它们。年老的、残疾的和有精神疾病的人被一起扔到这些住屋里，因为家庭成员已经无法轻易将亲属遗弃在医院里了，这些地方就成了替代选择。戈多伊发现，"许多不得不照顾自己亲属的家庭干脆在车库里或者后院的屋子里添置几张床，在最凑合的条件下，开始靠提供照护赚钱。"

家人还学会了利用当地心理卫生单位为自己的亲属获取残疾人证明，老人住屋的协调者一旦负责起被遗弃的人，就将这些证明转化为抚恤金。"我们听说了好几个案例，家人直接连人带抚恤金卡交给了机构，然后再也不出现。"

1997年左右，工人党治下的市级政府管理机构开始对这些住屋进行公共卫生检查。在该州人权委员会的帮助下，戈多伊和他的团队揭露并突袭了一些这样的新兴商业单位。据他们估计，在超过200家老人住屋中，有大约20%到30%的人是"精神病患者"。他们关停了少数几家住屋，但其他家又把自己重新包装成健康机构，以最低标准落实着这个城市的卫生要求。许多其他住屋开始变换地址——根据城市检查的结果，从一个地点搬到另一个地点。其他在临近城镇重开的住屋则仍无此类限制。如维塔这样的机构则选择被官方归类为用于社会复健的慈善场所，这一类别不需要接受城市行政部门的检查。

"被家人和政策忽视是常态。"卫生专家雅齐·奥利韦拉说，她从1997年开始密切观察城市老年单位的工作。"即便我们和人权委员会公开了这些状况，我们依然无法解决关键问题：法律和道德。这是一场十分孤独的战斗，很少有人关注这种状况。"公众和国家机构没有解决这个问题的需要，她悲哀地评论道。"对他们来说，必要的是另一件事情：为这些无用的人找一个托管的地方。"总体上说，这些"家庭生意"表明，亲属纽带正在经历彻底的崩解，倡导社会包容的政策实际上十分脆弱。"用意是好的，但它们所能达成的也只是计划。它们主要暴露了一种普遍的贫瘠——财力匮乏，这是毫无疑问的——但总体上，是人类价值的贫乏。"

整个20世纪90年代，心理卫生改革运动都在跟政府在社会项目上的财政紧缩和削减做斗争，这种紧缩不断危害着公民权和作为普遍权利的健康权在话语上获得的关注。落实替代性的心理卫生援助网络被证明困难重重（如社会心理关注中心），倡导总遭遇诸多当地阻力，也缺乏资源。作为一项权宜举措，内陆腹地的救护车队开始源源不断地将精神病患者运送到数量日益减少、设施日益破败的大城市中心的精神病医院——医生将之称为"救护车疗法"。

如慈爱这样的私立医院因为政府资源匮乏而遭受了重创。尽管如今它是阿雷格里港唯一一家能够立刻办理住院的机构，但慈爱也只有200个床位。一位当地精神病医生告诉我："联合健康体系已经不再资助这些医院了。70年代和80年代初，经由联合健康体系让精神病患者住院意味着有很多的钱。许多管理者和医生赚到了很多钱，于是许多精神病医生不再需要开设私人诊所。但这个体系崩溃了，大家的感觉就是，非常荒谬地，全民公共心理卫生治疗慢慢消失了。国家在一个精神病人身上花费的每日开销还不如一条狗在一家兽医院里的每日开销多。我受到的训练不是为了动物医疗或者慈善。"

随着公立精神病治疗机构所提供的服务变得有限，如圣保罗和慈爱这样的机构逐渐凋敝，更多社会心理关注中心成立了（都是对圣洛伦索和新汉堡的模范机构的仿效），综合医院为精神病患者设立了少量床位。尽管这让病人能够获得不那么污名化的治疗，但综合医院并不能消化需求。实际上，病人持续地流入当地心理卫生机构，这迫使机构开始为服务进行分级。例如，在新汉堡，可能有五分之三前来就医的人会被赶回家，因为他们只是有毒瘾或者有些轻微的人格障碍，精神卫生院的协调员与心理医生西蒙娜·劳克斯（Simone Laux）这样解释。

我还了解到，虽然人们已经不能直接把家人扔在医院门口并就此消失，但许多人还在要求办理住院。家属们直接向公共部申请这样的批准。"实际上许多检察官都直接在批准文件上盖章。"里贝罗说。亲属们还会通过作伪，用各种理由，想方设法从当地心理卫生专业人员处获取入院转诊函。一旦如此，就如发生在卡塔里娜身上的那样，病人要么被送进正走下坡路的圣保罗或慈爱医院，要么被放任自生自灭，通常最后都是沦落街头或像维塔这样的地方。

在实践中，心理卫生改革计划面对的问题还包括：新的生物化学治疗随处可得。作为全民医疗保健合理化和去中心化的一部分，政府在 20 世纪 90 年代中期开始实施全国范围的配药项目，由市镇当局给一般大众发放基础药品（包括精神病治疗药）。理论上，这一政策是为了降低住院率，增加家庭和社区在治疗过程的参与度。[45] 实际上，如我在这个国家的南方与东北地区做的田野工作中可以看到的，这一项目，即便到现在，也明显缺乏持续性。能否获取药物，取决于政治风向的变化；治疗很容易中断；专业诊断和治疗仍必须在健康市场或体制里无穷尽的队列中寻取；地方机构几乎不能安排替代性的治疗，因为预算有限，而药品有定额。在本研究中，我尤其关注城市里的贫困劳工在逐步重写家庭内部标准的同时，是如何参与这些发展的。家庭在此是社会政治运作的一个关键"途径和材料"，也是作为现实出现的状况的主要承受者。

这种药品政策也已在社会心理关注中心所提供的服务中扎根。据心理医生西蒙娜·劳克斯说："人们一直在寻求更多的帮助，因为他们越来越多地听说了抑郁症的存在，听说了它是可以治疗的。"许多寻求心理卫生帮助的人会要求用其他家庭成员在用的药。他们会在小组治疗中跟其他病人比较用药方案。我还了解到，精神病药物治疗还加快了患病的家庭成员被排除出去的过程，即病人的家人会想办法指定处方，剂量以他们觉得合适为准。人们对私人诊所的精神病医生的描述则是，他们常告诉家人："试试这个，要是没用，把剂量翻倍。"

这些日常策略与实践中"变本加厉的不参与"——家庭和医疗体制均是——心理卫生活动者通常不太能够注意到。存在于里贝罗脑中的始终是一种理想家庭，她坚持用精神分析法来处理这种道德经济："我们对这种（排斥）的分析是：它是反常的，是家人无意识的行为，并不是故意的。这是一种防御性的表达，'这个疯子跟我没关系，疯的不是我的一部分。'这是这个人心理活动的自然反应。当你否认这个被认为疯了的人时，你事实上是在否认一部分的自己。'我要把你从我的家庭里删除'——这是一种无意识的活动。假如家庭成员就此谈一谈，他们能够意识到排斥精神病患者和染毒瘾的家人这种行为的不当之处。"

然而，这不是那么简单的事。如我在维塔那些被遗弃的人当中了解到的，他们被留下来等死，并不仅是因为他们让家庭的社会身份有了污点；更糟的是，他们占用了空间，消耗了很大比例的家庭财产和注意力。尽管去机构化在进行中，精神病治疗也在进步，但对患者的边缘化和贬低仍与心理卫生的诊断和治疗相互交织。此外，如卡塔里娜一直在指出的，对她的病痛的药疗管理所隐含的科学性，使家人和邻居更加容易用疯狂、顽固和无法治疗这种"合理的"借口把没有生产力的、不健康的人处理掉。

像卡塔里娜这类病人的社会性死亡跟政府与公民权、社区与家庭生活计划的和理想的模式的发展，以及不同的构建主体性的模式，有着不可分割的关系。在此，他者的死亡跟人们想象和实践他们生活的方式是相联系的——若非根据某些原则，便是由成本效益的优先级为指导。在这个由新的药品工具促成的反常的、极有害的过程中，国家也获得了其地方形态（参见 Das and Poole 2004）。

总的来说，从心理卫生运动的理念和实践的历史中可以看到一系列发展的相互影响，这些发展是巴西当前转型的显著特征：一个由新民主法律和制度保证的同健康相关的公民权概念——在多数人看来是一种想象的实践；一种借由药品对身体的情感施加影响的地方性的生命政治；家庭、医疗和公共组织奇异的层层交叠。荒谬的是，在这种复杂构造中实现的还有一种象征性的秩序，它与法律平行，如卡塔里娜所说，在这种秩序里，人"几乎被杀死"。

所有这些因素的呈现，都与论坛的协调者对现实和精神疾病的解读相吻合，与她对未来的描述相吻合。当我问雅尼娜·里贝罗"未来要怎么样"时，她谈到一种模范心理卫生机构，说维塔会成为国家支持的社会变革的一种延伸，在市场诱发的疾病激增的同时，精神分裂会消失。

"在 20 世纪 90 年代初，我们开始设计新的心理卫生政策时，我们拟写了《圣保罗公民计划》（*Project São Paulo Citizen*）。在有组织的市民团体和进步的健康专业人士的帮助下，我们要把圣保罗医院变成一个关注综合性心理卫生的模范。今天圣保罗医院里还有 600 个慢性病患者，他们被完全抛弃了，没有任何家属。他们多数年老，并且已经在里面待了超过 30 年了。有些有生理缺陷。

"国家对这些人负有责任。因此我们提议为他们在属于医院的土地上建一个村子。这些人可以拥有自己的家，流动的健康团队定期探访他们。他们还有工作团体，能够在里面学习技能和手艺，获取收入。但此前政府一直没有把项目实施下来——没有行动的政治意愿。他们甚至威胁要卖掉那块地。

"自从1998年（工人党的）奥利维奥·杜特拉（Olívio Dutra）当选州长，我们一直在竭尽所能地游说，力图实现这个计划。圣保罗的慢性病患如今已经在准备到医院的围墙外生活了。140间房子已经在建设当中。我们也在尽极大的努力，保证在全国建立起一个综合照护网络。市政府必须为患精神病的市民提供照护。我们正在努力呼吁居住治疗服务的立法……这些房子可以临时安置大约8个病人，还跟市内的门诊联通。

"为了让这一切能够实现，我们已经确保州长任命了我们的同志来主管国家心理卫生部门。这些都是新的。我们正努力找回失去的那些时间。我们正在确保国家议会通过我们的大部分法规，这样即使新自由主义政府再次上台，至少我们还有到位的法律机制保证这些公共政策。"

我不禁产生这样的想法：心理卫生运动的成员为了在一个致力于"将整个被排挤群体"重新"改造成社会人"的政府下，作为有专业训练的公民存活下来并且成功，正在通过他们的模范项目和立法创造历史。

"你知道维塔吗？"我问里贝罗。

"知道。"她回答说。并且，令我感到困惑的是，她补充说："维塔是那些自发的力图解决社会需求并且成功了的方案之一。在运动中，我们通常不反对那些为照护而开设的机构。其中一些的确非常好。我们要求国家心理卫生部选一些好的服务，并将其纳入城市可用公共资源。并非所有的援助都要来自国家。我们不要把一切"国家化"，我们不是古巴来的。我们认为维塔在实现着一个重要的作用，并且它不是国家一方的……但这样的机构应该在国家控制之下。"

144

在巴西"正在形成"的关于健康、常态、公民权的新制度之下，卡塔里娜这样的人正在消失。维塔中正在发生的死亡跟经济项目和社会变革是共生的。在这种共存下，被遗弃时所经历的活死人状态便被视作无关暴力的、咎由自取的，因此谋杀行为仍未有人追究。

　　我和这位心理卫生活动者的对话临近结束时，我问她，这个州经过 10 年的精神病治疗改革后，心理卫生的状况会是什么样？有趣的是，里贝罗提到，随着市场诱发的情绪障碍的大量出现，精神分裂症和精神病在流行病层面上有所减退——这是一种诊断法上的变动，跟我在卡塔里娜的医疗记录中发现的类似。

　　"我们的运动选择精神分裂症和精神病来开始将心理卫生政治化，但如今我们发现，它们只占了各类心理病症中的一小部分。整个国家的心理卫生流行病学的图景改变了。几年前，我们的印象是，到处都是精神病，但现在不是了。今天我们有的是数量巨大的一般性抑郁症案例，以及药物使用和滥用案例。不是说我们认为药物依赖是一种精神问题，但这种依赖告诉我们的是什么？它告诉我们人类在物的世界中寻找慰藉，却为此遭受痛苦。市场逼他们在处于矛盾时麻醉自己。这种药物依赖反映出一种社会不满，以及一种空虚的灵魂。"

　　里贝罗的意思是精神分裂症因为成功的治疗和预防措施可能已经减少了，但她也提到，需要对此做进一步的研究来确认。她补充说，心理卫生运动"处理的是充分这一概念：完全实现肯定是包含在我们的渴望、理想和发展轨迹里的，但要到达则是一个过程。我们无法预估达成的时间"。

　　同时，在巴西，这个世界上第十一大经济体 [1] 和四个财富分配最不平等的国家之一，几个模范机构之外，公民权和责任的落实仍是家庭事务或者分等级的事情。在急剧变化的国家、经济、医疗和家庭之间的一系列关系网——我称之为非制度化的民族志空间——跟现有的机构高效地合作，催生新形式的排斥，将人淹没，最终决定她或他的生命历程。这个过程的具体事实和日常性引起我的兴趣：对生命做决定。之后的章节中，我将追溯未经考虑的家庭和医疗实践是如何铸成了卡塔里娜后来的身体和精神状态，她又是如何沦为一个与世界切断了所有联系的无意义的事物的。

----

[1]　2017 年巴西在全球经济体排名中位居第八。——编者注

医疗科学

第一次精神病住院治疗七个月后，卡塔里娜又一次回到了慈爱。1989
年 3 月 2 日，她的丈夫尼尔松·莫赖斯那时在新汉堡市政厅当警卫，他把她
带到医院，请求医院再次让她住院。她出示了一份用了娘家姓的文件，值
班的工作人员负责地向她指出："根据结婚证明，她正确的姓名应该是卡塔
里娜·伊恩斯·戈梅斯·莫赖斯。"根据她丈夫所提供的信息，接诊的精神
病医生写道："病人 1988 年 4 月因情绪焦虑和幻觉在此住院。十天前表现
出了同样症状，并且离家。被发现在新汉堡市中心的街道上游荡。"

列出的精神病症状是："情绪调节力低，视听出现幻觉，出现神神道道
的想法——认为自己拥有圣灵的七件礼物 ①。"内伊·那得瓦尼 (Nei Nad-
vorny) 医生做了一个笼统的诊断——"待分类精神病"。她开始了之前用过
的药物治疗方案，不过文件里没有笔记显示她在家是否有坚持服药。

住院这段时间的每周精神病治疗笔记反映了医生普遍缺乏对病人的直
接介入，这些笔记里包含对她状况改善做出的乐观评价。这些笔记在提及
她的幻觉时用了一些某种程度上显得自相矛盾的表述。它们还表明，在这
两个月住院的初期，卡塔里娜曾用某些方式对抗过医生的权威。

每周精神病治疗进展：

1989 年 3 月 3 日：入院时病人情绪焦虑，出现视听幻觉。离家出走，在
街上被发现。

1989 年 3 月 10 日：病人说我不是她的医生，她的医生是别人。头脑不
清楚。

---

① 这种说法据称来源于《以赛亚书》，七件礼物分别是：智慧、理解力、审慎、知识、刚毅、虔诚和对神或
神迹的敬畏。

1989 年 3 月 15 日：病人情况有改善。

1989 年 3 月 22 日：病人情况改善中。

1989 年 3 月 29 日：病人情况良好，没有抱怨。自诉牙痛。

1989 年 4 月 5 日：病人情况改善，做了牙科会诊。有时仍听到某些声音，看到某些人，但距离遥远。没有明确提到幻听。

1989 年 4 月 12 日：病人出现幻觉的情况少了，逐渐融入单元中。可以于 4 月 14 日出院。

1989 年 4 月 18 日：用信件联系到了家人。

1989 年 4 月 19 日：病人好了，等家人接。

1989 年 4 月 22 日：病人出院，跟丈夫一同离开。

在她药物治疗方案的档案中有个单独的条目说，在 3 月 7 日，一名医生被叫来看她，"病人出现低血压，左美丙嗪暂停服用"。这个事件说明，卡塔里娜可能服用了过多的镇静剂。一位前慈爱医院的医生看了她的记录后如是说："氟哌啶醇、左美丙嗪、比哌立登和苯二氮硝基安定对一个家人陪着来看专科门诊的自费病人来说可能太过了……但是你一个单元里有60个病人。"是的，"在一个全控机构中，病人超过 500 人，资源和人员不足"，这就是纪律问题。但其实不只是这样。我将这视为一个医疗科学运作的惯例时刻——治疗以药物过量开始，是否缩减用量则根据个人身体耐受度。它的代价是什么？

我阅读记录的时候，想起了我在卡塔里娜的词典里读到的第一段题词：

离婚
词典
规章制度
诊断
免费婚姻
交易婚姻

148

手术

现实

注射一次

痉挛一次

在身体里

一次大脑痉挛

从头到尾细想卡塔里娜所提到的词，我们可以说，对她的诊断和规训很可能跟她与家人的关系已被切断有关。没有了家庭纽带，她的过往历史便被抹除了，就像词典里的词一样。她身体的现实是"运作"的结果：一个过程，一单生意，一种外科程序。这种一般模式在药物的"注射"中获得形式，接着引出了"在身体里"的症状。而这种症状——"一次大脑痉挛"——把技术和生物学联系了起来。

我回到卡塔里娜的档案中来。当药物治疗被假定有效果时，这种以药物为燃料的精神治疗自动程序就有了除镇定和"改善"以外的生理上的影响。如卡塔里娜这样的典型病人通常在他们走向精神病治疗的道路上情况越发恶化，基本上对他们自己的生命完全无能为力。对那些没有钱在私人诊所被医生当作一个个体治疗的人来说，这就是标准流程；某些政治、科学对策和技术就是专门用于这一流程的。"体制，"曾经在慈爱工作过的医生说，"这跟体制有关……也跟时代有关。"我想知道的是，这些时代的科学与医疗从业者是如何评估精神病患者的，而这些干预又是如何影响了个体的生理机能。

在这个方面，卢德维克·弗莱克（Ludwik Fleck）的著作非常有启发性。在《科学事实的起源与发展》（*Genesis and Development of a Scientific Fact*, 1979）中，弗莱克着重论述了科学事实的形成与盛行的"思维风格"（thought-styles）——它是由观念、技术和价值体系所塑造——有怎样的关联，以及事实的形成又如何改变了社会关系与经验。举例而言，他解释了，为了让人们认识到梅毒是一种采用经验型治疗的（empirical-therapeutic）疾病实体——也就是说，这是毋庸置疑的"真正事实"——必须让某些方面浮现出来，比如梅毒对水银有反应；同时让其他方面被弃置，比如"肉欲之灾"这样的观念（5，6）。[46]弗莱克写道："在时间历程中，其概念的特征从神秘主义，中间经过经验主义和一般的病理遗传，变为以病原学为主。这种转变产生了大量丰富的新细节，而原始理论的细节在这一过程中丢失。所以，目前关于梅毒依赖于何种气候、季节或病人的一般身体状态，我们学习到的和教给他人的，即使有，也非常少。但早期的写作已包含了许多此类观察。然而，随着梅毒的概念改变，新的问题出现了，新的知识领域也建立了起来，所以此刻没有什么东西是真正完成了的。"（19）

关于精神分裂和精神病的科学定位的争议性使诊断成了思想实验的日常场所。对于评估与治疗她的常识以及衡量工具，听取卡塔里娜的声音是很关键的。某些证明精神病的办法——尽管需要具备一定条件且有局限性——在卡塔里娜的艰难处境中被进一步权威化了。

慈爱的精神病治疗记录体系没有考虑卡塔里娜的社会和生理状况，几乎没有给提出和估量医源性影响留出空间。唯有在护士的笔记里，我们才了解到，卡塔里娜在住院并服下镇静剂后——这使她"平静下来并不再与人交流"——"提到脚痛，好像在烧一样。她还展示了腿上的伤口"（1989年3月2日）。因为精神病医生注意的是那些不现实的话，所以卡塔里娜所描述的身体的实际状况被排除在外。在这一过程中，没有人提到出现神经疾病的可能，尽管卡塔里娜自己已经表达了这样的担心。弗莱克提出，医疗科学通过"摒弃某些观察到的数据"，"猜想某些未被观察到的联系"来将某种病态定义为实体。他写到，这就是无理性凭借细节演变成理性的过程，但这也是其他事物未受到考虑和解释的原因（1986:39，40）。

在卡塔里娜的案例中，许多情况都在临床推理中被忽视或略去：她的家人、邻居以及那些健康专业人士对常态的理想标准，她对于道德改变所做的激烈努力或反抗——更不必说她提出的身体上的病痛。而那些"未被观察到的"包含在了她的邻居、丈夫的叙述中，存在于公立精神病医院的自动程序中。在阅读精神病治疗档案的时候，我试图留心那些未被解释的事物，以及它们是如何确认了被当作事实的判断。

举例来说，一方面，我了解到，在卡塔里娜住院期间，慈爱医院是没有神经科医生的。另一方面，作为一个典型的精神病人，她已经被锁死在了一种模式化的诊断和治疗方式里。[47] 转到院外进行医疗检查需要一个"理想主义者"的个人介入，这是人们如今对"好医生"的描述。然而，如前所述，药物治疗在这个环境里承担了大部分的工作。卡塔里娜抱怨脚好像在烧一样就因此被当作幻觉了吗？一个当地私人精神病医生告诉我："低血压和脚痛这样的突发症状可能与药物剂量过大有关。我们知道她服用的这种药可能引发神经性副作用，我们称之为锥体外系反应，比如这种。"并且，为什么医生没有确认她的伤？这些伤是如何造成的？她是从家里逃出来时摔伤的吗？这些是虐待的痕迹吗？

过度用药和诊断疏忽相叠合，另一种疾病出现了；它不会得到处理。护士从 3 月 3 日到 7 日的笔记基本上都在重复卡塔里娜睡眠好，状态平静。但在 3 月 7 日，她被控制了。一切都只是因为她想留下一支笔。"病人很有攻击性，不想把笔还给护士，之后把笔甩在了护士脸上。在被控制时，她挠了莱奥波尔迪娜护士的胳膊和马里奥的背。"他们叫来了护士长，对卡塔里娜进行身体上的控制并给她用了镇静剂。

同一天下午，她的血压急剧降低，"左美丙嗪一直停用到新一次评估"。药物代替了笔：生理状态改变，不能再写。"病人睡眠良好，有点糊涂。"这样的记录一直持续到她出院，回到一个不明的，并且很可能伴有暴力的、破碎的家庭世界："病人睡眠良好。有点糊涂。能吃。在厨房里帮忙。病人平静，没有变化。"

卡塔里娜的幻觉、症状和闹剧式的治疗维持着常识：这个家庭和医疗体制所制造出的用来维护他们的惯例和正常运作的知识与实践——去个人化的仪式，药物处理的生命，身体的约束。在卡塔里娜最去社会化的状态中，人们可以看到人类关系、技术和政治动力学是如何成为精神病理学过程的材料的。在此，精神病治疗过程需要的是，忽视构成卡塔里娜背景和经历的多元性、不稳定性和流动性，限制、抹去甚至逼她放弃她的内在生命。

当这个运作起来的医疗科学说话时，卡塔里娜的声音便消失了。人们治疗精神病的方式就好像它是与己无关的他者的问题。随着社会和主体背景在临床观察中被抹去，就没有什么能激发人去搜寻成因了。卡塔里娜状况的成因完全是由这种医疗科学假定的，同时，各种方面的实验——家庭、公共卫生、体制、诊断和用药——获取了身体。当她被剥夺个性并服药过量后，某种东西附着在了她的身上——那些她不再能够摆脱的决定生命的因素。我想到的是那个不曾说出的问题，那是卡塔里娜用身体的语言提出的：为什么我要为了你们能够实现生活本来的样子而去死？

生命的终结

令我吃惊的是，圣保罗精神病医院有详尽的卡塔里娜与住院精神病医生阿达·奥尔蒂斯（Ada Ortiz）的谈话记录。我从卡塔里娜那里反复听到的姓名、事件和日期在那里也有记录。

卡塔里娜是在 1992 年 3 月 6 日被她的丈夫带过去的。这一次，她有新汉堡心理卫生服务处的转诊函。转诊函声称她患有"产后精神病和抑郁"，"门诊治疗不可行"。卡洛斯·加西亚·维亚托（Carlos Garcia Viato）医生先给卡塔里娜做了检查，他认定她"急性精神病发作：病人不睡觉，不吃饭，逃到街上"。

卡塔里娜的住院记录表有两部分内容：她的丈夫所提供的信息和"社会环境"描述。耐人寻味的是，后者几乎完全照搬了丈夫的叙述。卡塔里娜没有说话。这里对这位丈夫的描述是"很配合、人很热情"——跟卡塔里娜向我描述的画面形成了鲜明的对比。医生写下的内容支持了她丈夫的版本，这种描绘将决定卡塔里娜在此治疗时所受的实际对待，不论是医疗还是人情上：

病人跟丈夫和孩子住在一起。一个月前，她生下一个孩子，早产。这段时间，她还失去了一个弟媳。病人称，弟媳没有死，而孩子死了。她另有两个更大的孩子。她不睡觉，不吃饭，离开家，漫无目的地在城市里游荡。她说自己的头脑里面装着圣灵，而家人不理解她。她此前已经有过这样的表现，当时住进慈爱医院。丈夫说他在新汉堡市政厅帮忙，他在那里工作。他很配合、人很热情，并且说，他会帮助她继续治疗。他说病人有家族遗传的精神问题，她的母亲是精神病人。

一个新变量在此出现：卡塔里娜的精神问题可以追溯至遗传。这有几分是真的？在这段时间，国家的精神病治疗去机构化计划已经在进行，家人想要确保亲属住进医院，除了他们自己的意愿以外，还需要其他条件。于是一种新的知识被拿来解释卡塔里娜的病情急转。"你想象不到一个家庭成员为了把另一个送进医院会做出什么事。"一位当地的精神病医生告诉我。不管这是真是假，从那一刻开始，卡塔里娜将发作得越发频繁，并且这总是在话语上被框定在遗传性精神疾病里。

　　同一天，阿达·奥尔蒂斯医生跟卡塔里娜谈话了；她被安排负责接下来一个月卡塔里娜的治疗。"反移情是同理心的一种。"她写道。根据奥尔蒂斯医生最初的笔记，卡塔里娜"看起来跟她真实年纪相称"，衣着"简单但得体"。卡塔里娜的智力被认定为"一般水平"，语言技巧"足够"，情绪"调节力低"。卡塔里娜讲话和行走有困难，奥尔蒂斯医生在笔记里写，"因为服用镇静剂过量。"上面说病人有视听幻觉："上帝对她说话，而她见到了上帝。"近期和长期记忆卡塔里娜"显然都还保留着"。据这位住院医生的说法，卡塔里娜有"担心被迫害的念头"，她的想法"有显著的神神道道的特征"。

　　根据精神病医生的笔记，第一次与卡塔里娜谈话，卡塔里娜说她实际上是被诓进医院的。卡塔里娜声称，家人告诉她，他们要带她去见新出生的女儿，但其实去的却是医院：

　　病人说她不知道他们为什么要带她来这里。她说她以为他们会带她去她女儿那里，但他们直接把她带来了这里。她之前住在索伊·乌尔巴诺和多娜·塔玛拉的房子里。他们是她的朋友，在帮她处理跟尼尔松离婚的事。卡塔里娜说她可以听见头脑里的声音。那声音让她困惑，因为她不能准确地理解那些话。有时候她可以听到上帝的声音、跟上帝交谈，但上帝说事物都该回到原位，她应该跟尼尔松离婚，瓦尔米尔·德·索萨将从天堂赶来与她结婚。

　　奥尔蒂斯医生继续写下她从卡塔里娜那里收集到的生平经历：

153

卡塔里娜是五个子女中年纪最长的。卡塔里娜 8 岁时，母亲病倒，随后慢慢就瘫痪了。父亲跟母亲离婚并开始了第二段婚姻。卡塔里娜上学一直上到四年级。11 岁时，父亲让她辍学，这样她便可以在家照顾母亲和弟妹。这个家庭务农为生。

那个时候，她遇到了瓦尔米尔·德·索萨。他跟她父亲的朋友一同来到家中吃西瓜。她一见瓦尔米尔就喜欢上了他。他有着金色的卷发和蓝色的眼睛。她的母亲告诉她，她不应该跟年轻男人约会，因为他们只是想跟女人上床。她应该跟年长一点的男人约会。病人 18 岁时，她在一个舞会上遇到了尼尔松，她未来的丈夫。她说，当她注意到尼尔松的时候，她跟自己的弟弟说，"我要跟那个人跳舞。"她的弟弟回答说，"那人不是好人。"尼尔松邀请卡塔里娜跳舞，一年后，他们便结婚了。

他们搬到新汉堡，在一家鞋厂工作，生了四个孩子：安德森，6 岁；亚历山德拉，4 岁；比比阿娜，两岁[①]；安娜，大约一个月大。她想明天就离婚；她一个人还好一些，她说。她以为如果自己跟丈夫离婚了，她的母亲会活过来。孩子是早产。

虽然这是入院同一天写下的笔记，但这第二份精神评述揭出了卡塔里娜移民生活中不一样的要素。或许奥尔蒂斯医生的性别和专业训练发挥了作用。最值得注意的是，这份笔记提到了母亲瘫痪——而不是如卡塔里娜的丈夫所说的精神病，她婚姻的破裂和她父母分开之间的关系，以及卡塔里娜重温旧梦的渴望。然而在两份精神治疗记录中，卡塔里娜的婚姻矛盾都被定性为一种担心被迫害的念头；没有人真正努力去追溯过这对夫妻的矛盾。她行走的问题被当作药物副作用而遭到忽视，正如在慈爱医院一样，没有得到检查。但医生尝试给出了一个新诊断："其他以及待分类反应性精神病"（一种由环境所造成的精神病，一般是某些生活遭遇的结果）。给她开的药是氟哌啶醇和氯丙嗪（Amplictil）。

---

① 经向作者求证，此为医生信息有误；卡塔里娜只有三个子女。

3月9日：病人感觉有好转，偶尔会眩晕。一直说她要在离婚协议书上签字，这样她才能嫁给瓦尔米尔。她说她不再听到上帝同她说话。她希望母亲可以活过来，但接着她又收回了这句话，说她的母亲这辈子受了太多苦，或许在天堂能过得好些。病人走路时脚步有些蹒跚，扶着墙。

3月10日：病人自诉腿上感觉到剧痛。她说仍听到头脑中的声音，求救声，但现在频率少了，也安静些了。她没有再见到或跟上帝说话，也没有谈起她昨天说要签署的离婚协议。她想马上病好离开这里，这样她就能离婚，从婆婆那把孩子接回来，租一个房子照顾他们。她想工作，想做一份跟服装有关的工作。她不知道如何缝制衣服，但知道如何设计服装。她认为一切都会好起来的，离婚之后生活会回到常态。

我问她是不是有个新生下来的孩子，她说："是的，叫安娜。"然后哭起来，说她可能不得不把这个女儿送掉。她说她离开医院之后索伊·乌尔巴诺和多娜·塔玛拉会照顾这个孩子，她要回到初恋情人瓦尔米尔的身边。她说瓦尔米尔在天堂里。我告诉她，除非他死了，否则他不可能会在天堂。她回答说，他没有死，死的是她母亲，她再也不会回来。

她又说起离婚，然后哭。她想离婚，因为尼尔松打她，打孩子。她说他嫉妒心重，有时候会把她锁在家里，这样她就不能出去。他对打台球上瘾。我问他喝不喝酒。她说，"喝，但不很多，也不总喝。"她哭着说她可怜他。我说或许她也可怜自己。她不断地哭，说她气他打老婆、打孩子，这就是为什么她想马上离婚。

这时候，卡塔里娜得到的评估是"仍有幻听"。她的意识"清楚"，思维"多半有逻辑，有一些神神道道的方面，但没有谵妄"。她"多半时候情绪悲伤"。

3月11日：病人说她觉得好多了，她想要回家签离婚协议。她说她仍觉得有个人的声音在呼唤她，就像头脑中装了一个电话。她认为这是天生的。我告诉她，虽然这在她感觉像是真实发生的，但这是因为她病了，这不是天生的，等她好了，它就会消失。病人说，她会好好努力，争取早点出院，但她不想回家去跟尼尔松一起，她想去索伊·乌尔巴诺和多娜·塔玛拉家。

3月12日：病人在地板的一张垫子上睡觉。我问她为什么。她说她喜欢这样睡觉，说自己感觉好多了，想回家签离婚协议。她仍能听到头脑中人的声音和电话声，想要回孩子，自己生活。说新出生的孩子是比比阿娜，孩子还必须住在医院里，因为她九个月不到就出生了，生下来的时候非常小。

155

似乎可以合理地推测，卡塔里娜担心下床的时候摔倒。

根据住院精神病医生的一段笔记记录，同一天，卡塔里娜的丈夫来了医院。一段与医生的对话随之发生：

卡塔里娜的丈夫说她此前已经住院好几次了。这一次，她的情况越发恶化，因为她有个早产的孩子得待在医院。她弟弟的妻子去世也加重了她的病情。她弟媳死后，卡塔里娜开始说，死的是她新生下来的女儿，并且她拒绝去医院给孩子喂母乳。他说在另外几次病情危急时，卡塔里娜从没说过离婚这样的话。以及，每次发作过后，她就不想谈论发生了什么，说"自己什么也不记得"。

作为一个精神病患者，卡塔里娜被描绘为因为无端且没有记忆的痛苦而兴奋。然而，在卡塔里娜自己的讲述中，她坚持称有各种人和各种情况隔开了她和孩子。而正是丈夫对卡塔里娜的描绘——否认自己的母亲身份，要求与丈夫分开，不记得自己说的各种话、做的各类事，完全不像她自己了——给她的治疗提供了方向。尽管卡塔里娜的话被精神病医生林林总总地记录下来了——身体虐待，围绕孩子监护权的争执，想要在法律上与丈夫分开的强烈愿望，以及她生理上的伤残——但是没有人跟进这些问题。医院继续给她开药，完全没有将此前的治疗结合到她当前的用药方案中。可以说，这些"精神病过程"是由那些处理卡塔里娜之"妄想"的论述和实践构成的。

在这里，对于卡塔里娜的存在的理解是完全缺失的。在这种男性脚本中，精神病治疗是跟存在于劳动阶级家庭和集体当中的矛盾共生的。把一个不被需要的家庭成员排斥出去计划已经启动了。丈夫和家人帮助精神病治疗专业人员具体化病人的谵妄，反过来获取一个"真实的"框架来合法化对她的驱逐。如一位精神病医生所评论的："家人们让病人始终病着，这样他们自己才能健康。"经历着改变的情感与道德经济正在被实现。但卡塔里娜的见弃对于任何一个牵涉其中的人来说，都必定不是轻易的、直截了当的过程。不时有探望、礼物、承诺，也回过家。尼尔松和卡塔里娜作为丈夫和妻子的角色和义务是同时逐渐耗尽的。

在接下来的记录中可以看到，卡塔里娜从监禁中被释放靠的是她重新跟丈夫建立起纽带的能力。她认识到，家庭矛盾将永远被当作她的症状，唯一的解除监禁的办法就是回家，至少争取一段时间。似乎没有人考虑到，一旦出院，她多半将面临更多的虐待，并且作为一个精神病人受到歧视。

3月17日：病人说她梦见了孩子们，说她深深地想念他们。她想回家，她不再听到说话声了，但脑袋里还是有噪声。说尼尔松的探望唯一让她开心的原因是他给她带了烟，说她不想再见到他了。她申明比比阿娜是索伊·乌尔巴诺和多娜·塔玛拉的两岁女儿，不是她的女儿。说她新生的女儿是安娜，她会跟着索伊·乌尔巴诺和多娜·塔玛拉。病人状况有明显好转，不过嗜睡；会玩球。**让她画画时，她总是画同样的画：一条裤子、一条裙子和衬衫。**（着重为笔者所加）

3月18日：病人问，是否带她进医院的人就是唯一能接她出院的人。我问她指的是不是尼尔松。她回答，"是的。"并且说她不想跟他出院，她要跟他离婚，事情不顺他就要打她。什么时候事情会不顺呢？我问。家里有东西不见了的时候，没有钱买吃食的时候。她想离婚，然后跟另一个人——瓦尔米尔——一起幸福生活。我问，瓦尔米尔在哪儿？她说她不知道，说他肯定就在附近。

她说她想在服装厂里做缝线女工，时间久了，她或许可以买一台缝纫机自己单干。病人说她想带着孩子一起生活，安德森和亚历山德拉可以帮忙照顾安娜。有时她会听到孩子的说话声，但清楚这来自她自己的头脑。她知道他们不在这儿。

3月20日：丈夫来探望她，留下了烟和饼干。她对他不错，没有提起离婚，询问孩子的近况。她表现得很得体。他走以后，她说他过来她之所以欢喜是因为他带来了烟，因为她很高兴能听到孩子的情况。

3月23日：病人请我们联系尼尔松，这样他或许会来探望，并带烟来。说他今天不上班，他应该会来。她哭了，说她想念孩子。我问她想不想尼尔松。她说她想跟他达成协议，如果他承诺不再打她，她就继续跟他生活。如果他还打她，她就要离婚。她希望他们能把事情解决清楚。

3月24日：病人谈起她的家人，以及再找一位伴侣的愿望。说她想找一个关爱她的人，一个她也对他温柔的人。她反复说她会给尼尔松最后一次机会——如果他不打她，她会继续跟他生活。

在档案中有一条医疗备注，要求做一次神经系统检查："病人走路时会失去平衡；她让自己紧靠着墙壁。病人在服用氟哌啶醇。"神经系统检查未能落实。

3月31日：病人说她睡眠良好，说她梦见了孩子，然后哭起来，说她想他们，想回家。我告诉她，一个女人受尼尔松所托来询问她的情况。我告诉她，尼尔松下次来探病的时候，我们会讨论出院计划。

然后，在4月1日，精神病医生总结了他们根据卡塔里娜的发作和身体状况应当得出的东西。出院笔记上写着：

在生了第三个孩子之后，病人开始出现视听幻觉。她见到上帝，并听到上帝对她说话，想跟丈夫离婚，拒绝见医院里那个因为早产而必须住保温箱的孩子。除了这些，她还有一个弟媳去世了，病人开始说，其实死的是孩子。她已经在慈爱住过两次院，分别紧接着另外两个孩子的出生。病人出现幻觉的情况有好转，思维开始有逻辑，在单元里行为也得当。诊断：短期反应性精神病。

在今天的术语里，这个诊断会被称为急性短期精神病。并且，注意，这里有不正确的信息，称卡塔里娜之前已经在生两个孩子之后住院过两次。

医生开了氟哌啶醇和比哌立登，并在 1992 年 4 月 2 日放卡塔里娜出院了。这次住院时间相当短，27 天，这是为了响应当时新近发起的去医院化政策。最终，她回归了家庭："病人在丈夫的陪伴下离开了。"

此刻写下这些时，我想起的是雅克·拉康的一份报告，该报告记录了他在 1976 年与一位名为 B 小姐（Mademoiselle B.）的精神病人的谈话。拉康在案例展示的一开始强调了在思考精神疾病的界线时遇到的一般困境，并建议，考虑到分析师的知识局限性，应保有一份谦卑和审慎。至于 B 小姐，在与拉康的谈话中，她将自己认同为一件挂在衣柜里的裙子："她对于必须穿进这条裙子里的身体一无所知。没有人居住在衣物当中。她便是这件衣裳。她解释了我所说的拟相（semblance）。她不再保有任何与人类的关系，即人与衣物的关系，那对她来说才是实际存在的。"（1993a:30）

与之相似，卡塔里娜只画衣服，也已走到与人类关系的终点。在当下的现实里，她的身体已成为一个被侵略的地方，她的声音没有来自家人的回应，她想要超越这重现实。拉康在结束对 B 小姐的叙述时说："她已经让太多的东西占据了自己。她想尊重自己，也想让别人来尊重她，如果他们可以的话。"（1993a:31）精神病经验跟人们不愿意倾听和尊重遭受痛苦的人是有关联的，这是这个人在人类属性上最后的残存。至于卡塔里娜，她仍能够诉诸她劳动阶级母亲和独立思考者的角色，以为自己残缺的身体想象出一些东西：不是一个拟相，一个典型的病人，一个顺从的已婚女子，而是一个她想成为的独立的劳动者。她想要一台缝纫机，想要孩子在家里，想要一次重新生活的机会。

声音

2000 年 8 月 12 日，也就是我找到圣保罗医院就诊记录的第二天，我回到了维塔。我告诉卡塔里娜，我在她和阿达·奥尔蒂斯医生的谈话记录中打捞到一些非常有意思的笔记。

医生写到，你住院之后，除了其他症状之外，你还听到一些声音……

"没错。"卡塔里娜说。

什么声音？

"我听到叫喊声，哭声。我总是非常悲伤。"

那些声音是从哪儿来的？

"我想是来自墓地。那些死去的身体。他们给了我一个昵称叫'卡达昆巴'（Catacumba）。"

不再被称为卡塔里娜，她把自己想象成了一个墓室，我想。什么？

"他们叫我'卡达昆巴'……我曾经在书里读到过，有一种墓室，死人待在里面，关上的，死掉的身体。我就在头脑里记下了。木乃伊包裹得严严实实。一具木乃伊想抓住另一具，因为后者已经在土匪手里受了太多苦。但当她来帮忙的时候，一个大个子拿来了一条锁链，她摆脱不掉土匪。后来那具木乃伊也被关进了墓室。"

故事最后的结局是什么？

"他们把她囚禁在了那里，木乃伊变成了尸体。"

你觉得这些声音是怎么进到你的头脑里的？

"我逃跑了，读了那本书。我很悲伤。我前夫跟我分开了。他去跟另一个女人一起生活，而我一个人生活……然后我的房子就着火了。"

名义上的死者，活着被埋葬，在某本她从家里逃跑时找到的书中寻找故事情节。

房子烧毁了，你是在那时开始听到声音的吗？

"不，要早得多……我分开后立刻就开始了。"

"我"的分裂。"分开。"卡塔里娜不再是那个她努力想成为的人了——就像她曾拼命从父亲那里学习字母表。

卡塔里娜又一次告诉我，"墓室是你放死人的地方"，然后说出了一段令人震惊的与之相关的往事："那片墓地就在我们的地里。我死去的父亲买了那块地。原先的地主把价格定得很高。我父亲借了一笔债。有一天他给我看了借条。"

回到凯萨拉，她孩童时期的情境。她的确是在一片墓地上长大的。我在想，她在词典里提及了钱、银行、文件、公证人等丰富的内容，这些是否有可能跟这笔家庭债务有关？

你提到你父亲引导你写字……你成长过程中他对你怎么样？

"挺好的。但我要是活该，他也会拿皮带抽我。他要求很严格。"

那块地怎么样了？

"我前夫把它卖了。他一直没赚到足够的钱把地过到他的名下……公证人……一直凑不够钱办成法律手续……所以时间久了，债越来越多，他被迫把地卖了……所以他卖了他的和我的那块地。"

她名下什么也没有了。

我继续说：奥尔蒂斯医生还说你妈妈已经死了，你在等瓦尔米尔来，他是你第一个爱的人。

"我记得……瓦尔米尔是我第一个男朋友，童年时代的男朋友。他叫阿勒冒兹欧。我们没有在一起，因为我要照顾我母亲。我们都很年轻。那是在我遇见我的前夫尼尔松之前。我的弟弟们告诉我，我得独自走完剩下的人生。"

为什么你说瓦尔米尔会来，并且跟你在一起？

"我没有说过……我说我梦见了他。我爱他比爱尼尔松多，他是我的初恋。"

那么你把梦告诉医生了？

"是的……然后她以为那是真的。"

你的意思是，你只是在讲述一个梦，而她以为这是你的幻觉？

"是的。但我实际上有跟瓦尔米尔约会过。"

服药以后声音消失了吗？

"对，几天之后就清静了……我记得他们还把我的头发剪得非常短。我看起来像个男孩子。"

我是这样把事情拼接在一起的：卡塔里娜跟尼尔松没有家了。她想见新生下的孩子，于是去了朋友的家，但她被骗了，最终不得不在精神病房里解决婚姻僵局。在那里，她没有得到神经系统方面的检查，赶上了一次诊断波动，于是医生当她从没受过治疗一样给她开了药。在病房里，她的女性特征被象征性地削去了，她不得不重新学着做家庭奴隶。在她的家庭和精神病机构之间，卡塔里娜日益被框定为一个疯子，被推进一个如今已不复存在的秩序之中。

"他不想跟我离婚。他非常偏。他想要有两个家庭，两个家。他没法在同一时间里爱两个家庭，照顾两个家庭。没有人能做到。他打我……打在我手臂上，打在我腿上……青了，那是他靴子的痕迹。"

他打你以后，带你去医院吗？

"不，他回另一个女人家里。他有点怕我。因为我总是有理的一边。我总说我生活的方式就是这样，也会一直这样下去。他有点怕我的生活方式。"

一段时间的沉默之后，她说，"现在我是伽马。"

卡塔里娜指的又是她写过和说过的："身体的分离。"这一次，她很清楚地说明了，她说的就是字面意思。

"我们分开以后……孩子都归我……但我婆婆跑来说，我没有条件照顾他们。所以她带了两个回自己家，教母带了小的。我们不得不到法官那把安娜过继给塔玛拉。我们把她过继给了塔玛拉和乌尔巴诺，签了协议，身体的分离。两次，我们在银行停下，我前夫取了钱，但我不想要。我们的福利金，过继孩子的钱，额外的红利。我不想拿。我很傻，我想我开始疯了。我想要是那个时候我拿了那笔钱……"

卡塔里娜就这样失去了孩子，也没留下钱。

所以你是说，是他开始了过继的程序？

"是的，是他先签的。然后我开始疯了。我先是逃跑了，那时孩子还小。

我没有孤零零留下他们……我记得我起了坏念头……我只想到——我有一种悲哀……我为自己的命运痛苦。"

那么现在呢？

"生活就在这里，继续着……事物都随着月亮往前走。而现在月亮走得特别慢。"

照顾与排斥

　　1992 年 12 月，从圣保罗精神病医院出院八个月后，卡塔里娜又被送回了慈爱精神病医院。她住了一个月，然后又一次于 1993 年 8 月回去了。这一次，她入院时带了一份转诊函，签署人是新汉堡的吉尔松·孔斯（Gilson Kunz）医生。

　　卡塔里娜在我们的谈话中反复提起孔斯医生的名字。她说他和她前夫带她找过的其他医生始终都是"站在她丈夫这边"，不听她的："他们说他们想治好我，但是他们如果连是什么病都不知道又怎么能治好我呢？如果我指望医生告诉我我自己是什么感觉，我会一直残下去……因为他们不知道造成我这个样子——我的病，我的痛——的原因，他们什么都不知道。他们只会开药。"

　　我在当地健康保险项目的目录里找到了这位精神病医生的名字，我很快了解到，他的私人诊所问诊病患很多，供不应求。孔斯医生最激烈的批评者中有一位当地的精神病医生，他在评价孔斯时直接地说："他会给病人的家人他们想要的。"我拨通了孔斯医生的电话。他礼貌地告诉我不记得有叫这个名字的病人，而且这是很早以前了。但他还是答应查查记录。我再打回去时，他告诉我在他的诊疗记录里，没有关于卡塔里娜·伊恩斯·戈梅斯·莫赖斯的内容。

　　他解释道，在 90 年代初，他也在城市心理卫生服务机构给病人看病，那个机构名叫心理卫生院（Casa da Saúde Mental，或者简称"院所"）。孔斯医生受雇于这个城市公立机构，但是，如其批评者指出的，"因为院所团队里的内部矛盾，他被重新分配去市综合医院治疗精神病病人。最难的事情就是在急诊来的时候找他。"孔斯医生同我道了再见，并反复说卡塔里娜可能是一个"公共病人"，我或许能在心理卫生服务机构的 arquivo morto（死档案，弃置文档）里找到关于她的内容。

我找到她了。院所里的记录显示卡塔里娜最初被带到这个机构是在1992年2月（在圣保罗医院住院前），当时她早产生下的女儿安娜才15天大。

院所成立于1989年，已经成了国内跨科室、综合性护理的模范。健康专家们在此致力于精神病的去医院化、发现其社会经济病因。他们批评真正"治愈精神病"的可能性，并想象了一种替代性治疗方案——"不使病人远离家庭和社区，远离主体化的可能性"，这是其中一位院所创立者、精神病医生法比奥·莫赖斯（Fábio Moraes）的话。

院所和两家精神病院的记录并放在一起可以透露一些信息。跨科室和更多地立足社会的院所暴露了慈爱医院和圣保罗医院所实行着的医疗惯例，也让我们更接近病人从常态中脱离的经验。在院所的精神病医生、护士和社工记录的笔记，以及我们能够从这些简短的句子间读到的东西中，我们可以看到破碎的家庭世界，想象中的另一个世界，以及卡塔里娜对于谈论另一种生活的失败尝试。在院所采取综合心理卫生护理法的环境下，医生决定病人未来的权力被取消了，而家庭的"治疗角色最大化了"，莫赖斯说。但从卡塔里娜的记录中，我们依然可以一窥家人（或任何处在这一位置的人）是如何开展院所的新的决定性照护的，以及两者是如何相互作用的——家人经常会偏离家庭融入的方向。[48]我们同样可以看到，精神病药物是如何作为中介调节新的家庭安排和主体可能性的——即便是在这里。

1992年2月18日，精神病医生尼尔顿·博尔热斯（Nilton Borges）写道：

> 卡塔里娜常有婴儿发生惨剧的视幻觉。她看到过孩子被挂在旋转木马上，还有一根树干，树干上有伤，渗着血。她从家里逃出来。自从她生下自己的早产儿之后，她就一直是这样。她不记得生孩子的事。她对时间和空间有些混乱，思维脱线。她有精神病住院史。丈夫能够提供给我们她之前所服用的药物名称。她的孩子将由市政厅警卫组组长的妻子照顾。诊断推定：产后精神病。

如卡塔里娜告诉我的，她的核心家庭那时正在分解，尼尔松已经在跟另一个女人交往。在报告中，博尔热斯医生补充说，"这是她第二次产后发作",仿佛发作仅仅是跟做母亲有关。(有意思的是,卡塔里娜日益严重的麻痹症状后来也被错误地描述为一种生产并发症,由生育第二个女儿所致。)卡塔里娜此时注射氟哌啶醇作为镇静剂,服用的处方药是氟哌啶醇和比哌立登。药物代替并且介入了这个破碎家庭的动力学:丈夫清楚地表明自己并不知道她此前的用药方案,但他还是请医生开新的药。药物治疗原本的意图是将治疗的工作放到家里,假设的是家庭情感或关爱仍是可以仰仗的。自从卡塔里娜生病,另一个女人代替她照顾新出生的孩子。角色已经被重新分配了。

丈夫被告知三天后带卡塔里娜回到院所跟进病情。但这个破碎的家庭跟精神病服务机构对时间的概念不一样,夫妇两人在一周后才返回,也就是 2 月 25 日。这一次,卡塔里娜说:只有在法律上分开,才能结束这个混乱的世界。

卡塔里娜仍旧谵妄。她有一些神神道道的以及宏大的妄想。她说自己一直在跟上帝联络,并且是被上帝选中的人。视幻觉——上帝的征兆。她坚持要离婚,这样病症和混乱的世界可能会结束。家庭环境难以忍受。病人应继续服用同样的药物。

令人吃惊的是,这一次,博尔热斯医生补充说,"丈夫亦部分导致了谵妄"。鉴于问题重重的家庭环境和丈夫在谵妄发作中所起的作用,博尔热斯医生建议住院。家庭结构病态,且导致了她的病症,但只有卡塔里娜应该住院,然后"在出院后回到服务机构"。

2 月 26 日,一组与此前不同的家庭进入了临床描述:"卡塔里娜和尼尔松跟索伊·乌尔巴诺(市政厅警卫组组长)和多娜·塔玛拉一起来到了服务机构。这对夫妻称想避免卡塔里娜住院,并承诺在医生监督下,在自己家中照料她。"

那个大家庭我们没有看到。那几个卡塔里娜总是非常亲昵地提起的弟弟呢?这对移民夫妇如今反倒建立了新的、更有力的关系。这种新奇的家庭安排之下是一种未言明的经济关系。索伊和多娜,他人出于尊敬,还须用头衔来指称他们：她丈夫的上司和上司的妻子；而卡塔里娜将住进他们的家里。这两个收留了卡塔里娜和早产的孩子的人是谁？他们又为何要这样做？

　　索伊·乌尔巴诺和多娜·塔玛拉说，这对夫妻之间有矛盾，卡塔里娜的身上有被侵害的痕迹。卡塔里娜说她丈夫用链条打她。她坚持要签署离婚协议，并同意在索伊·乌尔巴诺和多娜·塔玛拉家待一段时间。尼尔松也同意。

　　医生搁置了住院的计划，并约定每周在院所做跟进回访，这样"就可以评估卡塔里娜和新计划的情况"。万一这种居住和治疗安排不起作用，"再讨论新的程序"。

　　根据记录，与丈夫分居和药物治疗两者结合似乎是起效的。这是博尔热斯医生两天后注意到的：

　　卡塔里娜头脑清楚，对时间和空间也有概念，思想也很集中。她认出了自己新生的孩子，也开始记起自己的经历。视幻觉？她反复说尼尔松在这次她发作期间打她，她要离婚。她在考虑如何重建自己的生活。

　　暂时脱离一段包含虐待的关系，进入一个不同的家庭，她不再跟上帝对话。卡塔里娜想重建自己的生活，不只是修补自我。

　　但最终，她没能够实现这一希望。已然成形的结构淹没了她的声音。如此前的章节所描述过的，3月6日，卡塔里娜被告知自己将去见她新出生的孩子，但是并没有，她被带去了圣保罗精神病医院，她丈夫的叙述成了她的"社会环境"。新汉堡心理卫生服务机构并不知晓此次入院。

　　是什么让照顾卡塔里娜的家庭无法再收留她？卡塔里娜的孩子将很快能够离开保温箱，收留卡塔里娜几天只是索伊·乌尔巴诺和多娜·塔玛拉获取她孩子监护权的计划的一部分吗？事后看起来，的确如此。并且，丈夫与其上司似乎在市政厅有关系，对方在为卡塔里娜找圣保罗医院的空床位上帮了忙。

167

卡塔里娜关于重建生活的叙事就此中断。在社会层面上实现这一叙事的失败，很可能就是经常被错误地当成精神病的危机。卡塔里娜极其痛苦地面对着一种新的家庭秩序，在这种秩序里，她可有可无。还剩下什么是她能够抓住的呢？

1992年4月22日，从圣保罗医院出院三周后，卡塔里娜被带回了心理卫生院。

卡塔里娜仍在服用氟哌啶醇和比哌立登。她说自己好了。她已经在照顾自己的孩子。她现在开始评判自己发作时说的事情，比如跟丈夫离婚。她是清醒的，对时间和空间有概念。思想有逻辑，且集中。她说话很少，基本只回答是或者否，没有感知和理解上的变化。时常犯困。

这个从家里逃出来的精神紧张的女人、不称职的母亲已被改造成了被药物驯化的母亲主体，一个基本只会回答是或者否的被动的人类。对她精神病发作的治疗使她开始充当起典型病人的角色，以及其他人所希望的女人的角色。"当我的思想跟我前夫和他的家人一致的时候，一切都是好的。"她在2000年8月与我谈话时这样说。根据被保存下来的记录，就更容易理解她一直以来说的是什么："但如果我不同意他们，我就是疯了。就好像我的某一面需要被忘掉。我智慧的一面。"

在这一过程中，"疾病的科学被忘掉了"。在那个时候，如圣保罗医院的记录所显示的，她的腿"已经不好使了"（用她自己的话说）。但是，家庭和各方的心理卫生专业人士治疗她的方式，遮蔽了她的生理疾病。"医生一直开药、开药。他们不会碰你真正疼的地方。"树干渗出血的根源。卡塔里娜表明，这种医学上的未知（nonknowledge），也反过来感染了其他家人，表现形式就是不断用药："我的弟妹去卫生站给我拿药。"

住院那么多次，卡塔里娜已经了解，为了离开监禁，重新回到已然破碎的日常生活中，她必须变成什么样子。同时，卡塔里娜的家人和邻居已经在心理卫生服务机构中找到了系统化地设置自身与她的距离的办法。如卡塔里娜曾经对我说过的："我回家时，他对于我能回想起盘子是什么样的感到很惊奇。他以为我对盘子、锅和各种东西都没概念了，只认得药。但我知道怎么使用这些物品。"

的确，博尔热斯医生最后在卡塔里娜的健康报告上是这样写的："需继续服药。"药物是一条纽带。关于卡塔里娜是否属于现实的争论将以此为标准展开：她是否在吃药？她想不想治好自己？仿佛这一切全是她自找的。在卡塔里娜被排斥的智慧看来，这种受科学调节的道德经济"给你打了个解不开的结"。在她看来，科学成了"我们的良心"。"科学……如果你的良心是负罪的，你就不可能辩清事物。"道德经济和这种科学在身体里相混合："如果你不研究它，身体上的病就会恶化。"卡塔里娜被安排"在 1992 年 5 月 5 日回到圣阿方索（Santo Afonso）卫生站"，这个当地卫生站无记录可查，但卡塔里娜和她的家人都反复提到去 postinho（这是人们的普遍叫法）取药或开转诊函找专家看诊。

据新汉堡前城市规划部部长保罗·巴锡（Paulo Bassi）所说（*Jornal NH* 1995b），圣阿方索区居住的多半是"乡村人口迁出的受害者"。20 世纪 80 年代，圣阿方索是像尼尔松和卡塔里娜这样的移民的目的地，他们来到繁荣的新汉堡寻找工作机会。这个城市所辖的湿地占了圣阿方索区的三分之二，但庇护主义（clientelism）和管制的缺乏使人们很容易在这些土地上占地居住。建筑不达标，缺乏适当的卫生条件或电力基础设施是当地的普遍状况。20 世纪 80 年代，当地报纸《新汉堡日报》（*Jornal NH*）报道称，该区的人口已经正式从 9260 人增长到了 22000 人——130% 的增长率。而这 10 年，整个城市的平均人口增长率是 60%（*Jornal NH* 1995b）。

1995 年的一篇关于圣阿方索卫生站的报道称："这里每天接待大约 120 人。病症涵盖从简单的切伤到各类情感需求。"（*Jornal NH* 1995a）多数人会寻求社工的帮助："大部分是遇到了家庭问题，需要情感支持。"1997 年，当时正担任心理卫生院院长的社工弗拉维娅·鲁舍尔（Flávia Ruschel）斥责当地人所面对的社会经济环境恶化的话在《新汉堡日报》上被引用："在圣阿方索的某些地方，最健康的事情就是发发精神病。"（1997b）据鲁舍尔说，那一时期，她的服务只够给大约 5000 人提供专业的持续的照护："相比数量庞大的病人和患病家庭——我们因缺少体系而无力为他们提供服务——这个数字只是一个小样本。"圣阿方索、卡努杜斯（Canudos）和隆巴格兰德（Lomba Grande）卫生站将病人转到院所。[49]

我们所听到的卡塔里娜再一次进入这种地方健康服务网络是在1993年8月10日。院所的护士若泽·汉密尔顿·比当古（José Hamilton Bittencourt）在文档中写到，监督委员会（公共部的地方分支）的参事卢尔德斯（Lurdes）曾给院所打过电话，询问卡塔里娜的情况："1992年之后我们就没有她的消息了，博尔热斯医生也离职了。据卢尔德斯参事说，卡塔里娜点着了她丈夫的衣服，还烧了他的文件。她带着一个四岁大的女儿。丈夫想安排她住院。卢尔德斯想做一次家访。但她想跟市政警卫一起去。为防她有攻击性，应该是先带她去综合性医院，然后带她去院所。"

这时，已经有新的社会行动者和健康专业人士介入卡塔里娜的案例：当地人权委员会、市民代表、专门化的心理卫生单元、当地卫生站、综合性医院（区别于精神病医院）、护士和市政警卫。此时要将疯子投进医院更难了。要将卡塔里娜关进精神病院，她的丈夫此时在法律上必须获得监督委员会的批准——这些全都是依据该州新通过的精神病治疗改革法。

在慈爱医院的记录中我看到，卡塔里娜在1992年12月被强行安排住院，理由是她给他人制造了危险——这样的威胁足以让医生安排病人住院。那时，没有人联络院所。1993年8月，她在慈爱医院入院时有一封孔斯医生的转诊函，并签了一张"自愿住院"的表格。她的丈夫是否有可能在圣阿方索卫生站或者私人诊所获得了孔斯医生的转诊函？而卡塔里娜真的知道自己签的是什么吗？

这里存在一个非常复杂的运作场，牵涉其中的有家庭、当地卫生站、私人医疗诊所、替代性的心理卫生服务机构、市政厅和精神病院的监禁。借由这些相互作用的行为和活动，一种现实原则在此成形。如莫赖斯尖锐的说法："在制造社会存在和主体性的新可能的同时，院所也是一种对个体身体和人口流动的控制加以扩大和复杂化的机制。"他是在用吉尔·德勒兹的"机器"的概念分析院所的实践——这机器是技术、政治和社会的结合，让事物变得可见，形成语言，同时形成控制。[50]

像心理卫生院这样的社会机器的性质与策略，会随着它们与其他技术、政治发展相互配合，随着它们的使用者摆弄它们而改变。经由这些过程，新的照护文化伴随着常态的母式（matrices）出现了，于是一些人（如卡塔里娜）被消声、被隐形才成为可能。如她曾告诉我的："一个人此时便踏上了一条没有出口的路。"这个女人被困在了这台机器运作的未受考虑的缝隙中，置身于此，她重建生活的机会已经失去。在进一步研究医疗档案之前，让我对这座城市的历史、其公共服务，以及卡塔里娜所属的病人群体做一些简要勾勒。

迁移与模型政策

我去了新汉堡市政厅，想搜集一些关于流动劳工的历史、他们于20世纪七八十年代在新汉堡的定居情况，以及他们如何改变了城市社会与经济景观的相关信息。"你找不到任何关于这些人或那一时期的历史的信息的。根本就没有登记。"罗塞·利马解释说，她是这座城市的文化交流联络人，自身也是一位历史学家。

这一说法让我想起第一次见到卡塔里娜然后向别人打听她的时候他们说的话："她全是在胡言乱语，我们不知道她从哪儿来也不知道她得的是什么病。她是被丢在这儿的。"罗塞补充说，城市行政人员"买了微缩胶片机以后，销毁了所有跟城市历史相关的档案材料。他们以为这是现代的做法。微缩胶卷被装进箱子，但是杂乱无章"。我想，卡塔里娜是这种流动人口的一条线索，是落在历史视野之外的。她说她写词典是为了"不忘记词语"。纸上的人生。"曾是如何，曾不是如何。"

新汉堡以巴西"鞋都"为世人所知。教材和游客手册将它描绘成一座勤奋刻苦的城市，与德国一脉相承；这仿照的是莱奥波尔多·彼得里（Leopoldo Petry）在1944年的一份记叙。彼得里突出了这座城市过去的三个时期。在第一个时期，即1824—1876年，德国殖民者设立了新汉堡殖民地，它是圣莱奥波尔多总殖民地（São Leopoldo General Colony；这里于是被当作巴西在经济与社会现代化上的后殖民努力的"实验室"；见 Biehl 1999a）的一部分。[51]这一时期的显著特征是，新汉堡逐渐演变为一个交易基地，铁路的建设促成了农产品和商品在阿雷格里港和殖民地间流通。在第二个

时期，从1876—1900年，殖民地开始发展皮革和鞋履产业，增强与德国的商业和文化联系。因为经济的增长，新汉堡殖民地终于在第三时期，即1900—1927年，从圣莱奥波尔多分离出来了。在接下来的几十年里，新汉堡这个独立出来的城镇巩固了经济增长，经历了一场大规模的城市扩张。

关于本地人口（他们或被杀死或逃出了这个地区）、奴隶（他们仍在非法的状态下在几个富庶的殖民地劳动），以及 1874 年发生在该地区的德国殖民者之间自相残杀的政治（Biehl 1999a），彼得里的叙述都只包含了零散且并不详尽的内容。可以说，这座城市总是以一种统一的、非历史模式呈现自身，而其人类学则是德国专家的想象（Biehl 2002b）。

关于彼得里想象的那段过去之后的历史，并没有官方叙述。[52] 20 世纪 60 年代，成千上万仍说着德语的农民，从附近的殖民地迁移过来，发展城市外围，在鞋厂做工。70 年代，制鞋公司借着联邦政府的补贴金进一步扩大生产以供出口。那些年见证了巴西的经济奇迹。新汉堡成了一个有如黄金之城的地方，吸引着许多寻找工作、寻求社会流动的人。城市政府部门从这个州的西部，也就是卡塔里娜和尼尔松出生的地方，招募了一些不识字的、廉价的劳动力。80 年代末，这个城市居民的人均收入达到了本州最高——但在不断增长的人口中，至少 20% 居住在非法占用的土地上。90 年代，这一情形越发严重，当时这座城市经历了一场突然的经济下滑和严重的贫困，因为巴西在面对全球鞋履市场上日益严峻的与中国的竞争时，没能采取更为有利的出口政策。

今天，这座城市以另一种方式呈现着自己：一个模型城市。新汉堡如此类的巴西城市一样，现代，但分配不平等，它发行了许多用高光纸印刷的政府报告，强调人民对于住房、教育、健康和安全的需求如何得到了满足。这些报告包含关于健康的诸多调查数据（尤其是儿童死亡率），但关于生活条件的信息非常少，假如还算有的话。新聘请的专家所设计的政策和模范服务（如心理卫生院）证明政府在努力保证宪法给予公民的健康生活的权利，不过在实践中，活跃起来的只有意识形态。当城市成为一个模型 / 计划时，市民会如何呢？

尽管这座城市自 20 世纪 70 年代开始便设立了健康部，但它直到 1986 年才聘请了心理卫生专家。[53] 这一时期，圣保罗精神病医院开始将病人送回他们的社区。健康部雇了一名精神病医生、一名心理学家，以及一名社会工作者来到这些预期会出现的人口中工作，并在高中建立了一些预防项目（多半跟药物成瘾相关）。

当时的健康部部长回忆自己探访圣保罗医院的情形，她自己跟一个病人一起进行了一次普通的"救护车疗法"："1987年我初次接手这一工作时，心理卫生援助只意味着把病人送进圣保罗医院。有一次，我一起搭乘了救护车。我们进了停车场，我害怕极了。病人们蜂拥围向救护车，我躲了起来，这样他们就没能看见我。这次经历真是让我大开眼界。"（Moraes 2000:75）这一逸事表明，传统上围绕精神病人的污名和恐惧也存在于城市管理者和健康专业人员的眼中。然而意义重大的是，这位健康部部长提到，随着心理卫生院的建立，这一状况已经改变。

1988年，几个当地心理卫生专业人员经过健康管理培训之后，提议开办一种替代性服务，以响应该州的反收容所运动和国家健康改革。这一最终发展成心理卫生院的项目最初是与即将就任的市长建精神病院的想法相冲突的。《新汉堡日报》（1988a）上刊登过这位市长的话，他声称："新汉堡**完全没条件料理精神病人，将这些人送去阿雷格里港的医院也完全不值得，因为那里也已经人满为患了。**"（着重为笔者所加；又见 *Jornal NH* 1988b）

这位未来的市长采取了一种民粹主义的招数，并表明，他同时是在解决家庭和安全问题，市民需要有一个地方扔有问题的家人，而这些有问题的人数量在迅速增长，它威胁到了城市本身。为了使他们的事业获取民众支持，替代性服务的倡导者也动用了危险与恐惧的话语："多数发了一次病的人都被直接送进了精神病院，但是，考虑到需求量之大，他们会被医院拒收，然后回到社区，他们自身会面临危险，也会给他人带来危险。"（Projeto de Programa de Atendimento em Saúde Mental, 1998, cited in Moraes 2000:76）

时代改变了，但是建一家市立精神病院的主意始终没有启动。新的社会控制形式，以及新的公民权和心理卫生观念都在形成。心理卫生院在1989年9月落成。它的目标最初被定为减少精神病住院（这将保证它作为一种经济划算的卫生保健替代性机构继续存在下去）；推广立基家庭的社会心理复健；发展社区运动，为精神病去污名化，以及督促行政人员提供高质量的服务；通过与当地大学的合作将经验性的知识系统化。

在一封1989年登载于新汉堡报纸上的公开信中，心理学家、院所的第一任院长法比奥·莫赖斯说,这一服务的设计不是为了"清理城市"中那些不被需要的人。综合性的心理卫生照护的措施"会处理伦理和道德的偏见,以及深刻的个人与社会矛盾。它将在文化和人的主体性上下功夫,不管是病人还是健康的人"(*Jornal NH* 1989)。整个城市需要在主体性上去触及和处理。

这项服务以提供门诊救助和长期的社会心理关注中心式的社会心理卫生治疗开始。几个项目共同开展:家庭小组治疗,社区园地,艺术与表现工作室,病人简报。心理实习医师会进入当地健康站,跟社工一起工作,建立起与病人家属的紧密合作。据莫赖斯说,不住院已经是一种常态:"我们只安排那些危及自己生命或他人生命的病人住院。"(*Jornal NH* 1991)莫赖斯描述了这项服务以及当时的理念:

在门诊诊所,我们会看到那种想要寻取快速解决方案的人。那些是更偏技术的案例,没有太多接触和往来。但在社会心理关注中心就不一样了。它的问题不单单是病人有没有症状,而是他如何生活,他与照顾他的人如何相处,或者谁来照顾他,住房,以及其他诸如暴力、毒品贩卖的影响因素。最主要的事情是,不要只是简单地减轻他的症状。有很多次,我们见到的是,病人的主要危险因素不是症状;相反,是整个社会根基消失了。

用莫赖斯的话说,心理卫生服务不得不处理因为某些事物已然不存在而造成的影响:这种事物就是社会域(social domain)。治疗市民的精神重负意味着要恢复这种社会域。院所带病人去市中心广场与路人社交,试图以此为精神病去污名化。服务机构还在全市组织了公开游行和艺术活动,以将院所的活动和理念晓谕市民,努力创造新的公众心态。

院所第一年的运营的确成功。数字能够说明成果:报告提到,新汉堡是该州精神病住院率最低的城市之一,而院所实际上在所有新的心理卫生服务当中拥有最低的住院率。服务获得了非常显著的政治能见度。健康方面的公职人员、专业人员和政客从其他城市赶来参观院所,寻求在该州的其他城市复制这一服务的方法。这一跨科室的团队积极地参与了地区和国家的反收容所运动。比如，1992 年 5 月，新汉堡的服务机构主办了第一届地区心理卫生会议（*Jornal NH* 1992b），请来了数位国内和国际的反精神病学运动的领导者。

1992 年，成功的服务开始代表整座城市。当地报纸上一个整版的政治宣传上写道："新汉堡是一个典范……在心理卫生治疗上也是如此。"（*Jornal NH* 1992c）服务的示范性特质可以用市内急剧下降的住院率来衡量：从 1992 年的 100 降到了 1993 年的 30（*Jornal NH* 1994a）。城市行政部门亦为该项目的社区药房自豪。1992 年开始，它给所有城市公共卫生体制内的人发放免费的必需药物。精神病治疗药物一直到 2000 年才开始在院所直接发放（*Jornal NH* 1997a）。重建的社会域此时也是一种药品域。

1994 年，当卡塔里娜再一次被该服务经手时，吉尔松·孔斯医生在院所里做协调。在该年早些时候，当地报纸上有一期采访，孔斯医生在采访中提到了治疗需求的增长，称赞了地方卫生站的工作，描述了如卡塔里娜这样的一般病人的状态，以及卡塔里娜总是说到的医生看诊的方法："在地方卫生站治疗时，人们不用花费额外的路费，而且跟社区仍能直接接触。主要的病人群体是育龄妇女，20 岁到 40 岁之间；慢性疾病和精神病很常见。我们只给有攻击性的用药。是的，有时我们还是要把这些病人送去阿雷格里港的专科医院。"（*Jornal NH* 1994a）

回想卡塔里娜曾对我说的："我前夫最先带我去看了新汉堡的精神科医生——吉尔松医生，就是他帮助我，发现了我的病。但他对医生撒谎，说我有攻击性，说我打孩子。我气疯了，真的当着医生的面打了他。护士给我打了针。我总是有药要吃……医生只听他的。我认为这样不对。他们需要听病人的。"

看诊遭遇产生了一种情绪化的状态，而这部分地成了卡塔里娜被指具有攻击性的基础。据她所说，在这一过程中，关于她疾病的知识遗失了，她进一步被从家庭生活移除。但用孔斯医生的话说，社区是就位的。在刊出于 1994 年的另一次采访中，孔斯医生强调，需要确认心理障碍的社会文化成因，重视作为治疗之关键的社会性："搜寻主体的社会文化起源对于她病情的发展是一个关键的替代方案。最好的治疗是立足社会性，将病人融洽地置于环境中，我们知道家庭问题和适应性的问题可能是很多病情的源头。因此，我们也给整个家庭提供支持和指引。"(*Jornal NH* 1994c)

口头上，家人也要治疗。但是，如我们所知，并没有。相反，卡塔里娜再一次住院了。我开始产生疑问，这种本该社会化的自我管理的模型是如何在实践中跟城市里其他思想和自我呈现模式——非历史性和人类学幻觉——相联系的。人们是如何熟悉这些模式的？当我追溯卡塔里娜是如何成为某种她自身以外的事物的时候，家庭的行为似乎成了城市治理（如今是一种社会心理政治）的中心所在。这种模型城市是如何在家庭生活以及卡塔里娜的被驱逐中体现的？

1994 年 12 月，在心理卫生院，吉尔松医生接诊了一个他日后不会记得的女人。这是他在卡塔里娜的档案中写的："病人由市政厅警卫带来。她跟儿子一起在街上被人发现。病人曾在综合性医院治疗，服用过氟哌啶醇，之后被带回家中。"一个半月后，卡塔里娜又回到了心理卫生服务机构。同时，她又一次被安排住进了圣保罗医院。吉尔松医生于是写道："病人回家了，出院后状态良好。处方同此前。"药物是一个媒介，家庭、模范服务和国家政策借此汇集并呈现出整体样貌。在卡塔里娜被处方、药物控制，越来越难抓住任何人生机会时，医疗档案里写的还是，她在家中状态良好，而我们知道，这个家已经不存在了。

在《分裂的城市》(*The Divided City*)中，妮科尔·洛罗(Nicole Loraux)写道，你必须"将城市暴露给其意识形态话语所拒斥的、但真实存在于事件发生之时的东西"(2002:61)。总体来说，洛罗关注的是希腊古典民主当中对历史性的否定，"对矛盾的否定是一种构成性原则，这是为了构建普遍的'城市'"(61)。内战处于公民生活的核心。她认为，萧墙之争，"即是一般化的内战，因为兄弟亦是公民的范式"(209)。这位历史学家表明了，公民对战争的藏匿是如何催生出一种充当了"社区黏合剂"的情感的。被藏匿的罪行在"单个的家庭中"产生 (33)。洛罗由此构建了一个情境，在其中，家庭在情感上政治化了："恨比爱更古老，在其中，遗忘的价值只能通过由不可忘却的愤怒所带来的不可言说的快乐来衡量。"(66) 家庭关系的恢复成了城市中和解的范式。最终，一种假的兄弟情谊隐匿了最初的分裂的现

实 (39)。对于洛罗来说，城市是一个通过家庭呈现征候的主体。

在进出模范心理卫生服务机构的过程中，卡塔里娜从家庭中被移除，从医疗责任的范畴中被取消，并最终从社会生活中被剔除。她的遭遇并非特例。一种机制已经形成，一种冷漠的社会氛围已经包裹了她：她是一个不值得治理的身体。年深日久，院所中有社会责任感的工作者意识到，服务中新旧治疗模式古怪地并存着。据法比奥·莫赖斯的回忆 (2000:89)，当时人们保持着一种缄默：

> 我们在一个房间里开展"表达的途径"项目，却在另一个房间里直接开药，当社会和家庭资源不充足时，他们就会被送去老圣保罗。当我们努力争取心理卫生援助的改革时，我们也发觉，在病人发作的时候，控制疯癫的旧模式被保留下来了，矛盾的是，新的制度安排实际上仍在支持着这些模式。疯癫继续在街上存在的同时，我们的诊所却继续向内。在封闭的办公室、私人诊所进行的医疗接触比以往更多了。某种缄默出现了。你甚至可以察觉到，病人记录表上的笔记都在减少。

20 世纪 90 年代中期，在院所，关于医疗能力和伦理，以及个人安排和政治意识形态的争论亦甚嚣尘上。一个重要的社会工作者离开了，孔斯医生被重新安排到了综合性医院。据莫赖斯称，院所"成了一个巨大的公共门诊医疗处，有人为了保证第二天看上医生连夜赶来"(Moraes 2000:99)。患病的诸众 (multitude)，造出一种有所不同的政治的身体已不可能，我想。

经历两次失火，一次被淹，院所在 1996 年换了新地址（租金是城市里第二贵的）。同时，它重新调整了四项服务：门诊治疗（人们越来越多地在市内二十四小时开放的地方卫生单位做分级诊疗）、社会心理关注中心、作业治疗（赚钱的工作坊），以及三个地方专科健康单元（在圣阿方索区、卡努杜斯区和隆巴格兰德区）。1997 年初，服务机构每个月要接待近 1000 名病人。两年后，心理卫生团队每个月要给大约 1500 名病人看病，而精神病住院率在持续降低。

至于内部矛盾，莫赖斯回忆道："你可以看出，心理医师和精神病医生除了与彼此疏离之外，也好像跟病人保持着距离。护士得做那些控制精神病人的脏活。病人的家庭生活医生了解不多，除非碰上在个人和小组治疗中产生的问题。"

卡塔里娜不被容许为自己的生活做决定，我试图揭开它所依据的现实原则。当我进入这些公共地点，深入这些场景的背后——卡塔里娜的命运就是在此铸成，我开始看到，关于造成了她的社会性死亡、使她在家庭和城市中被抹去的流程，卡塔里娜说出了真相。在种种症状之中，她保持着洞悉。作为卡塔里娜的人类学学者，我着眼于移动，将这些观念和材料，生活经验和认知（相通或相悖）重新放回循环之中，借由人类学技艺使故事保持在未完成的开放状态。

女人、贫困和社会性死亡

"院所里现在起码有 500 个卡塔里娜,"在我讲述了卡塔里娜的故事和
我跟卡塔里娜在做的事情之后,新汉堡服务机构的协调员和心理医生西蒙
娜·劳克斯如是说。劳克斯证实了我在重新拼凑的故事的普遍性。在接下
来与她和心理卫生院的团队的讨论中,对于我正在记录的人类命运的流行
病特质,以及使其变得不可避免的亲属与技术动力学,我有了更清晰的感
觉。如劳克斯恰如其分的说法,排斥"总是通过家庭"。

她说"500 个卡塔里娜",指的是院所里多数的女性服务对象。在总部,
这一服务此时每个月要接待大约 1500 名病人。大约 700 位服务对象可以
在城市社区药房获得免费的精神病药物:"平均每个月的治疗费用是 35 美
元,"法比奥·莫赖斯补充说,"我们的病人中,很多都没有那么多钱能用来
购买食物和付交通费。"

我请这些有关怀的专业人员告诉我更多关于院所的服务对象的情况。

"服务一开始主要意在治疗精神分裂症和精神病,但现在情况变了很
多,诊断上和人数上都是。情绪障碍的人数大大增加了,"心理医生维尔德
松·索萨(Wildson Souza)说,他当时在协调院所对于精神病发病率的第一
次系统性研究。"我们没有数据,但我们看到社会环境已经瓦解,整个群体
病得越来越严重。"我想,卡塔里娜被当作了院所所治疗的一种社会模式的
一部分(即便只在某些程度上),总体上未有记录。

索萨认为,"失业、生存的痛苦挣扎、社会流动的无望、城市暴力"是
这种精神痛苦的流行病的成因。这位心理医生的意思是,院所代替了那个消
失的社会世界、福利国家和已经不复存在的社会医疗:"很多工厂关门了,
人们没有工作、健康规划和家庭支持……他们需要某种形式的认可和帮助,
他们从联合健康体系当中求取。没有什么是单独发生的。"心理卫生服务就
是一个想象的国家。

社会学家马拉卢西亚·门德斯（Maralucia Mendes，2000）向我介绍了她在新汉堡院所所做的研究的初步发现，她记录了那些从 2000 年 3 月到 9 月寻取过服务的人的情况。这段时间里，院所接待了 7335 人，多半是来自卡努杜斯区和卡塔里娜曾经生活过的圣阿方索区。根据城市的官方人口普查，门德斯认定，城市总人口的精神疾病患病率是 13%。但这一样本是有偏差的：这项服务的结构方式本身会让越来越多的人被筛除出去。潜在患者必须先去城市地方卫生站或三个专门的心理卫生单元之一（圣阿方索、卡努杜斯和隆巴格兰德单元）就诊，之后才能被转到院所。家人被要求签署协议，承诺自己将参与治疗，这也分拣出去许多"有问题的人"。另外，院所不收治那些对非法药物上瘾的人。门德斯说，在她收集数据期间，该城市批准了 26 例因为心理卫生问题的住院安排：12 例精神病，8 例酗酒成瘾，4 例急性抑郁，还有 2 例是其他原因。14 名病人被送去慈爱，1 名送到圣保罗，8 名送到内陆的其他精神病医院[圣塞巴斯蒂昂杜卡伊（São Sebastião do Caí）和南卡希亚斯（Caxias do Sul）]。

门德斯在研究一个 100 人的初次来到院所的病人样本时发现，其中 15 人曾经被认定为精神病，9 人此前曾住过院。15 人当中，"只有 7 人跟家人住在一起；其余的独自生活或接连住院"（2000:23）。她写道："总体而言，他们进来的时候会带着临床检查结果和药品，并且说地方医生已经无能为力了。对话脱节是常见的，多数沟通由家人代为完成。出现在院所并被归到病人身上的问题很多时候跟家庭历史和交流方式是一致的。"

家庭的状况怎么样？

"惨，"莫赖斯说，"这些家庭都遭到损害，失去原有结构，并且混乱，人生经历使他们伤痕累累。我们无法用理想的条件去看待这些家庭——完全负起责任，照顾精神病人的条件。责任必然包含条件，而客观地说，很多时候这些家庭都不具备提供照护的最低条件。这样的家庭已经因为酗酒问题或此前发作的精神病而承受着痛苦。信息很少。性暴力非常普遍。多数来自家庭内部。信五旬节派的比例很高。"

"我们这里有三个妇女小组，"劳克斯接着他的话说，"她们多数都不是精神病人；但是在人生的某个节点发作过或者差点自杀了。她们故事都跟卡塔里娜很像。"另一位健康专业人士开始讲述"妇女在历史上被支配"的故事，女性身体与人口流动、贫穷和暴力等现实交错在一起。"曾经有个女人来的时候头上被砍刀砍过。另一个女人，她的丈夫强奸了他们所有的孩子。很多人说，在她们的丈夫看来，她们永远不称职。"通常的模式是，"在一切可能的方面，他都是她生命的拥有者。"当我看到异性恋家庭中历来根深蒂固的权力关系与社会性死亡是如何交织在一起的，我又一次被震惊了。

以玛丽亚·海伦娜为例。小组是这样再现她的经历的：

她的父亲虐待过她，一段时间以后，她的"好丈夫"也开始喝酒、打她。他们有五个孩子……这个男人把房子烧着了，当时他们都在里面。他们活了下来，但什么家当都没了。她不得不上街去兜售自制的食物。她存下钱，又买了一间棚屋，回到了他身边。她说他真的是一个"很好的男人"。近来，最小的儿子步上了父亲的后尘，并开始吸毒。他在一场摩托车车祸中死了。她来我们这里就诊是因为儿子的死，但没法找出更多的联系。

卡塔里娜总是说，她的想法跟丈夫和他的家人不一样，她的丈夫把她关起来，她想找到自己的工作证。她的记录也说明她从家里出逃并曾经在街上游荡过。"丈夫不喜欢女人到市里来。他们住在外围，独自来市中心的女人会被说在找男人——他们是这么想的。"人们这样告诉我。我想，这是以男子气概受威胁或此类想象的名义，对女性所做的囚锢。

还有弗里达的故事：

她带着精神病的诊断来到我们这里。她有六个孩子，丈夫对所有的孩子进行性虐待。他是五旬节派教堂的牧师。她不得不偷偷来院所，来与我们交谈和拿药，才能够在最低限度上区分家庭中的对和错。她不想再生孩子了，但丈夫禁止她吃药。她去医院结扎，但最终医生取消了手术，说她没有来自她丈夫的书面同意。如果一个女人在法律上已婚，她做绝育需要丈夫的同意。法律站在男人这一边：这是她的身体，但需要他签字。

182

　　我想到，卡塔里娜一直坚持要签署离婚协议。她想要法律认可她的名字和意愿。但为什么分手对于身在维塔的她来说仍是这样一个迫切的问题，则仍不清楚。

　　"因为污名和家庭权力动力学，"劳克斯说，"很多来这里的女人不得不说谎，说她们要去别的地方。她们说，'我会丢饭碗的'，或者'我的姐妹和邻居会说我疯了'。"莫赖斯提出，"一个人也可能把患病作为一种手段，寻求融入，或成为什么。"我补充说，但在此过程中，她反倒可能遭遇排斥。这就是卡塔里娜的经历。比如，在孔斯医生面前，她真的成了有攻击性的、难办的人，必须得给她开药，让她离开，这样她周围人的生活才能继续。

　　精神病医生达尼埃拉·尤斯图斯加入了讨论。她曾在慈爱医院工作过15年，后来被要求离职，如今在协调院所内自杀病人这一部分工作："我们的50个病人没有一个去住过院。"她的观点是，院所是这个地区最适合做心理卫生援助的地方，它提供了"把病人当作人、尊重病人的可能性"。在她的描述中，慈爱是一家"不允许病人康复的医院"。长久以来，她都在试图做改变，"但只是徒然"："我想让病人有办法活下去，但这个想法最终也死了。"

　　尤斯图斯医生正是那位好心协助我阅读、帮我解释卡塔里娜的记录的精神病医生。在我简单地同她讲述了卡塔里娜的人生经历之后，她回答说："卡塔里娜不是在寻求一个诊断，她是在求生。"

　　尤斯图斯医生提到相同疾病的不同结局："家庭能给予病人支持的话，那就太不一样了。我的私人诊所有一位精神分裂症患者，有超过20年的时间了。他只住过一次院，已经建立了自己的家庭。当然了，这是不同的社会阶层。"我告诉她，卡塔里娜曾说："我对医生过敏。"

　　"她是对的。在所有可能产生的态度里，这已经是最低程度的了。信任病人是必须的。精神病医院的理念和政治都不是为了信任。他们像对动物一样对待病人。用药品来把医疗努力和社会控制压到最低。"

　　我指出，卡塔里娜的故事表明，大批量病人的模式化，以及在遗弃与用药过量交错而成的十字路口上卡塔里娜的日渐死亡，都是公共事务，也是家庭事务。我告诉这个团队我在进行的工作，也提出了我所感兴趣的问题。在接下来的讨论中，莫赖斯强调，院所的模型代表了可能的领域："对许多家庭来说，社会心理关注中心是在改变生命。他们签署协议、接受责任、依靠我们，便是在改变现状。已经有替代性的象征秩序存在。我们看到，有一些家庭成员，他们的亲属已经出院，但他们仍然来开会，因为这对他们来说是一个很重要的空间。这些是受过教育的家属，他们接受差异，也对他者的不生产有耐心。"这个人员齐备、心怀同情的健康服务代表了一种需求——人民需要政府承担某种形式的制度性责任，这种需求越来越被这个国家的治理新模式的阐述者认为是过时的。

获得了模范服务的这些受疾病支配的家庭，在往来中似乎开始形成一种特定的精神和情感状态。"有那些试图运用常识的家人，他们会说：'要照顾他让我觉得很恼火，他不会给家庭的收入做贡献，这个人永远都是难题。但有人帮我，总比全由我们自己照顾要好。'如果说有什么主体性上的改变的话，那就是人们对计划更有参与感了。"或许，莫赖斯补充道，"他们对病人也不那么暴躁敌对了。"在这样的案例中，普遍的敌对被抑制下去，并产生了一种新的集体安排。"我仍然觉得，撇开他们在家庭中所受的苦，这比起国家做的，起的反作用要小一点。国家没有义务让这些人活着，干脆希望消灭他们。家人则仍有其他责任牵连，比如血缘和社会纽带。"

作为研究的一部分，门德斯对一些有代表性的样本做了家访——87个卡努杜斯区和圣阿方索区的病人。她区别出了两种类型的服务对象：持续服用药物和接受精神病治疗的病人，以及频频住院的病人。她写道："轻度抑郁和精神病如今或多或少已经融入了地方社区，但精神病发作时把病人送进医院的做法仍在持续，总体上不是由服务处转过去的。有很高比例的酗酒问题仍没有在院所得到解决。"病人是接受治疗还是住院，家庭扮演着关键的做决策的角色。据门德斯的观察，这种排斥会"因受精神疾病困扰的人的生产能力的不同而有所区别"（2000:14）。

从我所听到的和读到的来看，急性抑郁和酒精成瘾似乎也遭遇了早已成为精神分裂和精神病患者的标准社会待遇的排斥模式。"仍然有很严重的污名，"索萨说，"精神病人被视作罪犯，被认为应为他本人的痛苦和他人的痛苦负责。"诊断上的软化处理似乎不能改变人的命运。"患双相型障碍

184

的个体，"莫赖斯说，"就跟精神分裂症一样，会在家里被孤立起来。我认为诊断法也不能造成什么改变。"

始终如一的是把人赶出去的过程。"他们依靠家人收入的供养，日渐变成不被需要的人。"院所的作业治疗师安德烈娅·米兰达（Andreia Miranda）称。并且如这位社会学者在她的家访中注意到的："病人非常不能适应当前世界的日常时间性，它被夹在规律的工作、用以保证这种工作拥有具体和确定的产出的安全性，以及日益增加的失业的不安当中。因为他们不能维持常规的关系，这样他们似乎也没有能力遵守接受治疗的生活所具有的全新规范。"在此，米兰达突出了一个基本问题，如何创造一种让患者能够与他／她的环境真正建立新的常规关系的疗法。

在莫赖斯提到的颇有希望的效果之外，"最糟糕的情景是，"心理医生路易莎·吕克特（Luisa Rückert）说，"家人不负责任，主观和客观地将病人排斥出去，直到她流落街头。从精神病医生的观点来看，多数的病人都可以跟家人一起生活，并且可以成功地一起生活，因为不会再有发生攻击的危险，精神病的发作也受到了控制。但家人有他们自己的组织方式，这样他们就不再是治疗和照护工作的一部分了。"

在家中，精神病人越来越被空间性地孤立起来。"很多被安置在后院的房间或车库里。住院成了一种临时常态，每次住院都会再次加深对病人的孤立。"门德斯说（2000:15）。我想起了卡塔里娜的叙述，从家中搬到贫民窟深处的棚屋，失火后这里那里地借住，搬到弟弟们的家里，最终沦落到维塔——真正意义上的死胡同。"有些家庭还会变更地址然后消失，"吕克特继续说，"还有的留一个假电话，这样就联络不到他们了。但首先他们会确保病人的财产已经归到了他们的名下。"主要的例外就是涉及钱款的时候。"很多家人会照顾他们的精神病亲属直到能够掌管其残疾补助。"米兰达说。

尤斯图斯医生指出家庭在把小病酿成大病的过程中所起的作用。"病人情况有起色的时候——我们常在慈爱见到这样的情形——家人就不继续治疗了，这个人又要被送进医院。"引起发作的情境不断被制造出来。我了解到，家庭和精神病患者的关系在药疗的文化下十分清晰："在小组讨论会中，我们可以看到，每个人与药品的关系、他们就停药做的争吵、缺钱买药或者忘记拿药的问题，展现出了这种最小的社会合集的脆弱性。"

实际上，家人会来服务机构寻取药品。"当我请他们跟我讲述自己的故事时，"心理医生路易莎·吕克特说，"很多时候他们会说，'不，我来这只是给她拿药的。'"吕克特又说，在她协调初期小组会议的时候，人们常常会问，"'为什么这里没有精神病医生？'好像我不够格做初步治疗似的。他们想要走的时候能拿到一张处方。"院所推荐所有的病人做小组治疗。但据精神病医生帕特里夏·席尔瓦（Patrícia Silva）说，"大约 50% 的病人会留在小组治疗当中，然而 90% 的病人会继续以药物为基础的治疗。"

如我此前所说，药物已经成了一种家庭工具：为坚持、退出或过度镇定提供了帮助。家庭在它处理药物的方式上具体化了其存有的方式。"总而言之，家庭所具备的伦理，"吕克特说，"为其物质存在提供了保障。"莫赖斯赞同这样的观点，"家庭中的照顾者通常会成为那个不提供照顾的国家。"家庭因此是"一个国家中的国家"。事实上，弗洛伊德曾用过这个表述重申神经官能症的病理过程相对"外部现实"的限制特征（引自 Loraux 2002:84）。

我认为政治力量和个体心理的相互作用不只是彼此模拟而已。让人或事物运转或让它们消亡的决定处于家庭生活的中心。而科学，以医学的形式，将某种中立性带进了这个决策过程。"在会上，"吕克特补充说，"病人经常会意识到，鉴于持续的排斥过程，她已经构建了她自己的感知方式和关于现实的编码体系。"在所有这些过程之后，出现的并非精神病，而是一种类本体论（para-ontology）——一种超出自身的、代表了他人命运的存有。

西蒙娜·劳克斯第一次翻开卡塔里娜的文件夹时，把 1994 年 12 月 12 日由护士莉莲·梅洛（Lilian Mello）写下的一条记录读了出来，之后我们都说不出话来：

> 我开车把卡塔里娜送回家。但因为她是独自生活，所以我把她留在了她婆婆的家里，她婆婆名叫翁迪娜。她接收她时的态度很差。婆婆说：**卡塔里娜应该死**，因为她又固执又有攻击性，不听任何人的，也不吃药。婆

婆明确地说，她不会对卡塔里娜负责。我告诉她，家人应该把卡塔里娜带去综合性医院做一次临床评估。翁迪纳跟我说让我给尼尔松打电话，他是卡塔里娜的前夫。我跟他谈了谈。我的印象是，他不想跟她有一点关系了。他像之前许多次一样，只说，卡塔里娜应该被带去阿雷格里港住院。（着重为笔者所加）

这位负责任的健康专业人员在公立机构和家庭之间来回奔走，我们从中可以了解到许多。她打破了诊断的确切性，拒绝将卡塔里娜的身体和声音从周围环境中孤立。她追踪了她的用药情况和进行的模范项目，听取了多方的声音，记录下了将卡塔里娜变为某种分身、掏空了她所有实际可能的情感与社会实践的模式。这位护士所做的工作没能遮盖真正在进行的事情，卡塔里娜所体现的"真相"的具体形式。

"她在社会层面上已经死了，"劳克斯说，"这是真正刺痛我们的东西……我们意识到：她无法选择活。"

在这架机器中，连接他人和使自己活下去的纽带被彻底切断。如果不是这个档案片段，这些医疗和家庭操作的明确性将永远遗落在历史中不为人知。

精神病医生帕特里夏·巴尔博扎（Patricia Barbosa），读出了被划掉的那一行："她被杀死了。"

那个前人类。

"我这样是因为生活"

急性痉挛
秘密痉挛
患风湿的女人
风湿病人的话
是没有价值的

在我读完卡塔里娜的医疗记录，并将它们置于其所发生的背景之后，我仔细阅读了她在 1999 年和 2000 年写的五卷词典。我想把人们在记录当中写的关于她的内容和她反对这同一种语言的书写方式放在一起。"我跟字母和解了。"她说。在她写作中散落的是呈现世界本来面目的渴望。

词典里处处都在提及动作上的缺陷、手臂和腿上的疼痛，以及肌肉的收缩。在写作中和谈话中，卡塔里娜总体上都称自己的状况是"风湿"。这个词常常被人们用来指代各种各样引发疼痛的关节病症和肌肉病症。卡塔里娜的意思是，这些病症是积年累月落下的，跟她的生活经历有关："Sou assim pela vida."（我这样是因为生活。）

"风湿"这个词在卡塔里娜的词典里从头到尾地出现，我跟着这个词，密切关注聚集在它周围的那些词语和表述。有时，卡塔里娜将她越来越严重的麻痹症状跟某种生物上的、家族性的标志联系在一起，提到某种"演变为生理缺陷的血型""血液中风""脑损伤""大脑健忘"，以及"妨碍改变、妨碍双脚往前迈步"的"失效的头脑和老化的头颅"。她还回忆起症状第一次出现时的大约时间："当时我 19 岁，生了第一个儿子。我们生活在内陆。我们搬去新汉堡时，我的腿就有点颤。"在另一小段中，卡塔里娜将"慢性痉挛"跟潜意识的作用联系在一起，或用它指示失去土地的他者的历史：

噩梦，慢性痉挛
侵入的风湿
印第安人和吉卜赛人准备火来烤脚
睡觉时没有东西盖
我父亲说

多数时候，卡塔里娜会谈论她身体病症的人为特性。比如，在接下来
的这段书写中，她将风湿描述成人们胡乱摆弄的遭受损毁的线：

人们以为他们有权利
将他们的手放在
损毁的线上
胡乱摆弄它
风湿
他们用了我的名称
出于好意或心存歹念
他们使用它
因为风湿

她的"风湿"将各种人生线索连成了结。这是一个散乱的结，一个使社
会交换成为可能的实际问题。它给了身体以形态，是一种道德的管道。在
那个世界里被用来交换的是卡塔里娜的病症而不是她的名字：她成了一种
症状。"我过去是什么样不重要。"卡塔里娜消失了，一个宗教形象占据了
她的位置："风湿，痉挛，被钉在十字架上的耶稣。"
　　就我看来，卡塔里娜境况的"秘密"根源于一种未知的生物性问题，以
及长久以来构成这种生物性问题的未受考虑的经验。卡塔里娜所描述的剧
烈的疼痛，以及她在医学和常识中所成为的权威叙事——作为一个疯子和
一个彻底无价值的人——必须一起被考察和分析。
　　可以看看所有与卡塔里娜的"风湿"交缠在一起的东西：

离婚 189

宗教

分离

公证人

身体的分离

结婚证

民事登记

文件

个人信息

沉默不会干扰

药剂师才会干扰

病人的思想

看处方信息

开药

风湿

命运

个人姓名

风湿性

欲望

一票接一票

父亲

政党

工人们

风湿性

无用

定罪

被卡塔里娜解释为风湿的疾病存在，跟被法律连在一起的身体的分离有联系，跟成为公共文件的个人信息也有联系。她的命运与她的疼痛和肌肉收缩被施以药物的方式有关。药物和专家的工作扰乱思考。卡塔里娜表达了，在风湿的状态下，父亲的名字、政党和工人们都是"无用的"，就像她自己的话一样。在另一个片段中，她承认症状的处理存在理性和官僚制度："慢性痉挛，风湿病，必须盖章，登记。"这一切都要在民主的环境下发生："一票接一票。"

190　　卡塔里娜很少提到精神失常，但她提起的时候，也会将它们描述成与风湿相关——如那句"脑袋里的风湿"——并具有社会性病因："大脑痉挛，麻痹，偏执，风湿，失业。"据称精神病患者的幻想是以迫害的感知为特征，在此，对迫害的感知跟大脑、活动的缺乏和经济联系在一起。家庭经济使人疯狂：louca da cabeça, louca da casa（她脑袋里的疯狂，她房子里的疯狂）。卡塔里娜没有忘记精神病治疗的作用——她的病症是有某种科学佐证的：

> 精神干扰
> 疾病进入头脑
> 抵达头颅
> 占据大脑
> 精神病医生

讽刺的是，卡塔里娜写到，在医疗记录中，她已准备好让自己消失在幻想里，仿佛她一直只是一串轻易便能消失的主观症状：prontuário, prontinha para ir ao céu（治疗方案，她已准备好去往天堂）。有一种盲目正在形成："我瘫了，而其他人盲得厉害。"

接下来是对她的病痛的操纵和维持，直到它们之后全都成了维塔里的卡塔里娜仅有的：

> 维塔
> 康复中心

如其所持的政治

卡塔里娜

精神

怀孕前的爱情

投票

由人民重新选举

腿上的风湿

但构成了她的不只是存在于那里的事物：

瘫痪的女人，人们不拿托盘送上食物

男人将我丢入空中时

我已经去了很远

每个女人都必须有秘密

作为"500个卡塔里娜"之一，她在维塔，同时也在自己思绪中的其 191
他地方。由于没有什么能让她与自我保持一致，卡塔里娜给了自己另一个
名字："现实，卡特基尼（Catkini）"。在她的写作中，她让我们看到另一番
景象。

症状的感觉

　　我们已经知道，卡塔里娜在 1992 年初在圣保罗精神病医院住院，这之前她刚生下早产的女儿安娜，在心理卫生院接受了治疗，而索伊·乌尔巴诺和多娜·塔玛拉没能收留和照顾她。那一年年底，卡塔里娜又回到了慈爱。在接下来的两年中，她又三次在那里住院。她最后一次精神病治疗监禁是 1995 年年初在圣保罗。这些住院记录也提到，卡塔里娜又一次被心理卫生院和新汉堡的综合性医院经手；她预约过吉尔松·孔斯医生，不是在当地卫生站就是在他的私人诊所；并且曾经在阿雷格里港的综合性医院待过一段时间。

　　我此前提到的行动者、体制、力量和策略的集合在此都起了作用，并且已在她的治疗中惯例化。新的体征和症状说明了迅速恶化的生理状况。我意识到，使用"恶化的生理状况"这种不带个人感情的表述，我是在避免说出牵涉其中的谋杀。

　　1992 年，就在圣诞节之前，尼尔松将卡塔里娜带回了慈爱医院，称她的精神病又发作了。根据 1992 年 8 月 7 日颁布的州级法律第 9716 条，精神病医生此时需要将所有的住院案例在 24 小时内上报给公共部。卡塔里娜不再被说成是幻听，而被说成对家人和财产构成了真正的威胁。伊纳西奥·席尔瓦（Inácio Silva）医生说，在他的叙述中，"病人焦虑不安，失眠，对亲属有攻击性，要跟丈夫离婚，谵妄，想把房子烧了。"

　　她一直在服用抗精神病的氟哌啶醇以及比哌立登，后者理论上是用来防止锥体外系反应的。据一位当地精神病医生说，这种药物搭配"是一种非常普遍的不当治疗。你绝对不能一开始就想当然地一起开出比哌立登和抗精神病药。你总归要先调整抗精神病药的剂量。"卡塔里娜很有可能是在一个当地卫生站获得药物的；她在新汉堡服务机构的记录没有提到这种医疗和药物操作。

卡塔里娜的精神病症状被详列如下：情绪调节力低下，焦虑不安，失眠，具有攻击性，妄想症，谵妄。三位跟我一起阅读这些记录的当地精神病医生达成一致说，"卡塔里娜所服用的药物很有可能也引发了其中一些症状。"比如，氟哌啶醇在控制和镇定病人的同时，也可能引起情绪上的失调和失眠。一位精神病医生解释道："氟哌啶醇会把人僵化。当那些多年来一直在服用这种或那种抗精神病药物的病人到我这里来的时候，我会换调节情绪的药给他们，他们脸上又开始表现出一些生气。"而我被告知，比哌立登可能会引发激躁和情绪障碍，而这些据记录里所写，都是卡塔里娜在经历的。

在进行体检时，席尔瓦医生的确注意到卡塔里娜"行走有困难"。她告诉他："这是家族遗传的。"但卡塔里娜所提供的遗传性障碍的信息和这种行动不便的体征始终没有受到医疗关注。的确，"风湿病人的话是没有价值的"。

在卡塔里娜人生的这个节点，没人再试着厘清她身体和精神状况的具体问题，询问哪个体征和症状是哪个，这些体征和症状代表着什么，它们是从何而来。在她混乱的状态中，有太多线索被结在一起，而这些结，可以说便成了中心。卡塔里娜在家庭中越来越受孤立，在一次又一次失败的精神病住院治疗和用药方案中轮换，她被当作没有理智的人，被当成典型的贫困城市精神病人对待。根据文档记载，一些因为药物导致的体征和症状被指出，并受到治疗。没有人的声音——不论是病人的或是医生的，也没有探究具体的生理状况。卡塔里娜正在成为她自己的一个药物分身。

卡塔里娜得到的初步诊断是"待分类精神病"，这是用来给既非精神分裂又非情绪障碍的病人定性的一个笼统名称。席尔瓦医生在氟哌啶醇和比哌立登的基础上又加了氯丙嗪、异丙嗪（Fenergan）。氯丙嗪是一种抗精神病和镇定药物，它也可能使病人白细胞减少，体温升高。像氟哌啶醇一样，它可能引发锥体外系症状。氟哌啶醇可能引起肌肉僵硬、打战、便秘和抑郁，以及其他症状。异丙嗪是用来最大化其他药物的镇定效果的，但它可能使人产生诸如口干、精神错乱、打战等症状，以及各种行动障碍。比哌立登是用以防止神经性副作用的，它可能引起情绪激动、口干、便秘、定

194

向障碍、情绪障碍、欣快症以及头晕。

卡塔里娜的记录里充斥着这样的症状。阅读文档的过程中，我感到迷惑和不安：区分需要被治疗的精神病体征和症状与药物的副作用是如此之难，医生对于区分它们又似乎是如此漠不关心。将其仅称为"治疗不当"（如一位当地精神病医生所说）是忽略了这种无人监管的经验主义所具有的引发后果的性质。药物的作用根本上构成了被治疗的身体，在此过程中，被卡塔里娜称为"风湿"的真实的／想象的／技术上的病痛开始出现。

在卡塔里娜住院的第二天（1992 年 12 月 9 日），被指定每周来看她的精神病医生阿图尔·利马（Artur Lima）写道，她"有人格障碍（具有心因性反应的精神分裂人格），谵妄，想跟丈夫离婚。总体情况良好"。他没有提到她行走上的困难，并且，没有明显理由，便用左美丙嗪替代了氯丙嗪，前者是一种药性更强、镇定效果更好的抗精神病药物。

充满矛盾。卡塔里娜最初被当作精神分裂来诊断和治疗，接着又被当成精神病，然后又是产后精神病——这些似乎全都暗示了她的各种状态背后有着器质性的病原。此时，她的行走不便终于被看到了，也至少在医疗报告当中被指出了，而因为她显示出抑郁的迹象，她又成了一个"心因性案例"。因为没有供她讲述自我理解的空间，所以她身体状况的生物性病因便被从视野中隐去了。而尽管她的诊断被逐步软化，她仍要服用"抗精神病药物大礼包"（如一位当地精神病医生所形容）。这些未被考虑的矛盾在她的身体上形成。在记录中，精神病医生、心理医生和护士的话证实了这种药疗生活，也证实了卡塔里娜所拥有的其他可能性的关闭。

在被监禁的第一天，实习心理医生写道，卡塔里娜"显得欣快"："她去了医院的剧院舞台，又跳又唱。"三天后，卡塔里娜跟实习医生抱怨"头晕"。护士一开始写的是，卡塔里娜"头脑清晰，方向感明确"，但"走路时打战、会摔倒"。12 月 10 日早晨，在医生让卡塔里娜服用了左美丙嗪之后，一位护士测到她的血压非常低，并在记录中写道："这是因为精神病药物治疗吗？"护士暂停了那天早上应服用的左美丙嗪，但当天晚上又恢复了全部治疗。

接下来的几天，护士提到，卡塔里娜"状态平静"，在试着走动，"一直

摔倒"。之后她被限制在了病床上。"病人自诉头晕。"一直到 12 月 20 日,
才有值班医生为卡塔里娜做了全面的临床评估,让她停用了左美丙嗪。他写
道,她患有"姿势性低血压"。据这位值班医生的说法,因为她服用了过量
的镇静剂,在床上躺了太长时间,这种姿势引起了她的低血压。他推断,这
不是药物治疗本身的直接作用。因此,一天半之后,全面的治疗又开始了。

卡塔里娜的精神病医生没有在他的周报告中提及这些体征和症状及其
所受的介入。"病人情况已经改善了很多。我们会试着在假期安排一次家人
探访。"这次探访未能实现。在接下来的几周里,护士写的一直是,卡塔里
娜"状态平静",心理医生一直说,她"感觉好一些了,更积极了,在参加
娱乐活动"。

1 月 8 日,精神病医生认为卡塔里娜能够出院了,并断定她的"心因性
精神病"可以在地方诊所做跟进治疗。医院的社工进入了我们的视野,联
络了"家人",基本上是为确认病人不会被遗弃在医院。护士写道:"病人
跟家人一起离开了,状态平静,头脑清楚,方向感明确。"想象的照护。一
条信息更加详细的行政人员的笔记写道:"病人跟随新汉堡市救护车的司
机一起离开。"用药主体被从家庭中切除,成了这座城市的病人。

"Haldol"(氟哌啶醇)和"Neozine"(左美丙嗪)是卡塔里娜词典里的
词。在一个片段中,她挑衅地写道,她的痛苦揭露了科学所呈现出的试验性:

科学的舞蹈
痛苦传播疾病科学,疾病研究
大脑,疾病
解痉灵
氟哌啶醇,左美丙嗪
唤起神灵

196

精神疾病的真值在卡塔里娜从现实被驱逐当中起了明确的作用。作为
一个有创造性的人,她在此将科学与技术的人类学往前推进了一步。医疗
科学的日常运作被发现可以在她的疾病中追溯到。她说,她的体征和症状

不是主观指征——这与客观指征完全相反。它们不是无意间引起的，也不纯粹是医源性的。相反，卡塔里娜的"风湿"是医疗和亲属两方面一起架设出来的。

科学的个体历史在此被写下。卡塔里娜的生活经历和疾病是某种科学的悲哀，这种科学本身即是病态的。其中有对追求智慧的彻底放弃，也有交易。精神病科学的商品，如氟哌啶醇和左美丙嗪，已经像解痉灵（东莨菪碱，一种非处方止痉挛药）一样普通，成了家庭日常用药的一部分。如卡塔里娜的经验所表明的，它们对她的大脑和疾病都起了作用。这些药品——有时起着像仪式一样的作用——实践的是一种想象的神灵而不是它们本应代表的物质真实：客体于是被视为主体。卡塔里娜的情绪反应是有其科学存在的，一种赚钱的科学。作为这种科学的传递载体，她的体征和症状都是典型。

在"症状的感觉"（"The Sense of Symptoms"）这一演讲中，弗洛伊德暗示，的确存在某种不能在个人独特史当中发现，并且无法用科学和精神分析技巧做出满意解释的症状（1957a:271）。他谈到"一种疾病的典型症状"，即在所有案例中都多少相类似的症状："个体差异在其中消失或至少缩小到很难使人将它们跟病人的个人经验、他们所经历的特定情况联系起来。"（270）举例而言，弗洛伊德曾考虑过在所有强迫性神经症患者当中非常常见的重复与怀疑。弗洛伊德没有将这些典型症状与生物性联系在一起，他将其视为另一种层次的经验，或许反映了某种普世的文化："如果个人的症状是那么无可置疑地源于病人的经验，那么，典型的症状也有可能追溯到一种其本身便典型的经验——对全人类都普遍的经验。"（271）

197   弗洛伊德承认，使人看起来相似的那些症状其实促成了医疗科学工作的可能性："我们不能忘记，确实正是这些典型症状，在我们做出诊断时给了我们方向。"（1957a:271）但弗洛伊德没有详细阐述专家是如何用这些症状发展出科学的，他转而将注意力放回了个体对它的调整。他富有洞见地指出，典型的症状激活了一种主体可塑性："然而，在这种相似的背景下，不同的病人却会显示其个人化要求——有人倾向于说这是一时的幻想——这些要求在某些案例中是彼此冲突的。"（270）病人通过典型症状投射（或许可说是制造）自己的个人病情和情绪。但是之后，弗洛伊德没有探究这一弥补性的能动性所具有的物质性和历史性，他提到，这是一种病人围绕着它重塑他／她已有的神经症的核心。

最终，并不出人意料的是，弗洛伊德将这一现象进行了普遍化。他认为，这些情感反应其实使个体症状和典型症状变得完全一样了："因此，我希望这样的反思可以带来宽慰：一种症状与另一种症状的任何根本差异都几乎无法被呈现出来。"（1957a:271）因此，在强迫性神经症患者当中非常常见的重复与怀疑可以被解读为"病人病理变化的性质加诸自身的普遍反应"（271）。这种解释在现代的问题是，主体不单是潜意识过程的反映，而是由病态的科学／商业／政治变化所铸成。

在卡塔里娜的写作和思考中，全球药物商品并不简单地被理解为一种为自我塑造的旧模式提供的新材料。这些到处散发的药品跟社会医疗和主体性控制的新机制交缠在一起——这种新机制具有一种致命的力量——并在后者的进程中发挥了指引性的作用。就这一意义来说，并不是症状本身没有历史，而是，对于这些科学认同如何变得如此广泛可见，它们如何取代了社会关系，在家庭和医疗当中取消了某些形态的人类生命这些问题，我们没有放到历史中去理解。

卡塔里娜说，她编写词典是为了"不忘记词语，不忘记所有她小时候得过的以及现在有的疾病"，此时，我们能够更充分地理解这句话的意思了。她所经历的疾病是一些事件和实践——这些事件和实践改变了她已然学会成为的那个人——的结果。如"氟哌啶醇"和"左美丙嗪"这样的词事实上便是她。那种叫作"Akineton"（比哌立登）的药嵌入了卡塔里娜给自己起的新名字："Catkini"。

1960 年，雅克·拉康写道，他那一时代的科学已经在占领人类欲望的领地："在这一历史时期，人一直以来感受到的欲望被道德家所麻醉，陷入沉睡，被教育者所驯化，被学者所出卖，它已经躲进或被压抑进最难以捉摸的、最盲目的热情当中……对知识的热情。这种热情此时正方兴未艾，远未到下定论的时候。"（1992:324）拉康说这话时考虑的是物理的科学——具体而言，即正在发展的原子弹与核武器竞赛。他说，政治力量已经进入科学宣传，并为新机器、工具和装置提供了资金，"它所造成的结果是，我们徒剩下这种报复"（325）。卡塔里娜被遗弃在维塔等死，她写道，她的欲望被出卖了。它此时是一种与药物相关的东西，没有人类的交换价值了：

　　卡塔里娜哭泣，想要离开这里
　　欲望
　　浇水、祈祷、哭泣
　　流泪的感觉、恐惧、残忍、背叛
　　我的欲望没有价值
　　欲望是药
　　对马戏团毫无用处

药物存有

在剩下的住院记录中，我们看到卡塔里娜变为一个药物存有的无可阻挡的过程。

1993 年 8 月 16 日，卡塔里娜又一次住进了慈爱医院。吉尔松·孔斯医生写了转诊函要求安排她住院。我找到了文件，它写在信头印有新汉堡卫生部的信纸上，存放在慈爱关于卡塔里娜的记录中，但心理卫生院的档案和孔斯医生的记忆中都没有这件事的踪迹。在我看来，似乎有幕后交易使得卡塔里娜的又一次监禁成为可能。在转诊函中，孔斯医生写道，卡塔里娜有"精神病"，并点着了夫妻同住的房子："病人抑郁、焦虑，点着了房子，逃到街上，漫无目的地游荡。她此前曾住院过，现在没有接受门诊治疗。"

这一次，其他的法律要求都符合了，卡塔里娜签了"自愿住院表"。我们不知道她以为自己签的是什么，但她的签名免除了精神病医生向公共部上报她住院情况的责任。然而卡塔里娜的行为仍存在某种能动性：她签了自己的娘家姓。

她的批准入院报告上写道："病人在过去 15 天里状态抑郁，失眠，不进食，有神神道道的、不着边际的想法（关于毁灭与死亡的想法），有攻击性，从家里逃出。8 天前她烧了丈夫的东西，并试图把房子烧了。"这个女人此时威胁着家人的生命和财产。至于她的"过往病史"，叙述称她"从二十出头就开始有抑郁情绪"。精神障碍的家族遗传史此时被纳入考虑："一个舅舅自杀，母亲这边的两个表亲有抑郁症。"记录在暗示，一些精神问题通过母亲这边的血统被遗传下来。

这一次，卡塔里娜被给予了一个新诊断："单相情感障碍，抑郁症发作"。她正在进入情绪障碍的全新精神病药物世界。抗抑郁药盐酸丙咪嗪（Tofranil）跟抗精神病药氯丙嗪和安眠药氟硝安定（Rohypnol）被一起开给了她。"必须要小心,"一位看了卡塔里娜记录上的药物搭配的精神病医生说,"这更像是抗精神病治疗。有时,只消一片抗抑郁药,就能把病人在精神病这条路上推得更远。"

卡塔里娜被分配给了阿图尔·利马医生——六个月前治疗她的同一个精神病医生。他一天后在医院五楼给她看诊:"病人现在处于抑郁症发作期。总体情况良好。"这条简短的笔记并不符合入院时的报告,在那份报告中,对卡塔里娜的描述是,除了其他情况,她还不进食。她的总体情况怎么会良好?"典型症状"——就是精神病医生看的,治的,弄假成真的。他笔记中的"现在"提供了一种与此前治疗方案的联系。又一次,利马医生换了卡塔里娜的药,给她用回氟哌啶醇、左美丙嗪、安眠的硝基安定和比哌立登。按照新的医疗趋势,卡塔里娜的诊断被软化到了一种情感性精神病,不过她的治疗中的变化并没有反映这一点。这位精神病医生没有在他的书写和询问中加入护士汇报的内容:"病人试着走动,但摔倒了。"

在住院的最初几天,对卡塔里娜的描述是,"嗜睡,头晕,头脑混乱",以及"平静"——一种过度服用镇静剂的状态。护士一直报告,她经常摔倒,拒绝医护人员对她的口头安排,于是她被绑在了病床上。8 月 26 日,一位护士汇报,卡塔里娜"头脑非常混乱。说话前言不搭后语——她一直是这样,没办法交谈。个人卫生需要护士的帮助"。同一天,利马医生写道:"她情况稳定。病人对药物反应良好。"医生对卡塔里娜情况的评语和护士的报告之间的分歧仍在继续扩大。护士反复提到,她抱怨身上痛,经常摔倒。有一条记录显示了病人之间可能存在的某种形式的团结:"病人被另一个病人从床上放开了。"

8 月 28 日,发生了一件可能改变事件走向的事。那天卡塔里娜大部分时间都在床上,因为她没办法站起来,她从床上摔了下来,伤了脸和眼睛,然后又一次被绑在床上。值班医生给她做了检查:"自住院开始,病人就一直在摔倒。今天她摔了两次,弄伤了右眼。右眼的瞳孔光运动反射(pupilar photo-motor reflex)发生了一些变化。请求做院外临床评估。"

这位医生怀疑她有神经系统的问题,写了一封转诊函,让卡塔里娜在慈爱医院之外做检查。(到这天为止,这家医院的医疗团队都没有神经科医生。）1993 年 8 月 30 日，经卡塔里娜的精神病医生同意，她被转往一家综合医院——邦菲姆（Bonfim）："病人情况改善，被转院。诊断：情感性精神病。"

"你知道写这封转诊函的医生是谁吗？"前慈爱医院医生达尼埃拉·尤斯图斯在跟我一起梳理记录时这样问我。我说我不知道。

"但我知道，"她说，"就是我。"

找到了：尤斯图斯医生的医疗印章和签名。"卡塔里娜用药过量，摔倒了。她的瞳孔显示她有某种神经系统的变化。这可能是头脑中的淤血造成的——谁知道呢？我请求做院外检查。这是唯一合理的医疗态度。即使我不是卡塔里娜的医生，不能介入她的精神病治疗，但我还是把她弄出去了。"

一次受伤和一位有同情心的医生为卡塔里娜走出精神病／药物治疗模式创造了机会。"你无法想象要把一个慈爱医院的病人安排到综合医院住院有多么困难。有太大的污名。"尤斯图斯医生回忆道。但卡塔里娜在邦菲姆医院待了一个月。在慈爱医院关于她的记录中，一位社工的笔记表明，她从综合医院回来时状态良好："病人于 9 月 30 日被送回这里，之后被送回家。那家医院负责治疗她的医生没有开任何药给她。"

我需要看那次住院的记录。那里的医生是如何合理化卡塔里娜的情况的？他们处理她眼睛上的伤了吗？他们给她做尤斯图斯医生要求的神经系统检查了吗？他们有什么发现？卡塔里娜的精神病治疗中止了吗？她住院期间是不服药的吗？

那家医院是为住在阿雷格里港边缘山地贫民窟里那些最穷的穷人服务的，它的记录证实了我最害怕的事。尤斯图斯医生的转诊函在卡塔里娜的文档里已无处可寻。并且，令我困惑的是，不论是她瞳孔的损伤，她伤口的料理，还是任何神经系统的检查，记录中都没有任何提及。机会被错失了。在综合性医院，卡塔里娜是作为一个"营养不良、脱水和贫血"的"精神病人"接受治疗的，她被诊断为"厌食症"。

除了氟哌啶醇、左美丙嗪和比哌立登，卡塔里娜还被开了一些维生素，配了高热量、高蛋白的饮食。在记录的某个地方，一名医生提到"肌肉萎缩"，但没有对此进行检查。总的来说，态度似乎是这样的：医学所能做的就是帮她增加些体重。

但甚至这个目标都没有成功实现。9月3日，一名助理护士记录下了薇拉医生的抱怨：卡塔里娜已经两天没有输她开的肠外营养药了。9月18日，因为她"试图逃跑"，监视力度增加了。12天后，一句"情况改善"让卡塔里娜被批准出院了。没有家人来接她，慈爱医院的一名工作人员签字把她接了出来。没人管这副衰朽的生理机能。

一年半后，也就是1994年3月28日，卡塔里娜又回到了慈爱，又一次带着吉尔松·孔斯医生的转诊函，对她的描述是"待分类精神病"："病人谵妄，有被迫害的妄想，抑郁，焦虑。她不接受流动治疗。此前有住院记录。"新汉堡心理卫生院没有这次转诊的记录。

卡塔里娜服了具有镇定作用的氟哌啶醇和异丙嗪，入院时处于昏昏欲睡和出现幻觉的状态。在这样的情况下，卡塔里娜签了一份"自愿"住院表。给她办理住院的医生在她签的那张表上写了日期。他以这样的措辞评估她的状况："过去三周病人有肢体上的攻击性，焦虑，夜晚无睡眠，几乎不进食，看到东西，听到哭喊，哭泣。她不让任何人进入家里——警察不得不撞门进去。她把药都扔了。病人有自杀念头，认为有人想虐待和谋杀她。"

卡塔里娜被描述为对家人和自己越来越危险。她已经被留给警察照顾。记录暗示她实际上要为自己情况的恶化负责——她把药都扔了。就好像她的情绪和想法与围绕她的孤立现实毫无关系。相反，卡塔里娜的恐惧和愤怒被理解为不服药的直接结果，为此也不具备真实有效性。抑郁的基因此时或许可以解释她的精神状况："母亲那边的表亲有精神问题，舅舅自缢而死。"

给卡塔里娜办理了住院手续的医生在她已有的用药方案中又加了氯丙嗪和比哌立登。伊里内乌·阿莫林（Irineu Amorin）医生会每两周为卡塔里娜看一次诊，他说，她患的是"情感性精神病"，于是又在混合的药物中加了抗抑郁的盐酸丙咪嗪。然而，一名当地精神病医生看了这些记录之后，观察到的是，这种剂量跟卡塔里娜其他的药合在一起，不足以有效地治疗情绪障碍，却最终可能导致"帕金森式的打战和整体的不适感"。这次住院期间，卡塔里娜还被用以安眠的氟西泮（Dalmadorm）。

3月29日，卡塔里娜抱怨"腿上无力"。但因为谵妄似乎是精神病学中盛行的，只有人们所以为的妄想和攻击性得到了解决。"病人产生幻觉的情况有所改善。"阿莫林医生在3月31日写道。一周后，实习心理医生评论道，卡塔里娜"很冷淡，对自己的状态不再挑剔，不参加娱乐活动，说她得睡觉"。一周后，同一名实习生写道，卡塔里娜"自诉行走困难"。凭医疗常识应该能看出像氯丙嗪这样的抗精神病药物很容易导致病人失去平衡。但是用药仍在继续。

"卡塔里娜是那个时代精神病治疗的典型。她就是精神病治疗的历史，"尤斯图斯医生反思道，"她没有得到过一次清楚的诊断，她的神经系统问题一直没有得到治疗。他们把她神经系统的体征当成了精神病的表现。这种区分是关键的，但是：这是我们在私人诊所做的事情。而她是在慈爱医院。这是在巴西。

"近期有个被诊断为抑郁症的病人被转到我这里。她一直头痛，我要求做个磁核共振成像。一个月以后，一名家属回到服务机构说，通过联合健康体系做这项检查要半年的时间。我带这个女人去找了我的一个朋友，他有一间私人研究室。检查显示她长了一个很大的脑瘤，并且它仍在长大。"

4月20日，医院的社工试图联络卡塔里娜的家人，"但他们提供的电话不正确。没办法联络到他们。"卡塔里娜被期待就此在反复住院、出院的过程中消失。没人对她负责。4月22日，实习心理医生描述了一种卡塔里娜或许一直以来都具备的理解和沟通能力："病人举止得体，与他人交谈，谈起去看家人的打算。**她手里有一本诗集。**"

护士继续记录卡塔里娜的镇定状态，她的"平静"，以及她走路的问题。实习心理医生在突出他们以为的融入："参与了化妆工作坊，帮助另一位病人化妆。"5月初，卡塔里娜的精神病医生判断，她"出现幻觉的症状好些了，但仍有关于家人的谵妄想法，认为家人要伤害她"。关于家人希望她消失的想法哪里是谵妄？

5月13日，尽管医院已寄信通知他们，卡塔里娜"没有精神病症状了"，

204

可以出院了，但家人仍无回复。一直到一周以后，在跟新汉堡市政厅进行成功沟通后，卡塔里娜才由一辆救护车接走，最后在家里留下。经过几年药物治疗，跟家人关系又逐渐破裂，卡塔里娜近乎失去了所有的可能性。

吉尔松·孔斯医生当时是心理卫生院的协调人，在 1994 年 6 月 23 日给她看过诊。他对用药做了基本调整："病人好多了，与丈夫分居，跟小的孩子一起生活，治疗继续：盐酸丙咪嗪，安眠的地西泮，以及稳定情绪的卡马西平。"

同年 12 月 12 日，市政警卫发现卡塔里娜在街上游荡，将她带到了心理卫生服务机构。后来她在综合性医院被用了镇静剂。此前已经描述过，护士莉莲·梅洛在这个时候将她带回家里，听到她婆婆说出了希望她死："她应该死。"前夫很明确地说，她应该由公共医疗来处理，应该被远远地送到阿雷格里港。

1994 年 12 月 16 日，卡塔里娜在圣保罗住院——这是她被扔在维塔前最后一次住院。是她的前夫带她去的。"她有攻击性，朝邻居扔石头，放火烧自己家，说话前言不搭后语，拒绝吃药，没来由地说有人想害她，没办法照顾自己。至于腿上的麻痹症状，她丈夫说也有其他家人走路是这样。"

卡塔里娜自己烧了自己的棚屋这一说法不实。但此处无人在意真正发生过什么。卡塔里娜的行动变得更加困难了，她跟尼尔松分开了，孩子由父亲和第三者照顾，她没有钱，父母双亡，弟弟也很少来看她。据前夫说，"她都没有办法独自吃药"。

写了入院报告的比奥拉医生见到了一个神智清醒的卡塔里娜，但她走起路来一定会摔倒。或许因为她当时没有在吃药，她才得以告诉医生，"腿上的痉挛最初是在她 20 岁左右的时候出现的，当时她已经正常地生了三个孩子，她没有摔伤过脊椎，也没有打过麻醉。她摔倒的频率很高，并否认自己酗酒。她母亲有同样的问题，在轮椅上去世。"

"我反对她住院，"比奥拉医生医生写道，"她应该做一次神经系统评估。"

卡塔里娜签了"自愿住院表"。

她最后的诊断是"偏执型精神分裂"。所谓的谵妄和被迫害妄想引来了很重的用药：氯丙嗪、氟哌啶醇、比哌立登，还有异丙嗪。12 月 19 日的精神病评估上写着："病人昨晚睡着了，不信任治疗师和药物。"

医生写道，他们试图与病人共同努力，"给予她关于现实的资料"。12月23日，一阵腹泻之后，记录描述她"在休息，感觉良好，跟其他病人谈起她前夫"。假期之后，12月28日，精神病医生写道："她的思想集中些了，谵妄不那么严重了。个人卫生保持得不错，参与作业治疗活动。她重视自己取得的进步。"1月5日，记录说她"对自己做了严肃的自我批评"，同时判断她"可以出院了"。对她身体状况的描述是"体力耗尽了"。没人可联络。

一周过去了。"病人说话含糊。她讲述了自己为什么要离开丈夫、脱离自己过去的生活。思维逻辑连贯，能把情绪控制在适当的程度。社工联系不到任何家人。"

卡塔里娜一直说腿和关节痛，一位护士叫她跟医生讨论这件事。但这不了了之。1月12日，卡塔里娜被送回了外面的世界，自己吃药："病人没有严重的症状，能够出院了。建议在家中按时服药，保持健康。"

1995年1月23日，孔斯医生在心理卫生院看了卡塔里娜，他写道："病人住院后有改善。"然后他继续开出处方：抗精神病的氟哌啶醇和氯丙嗪。

6个月后，6月5日，连孔斯医生都无法否认她身体整体状况的恶化："病人的精神病好多了，但走路困难。应继续服药。"最终，心理卫生院促成了她去看神经科医生。罗萨娜·波马雷希（Rosana Bomarech）医生写道："病人说话和走路皆有困难。小脑和锥体临床图像。需要住院得到适当的神经系统检查。推荐阿雷格里港圣塔卡萨十四医院（Infirmary 14 at the Santa Casa）。"但谁会关心呢？

28岁，孤身一人，没有家庭，失去了对孩子的法律权利，没有收入或救济金，服药过量，失去行动能力，对卡塔里娜来说，一切都太迟了，也没有人再跟进转院的事情。但在维塔，在写作中，卡塔里娜仍想起波马雷希医生的这条笔记："医生，新汉堡，神经科医生，女医生，此种案例的专家，就在阿雷格里港。"

卡塔里娜写的是家庭-国家的实践与医疗影响科学的（不）介入相结合所产生的效应，以及她自己的身体长久以来经历的各种状态。在这一意义上，她的症状既是模式化的现实，也是被遗落的东西。她那被不加理会的状况，是跟改变了的常识相一致的。她没有"忘记词语"，并以它们进行思考："去死死亡"。

孔斯医生还写了两条关于卡塔里娜的笔记。

1995 年 10 月 19 日看过她后，他写道："处方。"

1995 年 12 月 26 日看过她后，他写道："处方。"

这就是卡塔里娜在城市的领域中最后一次出现。

第四部分

家庭

纽带

无论我以为我有多么了解卡塔里娜的人生——从我们的长谈或对医疗记录的仔细阅读，每次我们见面聊起来时，我总能碰到某些我理解不了的东西。这种未知并非由于卡塔里娜提起的什么新奇或前后矛盾的信息，而是由于她反复将人物从一个语域转移到另一语域：她过去的生活，被遗弃在维塔的生活，以及她所渴望的生活。她似乎把这种移动本身变成了她思想的生命，用她自己的语言理解自己的存有所遭遇的事情，为她自己和听者都留有悬念。

2000 年 12 月，我回到维塔。我的妻子阿德里安娜与我同去。这是我那一年第三次探访了。与卡塔里娜进行了深入对话，同时仔细查看了她的医疗记录，我本可在这个节点上结束工作，宣布："我有一个故事要讲。"但这样一种方式跟长久以来一次次地阻断卡塔里娜的可能性的那些行为就太像了。在参与回顾卡塔里娜人生的过程中，我更清楚地了解到她的被遗弃经历所具有的一般性和代表性。但她的愿望是重新进入这个世界。随着工作推进，我慢慢地不再只是卡塔里娜的倾听者和阐释者；我们的互动对于她逐渐变成一种获取医疗和家庭的途径。民族志工作既将她显然十分复杂难解的状况历史化了，又推动了新事件的发生。

维塔的面貌一直在改变。简单说就是，楼多了，人少了。在疗养院里，浸透了尿液的泥地浇上了水泥，白日的臭味被用软水管接上自来水冲洗干净。在 1995 年和 1997 年我最初探访维塔时，长居的**被遗弃者**人口大约为 200 人，此时这一人口已经减少到 70 人。三年的时间里，过半人口不是去世了，便是离开了。但以我在城市流行病监控机构了解到的，在维塔死亡的人数完全不可统计。死亡证明是由附近医院的医生写的，做的死亡登记就好像他们是在那些医院里死的，因而被遗弃者的死亡便无从描画。我们所能看到的便只有这些不被需要的身体莫名其妙地被清空。

　　卡塔里娜坐在药房外面写字。她非常瘦，皮肤被晒成褐色，手臂动起来明显有困难。她笑着说她一直在焦急地等着我们。这本笔记本几乎写满了，里面夹着各种糖纸、卡片和照片。

　　这些人是谁？

　　"我的一个邻居，这是他小时候。"她说。照片是护士克洛维斯给她的。

　　你好吗？

　　"接下来的日子我要出门旅行。见我的亲人。奥斯卡说他得先跟社会工作者多娜·达尔瓦谈，为我们去新汉堡做计划。"

　　卡塔里娜经常提起新汉堡的一个地址——宪法街 999 号——并常说想去看她的孩子。维塔的协调者坚持说他们尽力了，但没有能联系上她的家属。这一次，我想试着找到她的家人。我不知道这一工作到哪里会结束。

　　你身体状况怎么样？我问。

　　"我身体很好，但我腿疼。我坐太久了。"

　　你有试着站起来吗？

　　"有时我会尝试，但我会摔倒。有一天，我跟轮椅置气。我不想要它了。我想站起来，但我摔倒了。我哭了很长时间。我不要任何人靠近我。克洛维斯过来帮我。他给我药，药对我的腿起效了。他也给马塞洛药。现在痛过去了。但那种疯狂还留在腿上。"

　　你还在吃药吗？

　　"维生素。克洛维斯给我的。"

　　维塔有新来的人吗？

　　"没有，没人来。"

　　几张情人节卡片从卡塔里娜的笔记本里掉出来，那是克洛维斯送给她的。她说现在他们已经约会一年多了。

　　萨萨走到我身边问我："你带来了吗？"

　　什么？我忘记了什么东西。

　　"照片。"她说。她想要我去年 8 月拍的照片。

　　我不知不觉间参与了遗忘的过程，而这似乎支配了萨萨的生活。不是我食言，因为我的确带了照片来巴西，但落在了我住的公寓里。就是在那样一刻,我不禁感到惊奇,她竟记得照片的事,好像她不该记得似的。在我反复回到维塔并与卡塔里娜和她的邻居交往的过程中,这些人的苦难生活在我眼前成形,让我产生一种心理准备——以为他们已经不再有认知能力。

照护者当中的组长奥斯卡远远地喊道:"最近怎么样,若昂?"他跟克洛维斯和阿伦卡尔是少数几个还留下来照顾被遗弃者的人。奥斯卡胖了。"感谢上帝,我保持着健康呢。"对于医生还没有给他开抗反转录病毒药,他颇感自豪。他的家庭也很好,他说。

卡塔里娜接着说:"我每天都来药房,因为他们最后才给我洗澡。"

这不合逻辑的推论听起来很奇怪。她于是指着那栋供女性住的新楼,解释说志愿者会给她们铺床,然后帮助她们洗澡。她自豪于自己仍能洗头,她的头发很长了。卡塔里娜暗示说她每天晚上都会做春梦,但没有细说下去。

我给了卡塔里娜一本新的笔记本。她说,写字的时候她感觉很好。这是她仍能使用双手并用它们创造些什么的证据:"我很高兴自己能够控制笔,还能够传递些什么。"维塔中其他被遗弃的人在他们手中握着的物品中找寻到的东西,卡塔里娜在写作中找到了。如何把她诗意的想象引入伦理空间中来?

我告诉卡塔里娜,我已经听了我们之前谈话的录音,并且誊下来了。

"那医疗记录呢?"她想知道,"你读了吗?有用吗?"

有用,我说。我提到了一些发现,并且问她是否记得在慈爱医院里发生的一些具体的事。

"我记得所有女人都笑得很大声,特别大声。参加娱乐活动时,我们排着队,叫到我们名字,我们就去踢球。"

我想,卡塔里娜一直在竭力避免成为某种刻板印象的、性别化的秩序的一部分,不论是在家庭里也好,在精神病院也好,在维塔也好。当我问及她的朋友莉莉和因迪亚时,她说她们是"床铺邻居"。她抱怨说,年纪更大的女人在传她和克洛维斯的闲话。

卡塔里娜看着阿德里安娜的戒指:"真漂亮……婚戒。结婚戒指就是成对的。"

阿德里安娜把戒指递给她看。

你的写作——我又回到这个话题——你写的时候头脑里想什么呢?

"那些我不会忘记的、我认为重要的东西。"

什么会让一个词语变得重要?

"因为……这些词不常用……所以我仔细地想,这样才不会忘掉它们。"

思考就是关心着这些词语。给那些不常用的词语赋予了新的价值和用法。我问卡塔里娜,一个词能不能引出另一个词,但她说不会,并且谈起词语背后的与个人无关的能动性,一直用的是过去式:"不是说一个词会引出另一个词……而是你记得。你记起词典里一个不常用的词,或许它根本不在词典里,接着我就把它写下来。"

写下来是一种对记忆的思想上的努力,赋予不常用的词以人性。

这个词为什么会不在词典里?

"你从没有把这个词写下来过。"

你为什么叫它词典呢?我问了一年前问过的同一个问题,那时我第一次见到她在写。

又一次,卡塔里娜强调了她的劳动:"因为这是我的一项工作,一项我做的工作。"

我想让她解释一本词典和一本书的区别。

"在书里,故事总是写好的;而在词典里,我必须写,然后创造一个故事。你明白吗?"

词典包含了失落的词语,与完整的故事相互断开。它们是死的物体,却为词语活的一面提供了空间。我想听下去。

"我必须在词典里创造故事。我必须形成故事的思想。很多时候有人会抄某个传说,或者从某本书、某个笔记本上抄。"

你为自己写还是为其他人写?

"我正在写这个东西……或许我在为你而写,我不知道。"

卡塔里娜此前从没有这样说过。这是一种极度信赖的标志。

一阵沉默之后,她继续道:"有时候我会思考一种疾病,思考它是如何形成的……之后我开始想,这种疾病是可以治愈的。然后我便写下这种疾病的名字。"

　　她的思考遵循着一种模式：一个人如果知道某种疾病是如何形成的，那便可能想到如何治愈它。

　　然后医疗科学制造的幻想出现了（不过后面要跟个问号），体现在她跟克洛维斯的交谈中：   213

　　"那么假如有办法治的话，我想就会有捐赠了，对吧？因为总是有维塔的朋友给药房捐药，克洛维斯在那里处理伤口……他帮忙注射和取药。"

　　你记得什么具体的病吗？

　　"风湿……痉挛，慢性痉挛。"

　　我想尽可能多地了解她的感受，因为我正在安排医生来看她，询问她的生理状况，看看她所说的长期的疼痛能够有什么办法缓解。

　　"就是我的病……很痛，一直痛进骨头里。每个关节都痛，痛在屁股上，腿上，手指上……它遍及全身。"

　　你说话说累了吗？

　　"没有。"

　　我问得会不会太多了？

　　"没有。"

　　克洛维斯过来了。他看起来累极了，说卡塔里娜现在身体很健康。

　　她加入了对话。"你给我药吃。"

　　"是啊，可不是吗？"他回她。他试图化解她所说的爱情故事，假装自己是一个尽职尽责的照护者："她总是跟我打架。她会像只猫一样尖叫。我不能照顾任何别的女病人。她会嫉妒。她想占据我全部的注意力。但这里又不是只有她一个。"他补充说，他再也忍受不了腐烂的食物了，正在找机会离开维塔，去老人住屋谋一个护士的职位，这次得是领薪水的。"我可以在那里把我的护士执照挂在墙上，可以给人注射。"

　　克洛维斯离开去照顾其他病人时，卡塔里娜转向阿德里安娜建议道："你不应该再吃药了，这样就会有孩子了。"

　　有点尴尬，我们附和说的确是时候考虑要孩子了。卡塔里娜告诉阿德里安娜，她以前吃过一种叫作"Neovular"的药。

　　奥斯卡走过来，热情地跟我们打招呼："我们很想你。你已经是我们的一分子了。"我们也会想起维塔和这里的人们，我回答。

我告诉卡塔里娜和奥斯卡，我想带一个医生来给她做检查，他们都同意了。

卡塔里娜借着话头许了她的愿望："奥斯卡，你会带我去新汉堡见我的家人吗？"

我插进来说，我会去找他们。

奥斯卡离开时，卡塔里娜重复道，"克洛维斯是我的男朋友。"她看向阿德里安娜的眼睛说："你真体贴。"

"我们常想起你。"阿德里安娜回答说。卡塔里娜又补充："我相信你。我特别信任你们两个。"

卡塔里娜的室友莉莉走过来，说自己感觉不舒服，但一直说"不知道为什么"。一场交谈随之发生，言谈间，阿德里安娜问莉莉，她为什么会来到维塔。莉莉又说了一遍她此前告诉我的故事，她人生编码的要素："我不待在家里，我总是在教堂……我祷告。"她提到，她以前常去维塔的教堂，但教堂现在停止活动了。但周日的下午，五旬节派信众仍会在维塔的水泥地广场上组织一场集体性的仪式，分发糖果和祷告卡，用麦克风唱歌，祷告。"我总是觉得我得去教堂，但现在我还在这。"

然后她转向阿德里安娜悲伤地问，"你是我的女儿吗？"

"不是。"

莉莉告诉我们，她生过两个女儿，克里斯蒂纳和瓦莱里娅。"我把她们带去我爸家里，好让他帮忙照顾。"她说她当时已经睡到街上了。

为什么在街上？

"因为我喜欢。"

我追问她家里发生了什么，为什么她会离开。

"我觉得我得去教堂……我不想提了……但是，他的确对我不好。我丈夫打我，因为我离开家去教堂。"

在我翻译给阿德里安娜听的时候，莉莉插进来说："我听不懂……我听不懂你说的语言。"

克洛维斯就在附近，我们的谈话他听到了一些，他与莉莉当面对质，要她说出她被送来维塔的"真正的实情"。

"我说的是实话。"她斥责他。

"你对你的儿媳妇做过什么？"克洛维斯问。

"你要问她对我做了什么……她拿了把刀要杀我。"

"我知道的故事是，"克洛维斯说，"她叫你儿子'爸比'，你不乐意听。"

"是这样没错……她又不是他的女儿，我告诉过她。但不是我想砍她。"

克洛维斯反驳她："我听说你当时在切肉，然后突然拿着刀朝她扑过去。"

我们打手势叫克洛维斯不要再给她增加痛苦了，他便离开了。

莉莉说，"今天我看见我儿子从门口走过，但他没停下来看我。"

"这可太难受了。"阿德里安娜应道。

卡塔里娜于是问起阿德里安娜的家庭。

莉莉聊不到那么远，一直问："你真的不是我妹妹吗？"

因为莉莉一直盯着阿德里安娜看，卡塔里娜说："他们结婚了，他们是夫妻。"

被遗弃者跟那些愿意无限倾听他们的人交往时，没有哪方面是轻而易举的。在这种交往中，潜意识的愿望（无论如何它们都是固有的）不会实现，人类学学者也不会成为此前的精神形式的替身。相反，因为尊重和信任而出现了一个场域——在这个场域里，基本的生活问题呈现出来，对时间与意义的竞争性的把握，也在人们寻求连接纽带的同时表现出来。

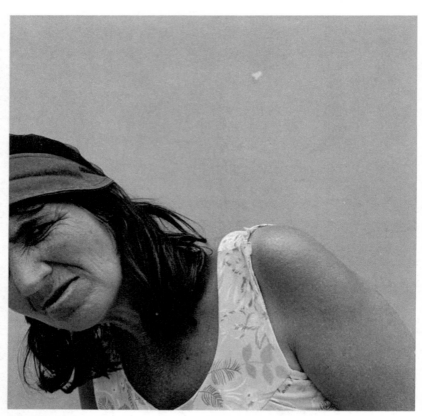

莉莉，维塔，2001年

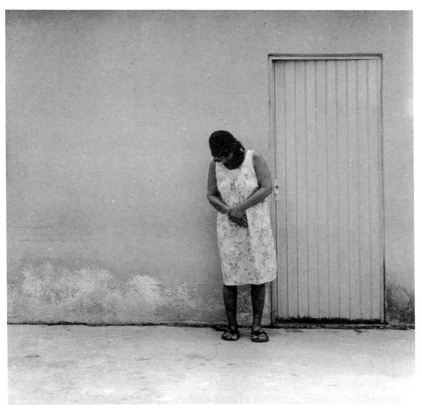

莉莉，维塔，2001 年

共济失调

218   路易斯·吉列尔梅·施特雷布（Luis Guilherme Streb）是我认识了很久的朋友，我请他帮忙为卡塔里娜做检查，可能的话也帮她治疗。两天后，他跟我来了维塔。

卡塔里娜在药房里等我们，克洛维斯在那里给药品分类——卡塔里娜此前提到的过剩的捐赠药。联邦政府所促成的高度专门化的药物到处唾手可得的情况，在维塔也大行其道。克洛维斯告诉我们："我拿到了很多精神病药品和抗反转录病毒药。我把这里能用到的药分出来，另外的送去我们开的专供附近病人的药房。"

此前是一名被收容者、现在成了志愿者的吉多并不会拿到这些抗反转录病毒药，因为他享受联合健康体系（全民医保体系）全面的艾滋治疗和监控。一些药可能会到某些个人手里：不断有患艾滋的年轻人来到维塔，在此做短暂停留，之后被送走或者嫌饮食和居住环境太差而离开；一些药会到他们手里。其中一些年轻人尽管已经到了艾滋病晚期，仍要回到街上去，因为在那里，如某位这样的年轻人告诉我，"可以挣到钱"。抗反转录病毒药不受监管地、没有规范地被派发给那些在维塔疗养院和康复区的人，领药者也从未被正式确诊为艾滋病。有好几次，奥斯卡、克洛维斯和阿伦卡尔提到，维塔大约有10人患有艾滋，但他们没法指出哪些是患病的人。经过卡塔里娜和维塔管理人员的同意，施特雷布医生用她的血样做了维塔中流行的各种传染疾病的检测。

精神病药物种类丰富。"我在处理大量的药物……氟哌啶醇、氯丙嗪、左美丙嗪、异丙嗪、盐酸丙咪嗪。"克洛维斯反复说。70个留在疗养院的人
219   当中，大约有40人在大量地吃药。施特雷布医生特别问道，这样的药是不是用来使人平静下来的，但克洛维斯否认，他说得好像自己就是个精神病医生："我有一些癫痫病人，一些精神分裂症、精神病，许多人只是紧张焦

虑。"他关掉收音机，给我们搬了椅子，然后告诉卡塔里娜，"现在你跟这个医生聊聊，我去看一个被狗咬了的病人。"

当卡塔里娜把笔记本打开摊到腿上时，医生询问她最后写的那个词。

"课程（CURSO）。"

她的"R"顶部是开口的，写出来很像"K"。

"就像'GEKAL'（一般）、'DINHEIKO'（钱）和'CATAKINA'（卡塔基娜）里面的'K'。"

这个词在你的词典里是什么意思？

"哪个词？"她转而问道。

"课程。"医生笑着说。

"人们用**课程**学习专业技能，也有为即将结婚和打算接受洗礼的人准备的**课程**。我们参加了**洗礼课程**。"这些课程在天主教教区是必修的。辅导者和医生会提供夫妻关于性教育的建议，而孩子受洗之前，他们会给教父、教母讲授宗教责任。

"我们"是谁？

"我和前夫。我们参加婚礼课程。"

你学到了什么？

"我记得夫妻在一个大房间里分开坐着，医生站在黑板前，教生殖器什么的……当他们讲到爱的时候，我可以看到，一对对夫妻靠近了彼此，配偶们开始挨着对方坐，仿佛非这样不可。"

你也是？

"我们已经是那样了。"

卡塔里娜说话极其困难，常需要停下来喘一大口气，喝口水——喝水本身亦需要非常努力。医生开始收集做诊断所需要的临床体征。

"我的病不是小病，医生。身体上有风湿和慢性痉挛。关节痛，脚也浮肿。"卡塔里娜回忆起自己刚到维塔的时候，那时她仍可以扶着墙走路。"现在，我要靠轮椅，再也不能走了。"

你能站起来吗？

"能。但如果想走，就要摔倒。"

220 　　她在走路和动用手部时都缺乏基本的协调性，无疑是患了某种共济失调。她无法在直立时闭上眼睛（闭目难立征测试）①，这是小脑功能障碍的典型体征。她同时显示有巴宾斯基征（Babinsky sign）——当医生刺激足底时，她的脚趾向上弯曲。这种改变的反射表明，她的脊椎不能提供适当的运动控制。她试图握持物品时，双手会颤抖。她还有眼球震颤的表现：她的眼睛没法一直盯住医生的手指，反而不断移动，这是小脑退化的另一个迹象。她的"高弓足"是这种脊髓小脑失调的晚期发展。

　　当被问到是否其他的家庭成员走路时也有类似问题时，卡塔里娜列出了好几个："我死去的母亲，一个舅舅，一个阿姨……我死去的外祖父奥拉西奥，也就是我母亲的父亲，也是这样。他在人生的最后几乎废了。不过他年纪已经非常大了。他活了很多年。"

　　卡塔里娜知道她的失调症状是遗传性的，跟母亲那边的家族有关系，她外祖父母那辈人活得很长。无论这是什么病，它在她非常年轻的时候便表现出了症状，并且发展得非常迅速。

　　任何地方的任何执业医生都能够做这种例行的、简单的检查。但尽管卡塔里娜不断地说腿痛，走路也明显有困难，公共医保体系当中还是没有一个人想过这么做，我对此感到惊愕。一个技术性的解释是，许多医生已经不再基于临床体征来做诊断，而更愿意将诊断留给专科医生和仪器来做。然而，更有可能的是，没有人为卡塔里娜做过任何事，是因为她只是公共医保体系当中一个贫困的精神病人。如一位当地内科医生所说，"医生们干脆认为不值得为他们检查体征再加以治疗。"

　　施特雷布医生检查了卡塔里娜扩大了的眼睛，正如达尼埃拉·尤斯图斯医生在1994年试图让卡塔里娜做神经系统检查却没能成功时所发现的，她的眼部有病变。卡塔里娜的心跳正常，血压也是。她同时告诉医生她经期也正常。实际上，她在词典里零零散散地记录着自己的月经周期。她说她体重的下降是因为罐头食品。"我一直吐出来。"

① 闭目难立征测试又称罗姆伯格测试（the Romberg test）：嘱患者双足并拢站立，然后闭目，观察其姿势；如摇晃或摔倒即为异常，此结果称为阳性，若正常则为阴性。

至于她的总体情绪，卡塔里娜说，"我感觉很糟，没什么心气儿。"她提到她还在吃维生素："我情况有改善，白天不那么难熬了。"事实上，我看过克洛维斯的用药记录，他给她吃的是抗抑郁的盐酸丙咪嗪。当我问起时，他说是每周来维塔一次的医生开的药，我很怀疑。"维生素让事物变得更好认。它影响我的声音。当你想更自如地说话时，维生素可以帮你放开声音。"卡塔里娜说。

尽管缺乏协调性，但卡塔里娜的腿非常有力，做一般性检查后医生这样总结。"是的，我觉得你可以走路。我们试试看？"   221

"我没法走。"

"我觉得或许可以……试试看？"

一阵犹豫后，她答应了。卡塔里娜靠施特雷布医生撑着身体，向前走了几步。

"谁说你不能走路的？"

然后她试着在没有支撑的情况下站立。

她有些不平衡，但可以站着。

"我的腿怎么了？"卡塔里娜想知道。

"这种无法协调动作的症状就是我们所说的共济失调。这跟小脑的退化有关系。我们得研究一下这属于什么类型的共济失调，"医生解释道，"但如果你每天做一点训练，可能稍微能够走点路。"

"我觉得我不行……我会摔倒。"

"用拐杖呢？"医生继续说。

"我会被拐杖绊倒。"

我们笑起来。

施特雷布医生坚持说："你的腿很有力，卡塔里娜。"

"但如果我摔倒，我会弄伤自己。"

我在猜想卡塔里娜这种对不可能的感觉是怎么来的。起初，我想这反映了她的医疗经验：对她来说是一次次的关闭。如她的医疗记录所显示的，卡塔里娜的生理恶化是跟始终没能作用到临床体征的医疗实践相伴随的。相反，她拿到的是危险的药物搭配，被医生和家人用了过量的镇静剂。这种她没法走路的感觉或许也是一种化学性问题。

然后我想到维塔可能也起了促进作用。我们 1997 年第一次见到她时，卡塔里娜正在蹬一辆老旧的运动自行车，用以对抗伴着这个地方的停滞。维塔创造了如此多的条件，使得并没有那么接近垂死的生命最终也步向死亡——一个人要如何凭着意志拒绝这条路呢？

最后，我想到，卡塔里娜的父亲试着教她字母表时，她最初拒绝了，但最终她也学会了这一知识，"没有学会这个我不会成为一个人"。她渴望走出维塔，但她接受了自己不可能走出去，她脑中有对于发生在她身上的各种事情的思考，处在这些之间的是她手写的名字"卡塔基娜"中的字母"K"的开放性。这个字母似乎在对抗特定人物的限制性——他们决定了她从普通人生活退出的道路。但如何一步一步确实地维持这种开放性和可能性呢？

卡塔里娜提到她前一晚没睡好。

"你是在想我们今天会来看你吗？"医生问。

她承认说的确是这样，之后她又补充，"我做了春梦。梦见一些男男女女在一起。"

"每个人都会做春梦，"医生稍微有点措手不及，这样回答道。

"这很自然。"卡塔里娜表示同意。她于是复述了两个人的画面："性是两个人的事。爱于是出现了，传达给我们一些好的东西……欢愉和欲望。"

这对你有多重要？

"哦，天，很重要！它传递生命。久而久之，我意识到，事情就应该是这样……我开始这样思考。"

什么意思？

"有时候，我有一个想法，我让这个想法带我去远方……不总是这样，因为我需要工作……我努力进行思考。"

思考可以富有想象力，可以是一次飞行，但最终，仍需要面对尽头，**然后努力进行思考**——这可以开启些什么吗？在克洛维斯身边，卡塔里娜坚持说，她有另一段历史可提取，有某个未来可期待。"1 月 1 日是我和克洛维斯开始约会一周年。我们约会是因为我们无法离开……像两个老年人。

欲望强烈的时候，我们会洗个泡沫浴。"

你想问医生什么问题吗？

"我还有希望吗？走路的希望？"

"你觉得呢？"他回答。

"你才是医生。"

"我跟你说了，你的腿很有力。最重要的是你要抱有希望……你有希望吗？"

"我有希望，也有勇气。"

"这就是最重要的。"

医生解释，她的共济失调很可能是遗传性的，没有办法治愈，但如果进行身体训练和别的治疗，可以延缓其表现。

于是她问医生要止痛药，一种肌肉止痛凝胶"Doutorzinho"（"小医生"），她知道这"对风湿有好处"。医生说他同时会给她布洛芬。

她又试着做另一番建构："我想过做点什么疯狂的事情，比如怀孕。"

什么？

223

"在另一个地方重新开始生活，克洛维斯和我……我们会盖个小房子。一个人，或者在他离开的时候等他回来，都太苦了。"她知道他要离开维塔了。

施特雷布医生推荐卡塔里娜做一个血液检测，奥斯卡走过我们身边，我请他带卡塔里娜去当地卫生站做。我们道了别，克洛维斯领我们去停车的地方。他又说，他会在附近阿尔沃拉达（Alvorada）镇上的一个老人住屋找个护士的工作，这差不多已经定了。他知道卡塔里娜或许多少透露了他们的关系，还想为此做些辩解。"她非常抑郁。一个失去了孩子的女人……这会给人留下创伤。这里的人缺乏温情。"

施特雷布医生和我花时间讨论了一下检查的事情。他再次说，卡塔里娜步态不稳，无法协调自主活动，这是一种脊髓小脑性共济失调，"但共济失调的临床界定非常困难"。他一开始推测这可能是弗里德赖希共济失调（Friedreich ataxia），这是一种中枢神经系统遗传疾病，这也可能使双脚变形。[54] 但是，我们想起卡塔里娜提过她母亲家族当中的种种障碍症状，我们又很怀疑这种推测——弗里德赖希共济失调的遗传模式是隐性的，也即这种病需要的是父亲的基因。另一个牵强的初步推测是皮质-纹状体-脊髓变性（Creutzfeldt-Jakob）。

　　看到共济失调的分类几乎不涉及（如果有的话）精神障碍，我特别开心。施特雷布医生了解卡塔里娜来到维塔的过程，"这个过程让动词都渐渐远离她"，但他坚持用"分散且遭到改变"来形容她思维的特点。相较而言，我总是感到需要寻找方法去倾听她的声音，这种叙述被约定俗成的习惯所排斥，试图以自己的方式和语言主张其经验。

　　无论如何，我们正进入分析卡塔里娜的生物状况的过程。下一步将是给她的大脑做磁核共振成像，等待血液检测结果。同时，我会找到她的家人。

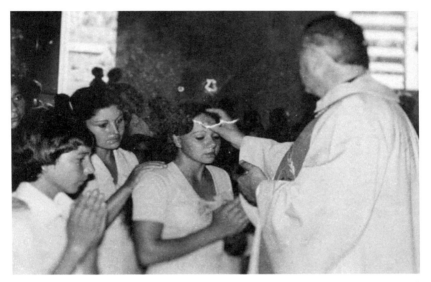

卡塔里娜第一次圣餐仪式，14岁

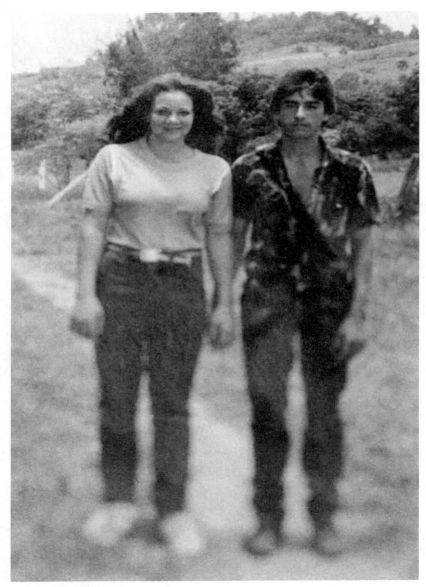

17岁的卡塔里娜跟她未来的丈夫

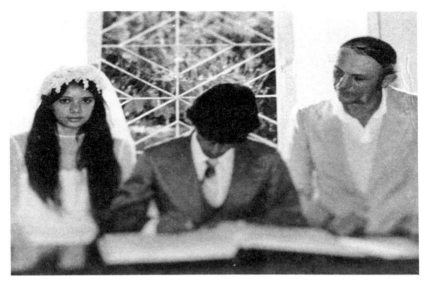

公证结婚，卡塔里娜18岁

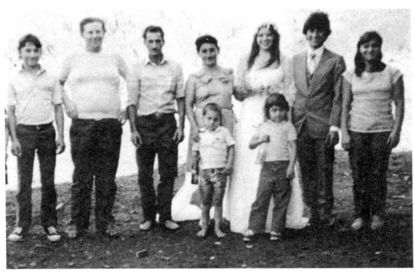

婚礼

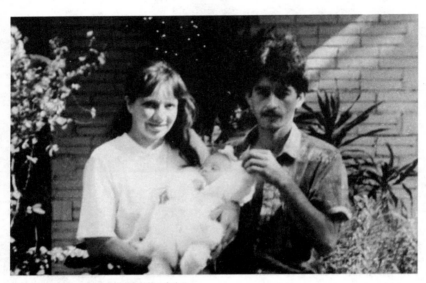

21岁的卡塔里娜和她的丈夫抱着他们的第二个孩子

她的房子

接下来一周的周日，我循着卡塔里娜提供的线索来到新汉堡最贫穷的区。圣阿方索区的街巷尘土飞扬，又窄又挤，我开车在这些街巷中四处转，但找不到宪法街 999 号。

我停下来向当地商家和五旬节派教堂里的人们问路，但都没有结果。我在一个加油站找到了更新的地图。尽管这幅地图为我指明了宪法街在哪里，但这条街的门牌似乎在 747 号便结束了。我记得拐过一个弯，过了一道桥，又穿过许多暗巷，人们从门口、窗口探出头来，想知道这个陌生人的身份，想知道他要干什么。没有，附近没有人认识任何像卡塔里娜这样的人，或知道戈梅斯家或莫赖斯家。

我在卡塔里娜的医疗记录中又收集了几个地址。令我惊讶的是，其中一个将我指向了一个富裕的街区，比较靠近市中心。然而，从特拉瓦沙街的尽头再往前，是集中建在一大片荒草地上的木棚屋——一片位于市政府土地上的占地居住区。一个酒吧连接着整片居住区。每栋房子前面的狗都吠个没完。一个抱孩子的男人告诉我，的确有一个尼尔松住在一栋粉色的房子里，根据慈爱医院的记录，卡塔里娜曾经在那里住过。"但现在家里没人。"这个男人给了我他的电话，让我之后打给他。如果尼尔松在，他会帮忙让我跟尼尔松通话。

那天晚上我打了电话过去。但结果粉色房子的主人不是卡塔里娜的丈夫。"我是尼尔松·毛雷尔，是另一个尼尔松，"他说，"尼尔松·莫赖斯的姐妹瑟蕾是我老婆。你可以叫我阿莱芒（德语）。"他后来又说，卡塔里娜十几岁的儿子安德森要去看他们，他们欢迎我顺便去坐坐。

外貌。我进入卡塔里娜之前住过的房子和她的前家庭的世界后，听到的第一件事就是这个。"结婚照上的她太美了。"在我介绍了自己并说明了来意之后，卡塔里娜的姑子说。最初的记忆不是她本人，而是她的幻影。"尼尔松第一次把她的照片拿到家里来的时候，我说，'爸，妈，快来看，他给自己找了个多漂亮的姑娘。'每个人都觉得是这样。"

卡塔里娜是作为一种外貌、男人的财产和家庭劳动力的一部分进入这个新的家庭单位的。"尼尔松带她来家里的时候，每件事情她都帮着做，但现在她落到了这副光景。"在这个半文盲才是常态的世界里，卡塔里娜的书写方式让他们记忆犹新。"她写得一手漂亮的字，她写连笔字特别漂亮。"

瑟蕾表示，现在的瘫痪过去完全看不出来。"我第一眼看到她的时候，完全想不到她会有现在这种问题。她跟我们一样完好无缺。"要在新家庭当中被算作一个人，卡塔里娜需要跟我们一样。她不在这个家庭的图景中了，她已成过去。但阿莱芒说，莫赖斯家很早就知道一些卡塔里娜的生理状况了，他回忆起，"她走路已经有点拖着腿了。"这一体征没有进入卡塔里娜的姑子对她的最初记忆。"她单身的时候我不认识她，但有人说她是有点跛的。"瑟蕾为自己解释道。

瑟蕾于是将卡塔里娜与另一具崩溃的身体联系起来："她妈妈的手脚也不行。""得有人喂她（One had to feed her）"——被一个非人称代词所支配的成为剩余的身体，以及某种道德义务。一个家境宽裕的舅舅"也是这样"，阿莱芒补充说。"我觉得这是遗传。"卡塔里娜的姑子回想起来，她开始跛的时间似乎有重大的意义，那是在安德森出生的时候。这种生理征象还有经济方面的影响："她在一家鞋厂工作。她有了亚历山德拉之后还在工作，但因为她开始经常摔倒，他们开除了她。"卡塔里娜不再有能力工作。

安德森加入了谈话。"我的舅舅们也有这种问题。他们的腿也这样。"没人知道这种病实际上是什么，但阿莱芒注意到了在表现中的变化："她受到的影响比她弟弟严重得多。"

15岁的安德森跟他父亲一起住在博阿萨乌德（Boa Saúde）区。他晚上上课，六年级了，正在找工作。亚历山德拉还跟祖母一起住在圣阿方索区。安德森告诉我，我那天下午差一点就可以找到祖母的房子——"那条街到那里就结束了，但是门牌号过了桥之后还在往下排"。最小的妹妹安娜跟"她的教父、教母"一起生活。孩子们的父亲尼尔松再婚了，跟现任妻子有一个儿子。他仍在鞋厂工作。他们告诉我，他的妻子是一个女佣，同时也在一个当地面包房帮忙。她从前一段婚姻中带来了三个女儿。

电视开着，正在播综艺节目《异想天开秀》(*Fantástico*)。阿莱芒和瑟蕾的两个孩子在边上跑来跑去，同时几段谈话就围着桌子发生。这对夫妇也在鞋厂工作，他们抱怨不得不在托管孩子上花钱。像其他在鞋履综合企业中工作的工人一样，他们总是担心自己会失业。

瑟蕾又开始谈论卡塔里娜频繁的住院经历，她的丈夫又一次打岔："但她不单是因为腿的问题住院的，还有其他问题。有一天，她烧了尼尔松的衣服和文件(documents)。"在当地世界，这个词(documentos)也可指男性生殖器。

安德森说他目睹了这件事。"就发生在这栋房子里。我爸回到家，她烧了他的东西。那是很久以前了，"就他所能记得的，"在发作之前，她很正常。她做饭，家里的大小事情她都做。"阿莱芒补充说，她似乎颇有才智。安德森回忆起一个很关心他的母亲："她总是准时叫我起床上学，辅导我做作业。我们过着正常的生活……一直到那些问题出现。"但他无法回忆起一切开始崩溃究竟是什么时候。

"安德森出生的时候，我们开始发现它损伤了她的脑子。亚历山德拉出生的时候，情况更加严重了。"瑟蕾称。"它"：某种卡塔里娜身体里的东西，一个孩子、一种未知的疾病，还是当母亲的经历？某些事情急转直下。瑟蕾开始将卡塔里娜的精神问题和身体瘫痪的最初表现，以及当母亲的经历同步起来。好像这些事情是不可分离的。

听着瑟蕾对卡塔里娜恶化过程矛盾的叙述，我想，或许将这些不同的事情连在一起的人类行为需要保持含混。卡塔里娜的状况是由各种因素被汇集在一起的方式构建出来的。最终，卡塔里娜被等同为"它"。中性代词"它"可以代表一个人对某个人的轻蔑。

"她疯了。大半夜的，她突然跑到街上，四处游荡。她让所有人都得把注意力放到她身上。"瑟蕾回忆道。阿莱芒说："她不想认识她丈夫。没人能跟她说上话。"发作"不是那么频繁"，他说，但一旦发作，卡塔里娜的言行举止就不再是她应有的样子。她开始跟另一个尼尔松调情："她坐到我边上，同我说话，说她喜欢我，说一些撩拨人的话。但到了第二天，她就正常了。"

"她去医院的时候恶形恶状，回来的时候就正常了。"瑟蕾连忙说，似乎想把阿莱芒对性方面（与错误的对象）的描述盖过去。但她的丈夫坚持将不和谐带到谈话中："正常，可以这么说——她走路还是有些问题。""没错，但是脑子正常了。"瑟蕾语带责备。

阿莱芒将卡塔里娜的住院、放逐于家庭生活跟瘫痪联系在一起。他暗示了那些本不该说出的话："她最后一次住院时，已经不能走了，所以她只能待在那了。"瑟蕾纠正了他的说法，坚持说卡塔里娜可以自己站起来："我们最后一次见到她时，她在我们走的时候从椅子上站起来了，跟我们说了再见。"在这种图景下，卡塔里娜是自愿对家庭放手的。

"我想这是一种家族疾病，我外婆也得过它。"安德森说。对这个孩子来说，"它"不是疯癫。瑟蕾插进来说，卡塔里娜的母亲在1988年去世的时候，安德森还太小，"她瘫了，坐轮椅，就在这栋房子里"。但安德森说他记得外公，记得他母亲怀孕。"我们去凯萨拉看他的时候，他宰了一头猪。我爸带我去的，妈妈怀了安娜。"

安娜的名字在这个新的家庭复合体中引起了一场戏剧化的展开。"卡塔里娜住院的时候，他们把新生儿带到了尼尔松的母亲多娜·翁迪纳那里。然后教父、教母乌尔巴诺和塔玛拉跟她争了起来。他们想要那个孩子。他们跟孩子奶奶争了起来，后来索伊·乌尔巴诺得到了孩子——我不知道，我们说不上来具体发生了什么事……但就我们所知，索伊·乌尔巴诺跟尼尔松达成了一笔交易。尼尔松不识字，他只会签自己的名字。他们做了一场见不得人的交易，拿了一份协议去那里逼她签，可怜的女人。"

卡塔里娜？

"是的。这样他们就能得到孩子。"

她知道自己签的是什么吗？

"我们不敢肯定……但她很虚弱……现在这个女孩已经合法地过继给他们了。"

瑟蕾说乌尔巴诺和塔玛拉不希望这几个兄弟姐妹有往来。"他们不让小女孩叫卡塔里娜'妈妈'——只让她叫'阿姨'。"

缺席的母亲要受到称赞："我记得那时卡塔里娜自己带孩子，就住在那，我妈家附近。我们可以看出她对孩子的爱。她没什么钱，钱都拿去市场给孩子买东西了。"作为一个自我牺牲的母亲的形象，卡塔里娜还是有价值的。但她没有钱留给自己，身体又不管用。"她跟尼尔松分开了，也从医院回来了。尼尔松就把这栋房子留给她，然后她跟达瓦尼换了房子。她住进了那栋后来烧掉了的房子，接着去了医院，之后没有回来。"

我了解到，他们最初来到新汉堡时，尼尔松和卡塔里娜租了一个房间，后来才得以说服尼尔松的父母一起搬来。他的父母买下了宪法街 999 号的房产，而尼尔松与卡塔里娜同他父母的其他子女一样，在那儿建了一个小边房。这种家庭群组在新汉堡是工薪阶层定居的常见做法。

后来，尼尔松动用了他在市政厅的关系——他在那里工作，取得了半合法的在市政土地占地建房的资格，建了我们所在的这栋房子。尽管这栋房子在法律上不是他的房产，但它具有交易价值。与尼尔松的姐妹结婚的达瓦尼先是跟岳父母一起住，然后在附近建了一个小屋。尼尔松离开卡塔里娜以后，他策划侵占了她的房子（这栋房子价值更高），并让她搬进了小屋，说是她婆婆应该可以在那里帮她照顾孩子。这就是那间被烧掉的小屋。

"房子烧掉之后，家里人没有给她提供新的地方。她跟我妈一起住。她开始疯了……太多问题了，可怜的东西，只能疯掉。"瑟蕾说。此时她是有同情的，甚至理解了卡塔里娜的情况是有物质和历史过程的，尽管是建立在她的发疯上。

卡塔里娜曾说，她想知道人们是怎么写她的。此时我正在发现人们是如何想她的。她想让我找到她的家人。我正在把卡塔里娜带回来。当我努力了解曾经发生的事情时，这些人们表现得很好客，也为我提供了许多信息。在我们交流的过程中——夹杂着不和谐的回忆、伪饰、隐藏的褒贬以及保护了他们生活与利益的道德——常识已经出现了裂口。诸多亲属关系、心理、医疗和经济因素相互交错，形成了一种信念：卡塔里娜永远不可能回来。

这种不可能的感觉是如何出现并发展的？我想这既非一开始就决定的，也非简单的偶然。促成了这一切发生的是什么样的具体情形和决定？

234　我也发现自己需要跨过追责，在卡塔里娜的家庭中找到她一直在提到的那些好的地方，追溯他们关于她的价值观与倾向形成的过程。

总体而言，我感觉到，这些人将我看作了某种国家法律的密探。换句话说，他们知道，根据法律，他们是有责任照顾卡塔里娜的。据我在阿雷格里港的公共部了解到的，市律师有权力传唤被遗弃者的家人，协商照护或经济责任。但如维塔的历史所表明，只有很少的几个案例中包含了这一过程，之后它成了所谓人权民主国家的摆设。因为它为部分人恢复了与家人的关系，这一国家于是得以在经验上存在。

弟弟们

同一天晚上，阿莱芒和安德森带我去见了阿尔塔米尔，卡塔里娜最大的弟弟。我自己本来完全没有可能找到他家。那是新汉堡最混乱的区之一，它占地定居的模式极其无序。

阿莱芒对阿尔塔米尔带大门的房子十分惊叹：楼下是自行车修理铺，楼上是理应很舒适的配有两个卧室的公寓。阿尔塔米尔和他的妻子瓦尼娅，有一个三岁的儿子，名叫欧热尼奥。她的父母和几个兄弟也一起在 20 世纪 80 年代从这个州的西北部迁居到这附近。瓦尼娅的兄弟拥有一个小店铺，正式地"雇佣过"阿尔塔米尔，让他能够时不时几次领失业福利金，那些钱后来都用来扩建房屋了。瓦尼娅在鞋厂工作。

介绍过我自己之后，我讲述了我通过卡塔里娜知道的他们家族的历史，并提到，她总是对她的弟弟们评价很高。她的瘫痪是我们谈话的切入点。

"这是家里遗传的，"阿尔塔米尔解释道，用了这样的表达，"它就在树的树干里"。他们的母亲、外公、外曾祖父"也有这样的病"，他说。"我母亲有大约 10 个兄弟姐妹，四五个有这种病。有些表亲有，有些没有。"

瓦尼娅把"它"在卡塔里娜身上的表现跟怀孕分娩联系在一起："有了最小的女儿以后，它才找上卡塔里娜的，对吧，他爸？"阿尔塔米尔没有顺着这个推理说下去，提到"它发展得很慢"。症状总是相似的："腿开始打战，越来越严重，你走路的时候就像喝了酒一样。说话也含糊不清。"

然后他暗示，或许这种障碍的根源是人打破了禁忌。"人们曾说，这棵树的根在于表亲或兄弟姐妹之间的结合。我不知道这是不是真的，我听说是这样。"

"这是个谜。"瓦尼娅补充说。

我问家族里有没有人做过神经系统方面的检查。

"有过一次，我已经去世的父亲曾经带我母亲去了阿雷格里港的一家医院，对吧，他妈？但是没有结果。"我在想，会不会是卡塔里娜的父亲意识到她母亲的生理问题，带她去了阿雷格里港却徒劳而返——因为医院的医生很可能把她当成穷人来治，既不做专门的检查，也不走相应的流程——于是他找了别的女人，离开了她母亲。我想知道这种障碍的特性，它的发病率，以及家庭和医疗两方长久以来发展出的处理它又让它始终未被正视的动力学和策略。阿尔塔米尔问："这种没人知道的血液病究竟是什么？"

"卡塔里娜跟我们一起住的时候，"瓦尼娅说，"她是由心理卫生服务机构的人治疗的。因为有几次她疯得特别厉害，对吧，他爸？疯到跑出去，逃跑，做各种事。"她的小屋烧掉之后，卡塔里娜在几个弟弟家搬来搬去。就我在新汉堡心理卫生服务机构的档案中所发现的，这段时间是吉尔松·孔斯医生在治疗她。

"医生已经认识她了，"瓦尼娅回忆道，"已经不需要带她到卫生服务处了。他直接给我们药。我自己去那里拿药。她住院以后，我们就永远不需要再带她看医生了。"

我想确定我们说的是同一个医生。"是的，就是孔斯医生。我去看他的时候，他认识她……他已经知道她吃的是什么药。"一直到这一天，我都以为这个医生不知道他开的是什么药，给谁开了药。"我不记得做过什么神经系统检查。但一定做过的。"瓦尼娅补充说。在她的想法里，似乎好的药就足以支持一种回顾性的叙述，在其中，所有探知和照护的办法都会被尝试一遍。

我又问起卡塔里娜的问题开始出现时的情况。阿尔塔米尔的描述是，她在他们的童年时期是"正常的"。瓦尼娅于是再次提起了卡塔里娜的外表："她非常正常。我记得婚礼的照片。"我想弄清楚这种常态的层级，以及生活或利益当中的什么因素决定了它在另一个家庭成员身上的应用。

阿尔塔米尔说，他们小时候非常穷，需要在农场里帮忙。卡塔里娜是最大的孩子。他是第二个，还有一个小他两岁的弟弟阿德马尔——他也住在圣阿方索区，也修自行车。后面是一个妹妹，现在已经瘫痪了，住在伊皮兰加（Ipiranga）的一个疗养院里，最后是阿曼多，他住在阿德马尔隔壁，在鞋厂工作。阿尔塔米尔是最先来新汉堡的，当时他18岁，之后阿德马尔也来了。阿尔塔米尔这样总结他的人生轨迹："我起先在鞋厂工作,等到站稳脚跟,有了资金,就开了自己的修理铺。然后我们就结婚了,对吧,他妈?"

瓦尼娅仍在努力回答我最初的问题。"卡塔里娜经历了从卫生站到综合性医院到慈爱医院……她生病的真相没人知道。"简单地说,卡塔里娜的医疗和精神病治疗旅程的结果在好几个层面上都是未知(nonknowledge)。第一,据瑟蕾所说,仿佛在卡塔里娜进入他们的家庭以前,这家人并不知道她的生理缺陷。第二,卡塔里娜是因为除了"它"之外的什么东西被治疗和用药的——这个"它"仍是未知。第三,瓦尼娅的丈夫已经开始显示出相似的身体症状了,她回顾过去,却视卡塔里娜为某种他们都害怕的东西的代表。并且,最终,这个家庭(或许还有其他人)对于他们自身的情况并没有医学上的了解,而且想出了与这种未知疾病一起生活的办法。

瓦尼娅正在主导谈话。她说阿曼多已经开始跛了,跟他的两个哥哥一样。"他们走路的时候,你能察觉到不同。是不太正常的。"最直接的联想便是死亡,他们的母亲死在了轮椅上。我想知道的是,一个人自己要拥有什么,或者成为什么样,才能避免被赶出去的必然性。"卡塔里娜的孩子和欧热尼奥身上没有什么迹象。阿德马尔的孩子也正常。我不知道如果时间久了……"

这种状况的未知是通过可见度来衡量的,并且有其经济意义;瓦尼娅在猜测他们兄弟几个几年以后是否还能再工作。阿尔塔米尔提到,他不做事的时候,运动的困难会增加。他相信他的心态可以帮助遏制疾病:"人一定不能没了心气儿。"

瓦尼娅将谈话带回到卡塔里娜身上,她表示是某种障碍而非这种未知的疾病使卡塔里娜离开了家。"你记得吗? 他爸,你总跟我说她从家里跑出去,尼尔松在后面追着她。"但阿尔塔米尔拒绝将卡塔里娜的精神状况视为病理问题。"这是因为病本身,"他坚持说,"我想她在跟这个病斗争。我感觉是这病引发了她的不开心。"也就是说,她的情绪障碍不是一种精神疾病,而是一种面对生物体征的方法——或许,这也是整个家庭内部处理它的办法。

因为对卡塔里娜经历的因果解释一直在变化,这是瓦尼娅此时的推测。

"你是对的，之后她变得更疯了。我不应该说疯，因为她知道自己在说什么。她的女儿被送走，她没法再照顾自己的孩子——这些都对她产生了影响。接着孩子们在各家搬来搬去——这会削弱一个人的头脑。"卡塔里娜的母亲身份，是存在于过去时句子中的，用阿莱芒的话说："她曾经很爱她的孩子。"

在卡塔里娜的前家庭成员推论她的病情时，他们随意地拼凑出了一个病因的杂烩，并不关心其中的矛盾之处。但在过程中，一个持续性的主题浮现出来：她被孤立，并被认定无药可治。

瓦尼娅回忆起卡塔里娜最后一次在圣保罗医院住院。那时已没有人对她负责。"情况复杂。我也不是很清楚。她在圣保罗医院住院了。我想是尼尔松送她去的。她好些了，一个人回到家。当你最不希望她回来的时候，她回家了。她出了院，在公交站拿了钱，回到家。她头脑特别好，自己能回家。"似乎是没有人期待她回来。她在家人心里没有位置，加上无差别的用药，卡塔里娜又一次疯了，如她在词典里写的：louca da cabeça, louca da casa（在头脑里发疯，在房子里发疯）。

随着谈话继续，他们开始将道德关注从卡塔里娜身上转移到她最小的女儿的遭遇上。阿莱芒又一次提出理由说，把安娜送给别人收养是"大错特错了"。但阿尔塔米尔和瓦尼娅坚定地说，孩子被照顾得很好，过着富裕的生活。血亲也不是那么有意义。"孩子现在比跟她母亲或者奶奶过要强。再好不过了。养母非常喜欢她。安娜有自己的房间，她什么都有。"

对瓦尼娅来说，唯一的问题是，他们不带女孩去看卡塔里娜。"塔玛拉告诉安娜不能去维塔，因为那是疯子去的地方。但我告诉她，如果你觉得那个地方会给孩子留下创伤，那就接卡塔里娜出来跟你一起过周末。"他们考虑得最多的还是采取什么临时措施能擦去他们的道德疑点。

阿莱芒坚持说，"这姑娘过得是挺好，但要改名的话……我不同意。"据阿尔塔米尔说，"乌尔巴诺想要这孩子。"瓦尼娅压低了声音——这样安德森可能听不到——孩子的父亲其实是有过错的。"你知道，他们的爹是文盲，一个懒汉，可怜虫……你能说什么呢？"

然后是不可避免的话题：如何谈论在维塔的卡塔里娜？无须我问，瓦尼娅就提到，"上一次我们去维塔看她，她很高兴，说想见安娜。""上一次"这个表述最小化了当前距离他们中的某个人最后一次看望卡塔里娜的时间。维塔最年长的志愿者记得只有少数几次探访，在 1996 年前后，也就是她刚被留在那的时候。但今晚的谈话似乎让他们想起，可以让卡塔里娜短暂地回来一次。"我们是时候把卡塔里娜接回来跟我们一起过个周末了。"瓦尼娅建议。

你跟她一起长大的，我对阿尔塔米尔说。看到她身上发生的事，你有什么想法？

"很残酷，但有什么办法呢？如果把她接回来，也什么都做不了。我们都得工作。"

过去三年里，我持续地跟卡塔里娜的家人一起工作。他们总是很欢迎我去他们家里。而我总是惊讶于他们谈论她的轻松。对于卡塔里娜，什么办法都没有了，我一次又一次听到这样的说法。这是常识。这种不可能采取任何办法将她带回社会生活中来的想法是人们想当然的，而不是经过分析和实践的，我想。每个人都声称自己已经做了能做的所有事，竭尽全力了。

在卡塔里娜被驱逐这件事上，存在一种有秩序的领域。谁属于这个家，谁值得医治，谁赚钱，以及可接受的常态的层级——这些都是使家庭维持下去的关键因素。卡塔里娜在身体上需要依赖他人，在精神上无以为继，这样的常识对于其抱持者是有价值和效力的。如克利福德·格尔茨所清晰指出的："在此处，如在他处一样，事物（或人）正是你所构建的样子。"（2000a:76）卡塔里娜被留下独自一人，同时，她的亲人们仍是可靠的公民，在充斥着经济压力与暴力、不断变化的社会领域中，寻找一个位置和一份家庭生活。在这种可怖的环境下，一个人还如何谈论人作下的"恶"和必须行的"善"？对阿尔塔米尔和其他家庭成员来说，方式就是一个反问，其未被言明的答案即"毫无办法"。"很残酷，但有什么办法呢？"

子女、公公婆婆和前夫

第二天，我去了宪法街 999 号。安德森带我去见了他的祖父母和他的妹妹亚历山德拉。60 岁的女家长翁迪纳将她的头发利落地盘成一个圆髻，这是出入五旬节派教堂的女性常梳的发型。她和 61 岁的丈夫内斯托尔公开称自己为"crentes，重生的基督徒，在水中由圣灵施过洗礼"。

翁迪纳说她从安德森两岁的时候便开始带他，亚历山德拉她从 6 个月时开始带，"那个给了乌尔巴诺的"她也带了 3 年。"然后他们把她从我手里带走了。安德森 12 岁时，他爸把他也带走了。"12 岁的孩子作为一个劳动力已是一笔颇有价值的家庭财产。亚历山德拉帮她的祖母做些家务事。这对老夫妇强调依照上帝的话生活："你倾听上帝的话语，事情就会好起来。你就会变正常。"

像其他的家庭成员一样，翁迪纳将卡塔里娜的崩溃跟亚历山德拉的出生联系在一起——更准确地说，是跟她在处理这件事上缺乏女人的智慧联系在一起。她说，卡塔里娜"没有好好照顾自己"。当时这对老夫妇还住在乡村，但尼尔松和卡塔里娜已经不给他们写信了。"很长一段时间，我都没有听到新消息。我非常担心。我联系了她上班的工厂，但她不在那儿了。她住院了。"最终，他们联系上了尼尔松，尼尔松求他们到城里来，在他上班的时候帮忙照看孩子。

翁迪纳承认，起初她害怕城市里的生活，但现在她已经不可能回到艰苦
的务农生活中去了。内斯托尔骄傲地说他立刻在一家鞋厂找到了工作。"我们所有的孩子都来了，并且找到了工作。在那里，我们一切全凭旱涝情况；你完全指望不上收益。"虽然这个安静而相貌平和的男人说他已经退休了、开始领福利了，但他仍在工厂里工作以增加家庭收入。他认为，"对于惨兮兮的每月最低收入，人们不能全怪政府。"

翁迪纳描述，卡塔里娜"总是在住院。她从我们家逃出去"。尼尔松在

卡塔里娜住院时所说的攻击性，也频频出现在翁迪纳的叙述中："她总是跟我动手。她会攻击我，没人能控制住她。"我问为什么会这样，她回答说："卡塔里娜脑子坏掉了。"

翁迪纳指责道，有传言说卡塔里娜在勾搭男人。"她不想再听到尼尔松的名字了。"她没有提到卡塔里娜越来越严重的身体麻痹情况，但有零散暗示，说她不是好人："她总是把别人想得很坏。"内斯托尔稍微软化了一下叙述："是一时之间的……她本来好得不得了，但突然一下子，她脑子里像遭了什么东西，她就跑了。"

翁迪纳在卡塔里娜的游荡中看到一种因果关系。"因为她从尼尔松身边跑掉，他就对她没兴趣了。他一直是个认真又勤劳肯干的人。最后一次她住院的时候，他才找了另一个女人。"也就是说，很明显，这一次住院是将她赶出去的一个托词；他们并不期待她回来。等她真的回来时，"他抛弃了她"。

翁迪纳接着提到一些新的信息。"尼尔松交换了房子。我女婿住了那房子。"也就是说，并不是卡塔里娜轻易受骗。相反，是尼尔松自己做了这笔交易，收了些钱，把后来烧掉的那间小屋留给了她。卡塔里娜落魄下去的每个阶段，都存在着一种经济缘由。

对翁迪纳来说，只要卡塔里娜存在，就会"毫无理由地"制造痛苦和危险："我因为她而煎熬。她发疯的时候，不想认我。她拿起刀子要砍我。我对她可什么都没做。"翁迪纳顺带着提到，是她在照顾所有的孩子，尽管塔玛拉和乌尔巴诺把安娜带走了。"如今就这样吧，"她说，接着又说，"他们的爹都答应了。"暗示她对儿子安排的领养心有不满。

按翁迪纳的说法，卡塔里娜在那个街区待的最后一段时间，状态就像她在维塔一样，并且是她自找的。"她没有东西吃。尼尔松本该付她赡养费，但是没付。她不让我进屋，我怎么能知道她没东西吃呢？邻居告诉我她可能要饿死了，她没吃的。我带了煤气、面粉和油过去。但她不让我进去。"

但翁迪纳也把自己的故事抻到了极限，她声称自己救了卡塔里娜的命。"也就是在那一周，她邻居的屋子着火了，烧到了她的屋子。如果不是我，她可能已经死了。当时是早上四点半。我跳下床就大喊救命。我丈夫和我把她从火里面拖了出来。"

公公婆婆收留了她一个月。"我对她很好，但也想叫她的几个弟弟帮衬。"翁迪纳和内斯托尔说，尽管没有一个弟弟想给予帮助，但他们有一天还是带卡塔里娜找了阿德马尔。"我告诉他，'她是跟你有血缘关系的，跟我没有。这是你姐姐，你得养她。'……我们做了自己能做的，我们把她从火里救出来了。"她的意思是，他们抢救了卡塔里娜和她所剩不多的值钱财物。"我最先想到的就是把煤气罐弄出来。她还有个冰箱。"阿德马尔收留了卡塔里娜几个星期，也收走了她值钱的东西。

卡塔里娜的血里流着一种人们一点都不想扯上关系的东西。我问到他们卡塔里娜走路的问题。翁迪纳回答："是的，那时候，她已经要扶着墙了……她发疯的时候我真不知道她是怎么从这里走到那里的……我不知道那些公路上的家伙怎么没杀了她。"

她肢体运动的问题是什么时候开始的？

回答又是混乱的，将生孩子跟某种对卡塔里娜母亲所患疾病的认知和否定混在一起。"亚历山德拉出生了……我是在她跟尼尔松约会的时候认识她的……当时她妈已经在轮椅上了，我们告诉他，'看吧，你也要弄个笨人在家里了。她妈已经有这个问题了——或许是家里遗传的，她也会得的。'"但这是尼尔松的选择，因为"他不想要什么风骚的女人……他只要她能来家里。于是他们结婚了……然后这些事情就发生了，我到头来都不知道她是怎么疯的，怎么跑到外面的世界去的。"内斯托尔稍微透露了一下他对这种未知疾病的观点："似乎在男人身上不那么严重。"

如今卡塔里娜已经走了，翁迪纳开始讲述她不会收留一个只能坐轮椅的卡塔里娜的理由。"她很喜欢我，我也希望她健康。她是我孙子、孙女的妈。我一直待她很好。我想，她以为我是尼尔松离开她的始作俑者。但在我看来，他现在可以跟她一起生活，余生也跟她一起生活。他不断地送她去住院。他可能对她没兴趣了。"

但内斯托尔的推测跟卡塔里娜最大的弟弟阿尔塔米尔相似："我相信她感觉得到这个病。她觉得这已经在她母亲身上出现了。她妈死在了轮椅上。她觉得这也可能发生在她身上。"或许卡塔里娜知道人们会怎样对待这些患病的人。翁迪纳听错了内斯托尔的话，并透露，卡塔里娜的悲剧总体而言从头到尾是因为她的生理状况："我们警告过尼尔松。"

但此时，我就一直想，为什么他会选择她呢？她还有什么比她存在缺陷的身体更重要的东西吗？

答案是土地。

这是我那个星期晚些时候从尼尔松，即卡塔里娜前夫本人口中得知的。

那天刚刚过午，我到了他家，发现他在家，前一天在鞋厂上夜班，此时他正好睡醒。他住在镇子的另一边，在博阿萨乌德区。他的新房子还在施工中，在郊区一个私占定居点，从那里可以看到农田。这个 36 岁的男人跟露西娅结婚了，她看起来年纪比男方大很多。他们有自己的儿子，名叫里卡多。她的头发盘成了一个圆髻，她是一个五旬节派教徒，跟尼尔松的母亲一样。在我们聊天时，露西娅从头到尾都坐在我们身边，手头打着毛线，安德森也在。

尼尔松说他每天上两班，这是为了给建房子存钱。他想让安德森开始工作。"如果顺利的话，我能给他弄一份碾碎石的工作。你得趁他们年纪小就让他们开始工作。这样等他们长大了，他们就已经有经验了，什么都知道一点，就很容易找到工作。越早越好，因为现在在城市里，如果你四五十岁了，工厂就不收你了。如果你小时候没做过活儿，没有经验……如果你等到二三十岁了再找工作的话，你就输了。"

安德森给我看他画的画，画的是杂志上的汽车和电动游戏的主人公。"他想做一个工程师。但要学习，你得有钱呀。"他父亲说。

像其他人一样，尼尔松很公开地谈论卡塔里娜。"全是过去了，"他说，"我都不放在心上了。"我问他卡塔里娜的问题是什么时候开始的，他回答："早产生下安娜之后。"我告诉他，根据慈爱医院的记录，卡塔里娜第一次住院是在 1988 年，这是安娜出生的四年前。他说没错。（他可能只是忘了，但我记得卡塔里娜说他很爱撒谎。）无论如何，她不断从家里逃走。

"我晚上在市政厅做警卫，把她留在家里。然后，有一天夜里，有人跑来说，'你的女人在大马路上呢。'又有一天，我们在附近的旧埃斯坦西亚

(Estância Velha)镇找到了她。于是我决定把她送去住院。"然后这便成了惯例。"一个月在家，一个月住院。"

尼尔松接着提到，卡塔里娜烧了他的衣服和文件，他想用这个来说明，她不大像精神病，反倒更像恶人。"那天，我气疯了。我下班回到家，她拿了我的衣服和文件就去烧。我告诉我自己，这已经不是疯了，这是恶。所以我说我得做点什么。我去找法官办离婚。我把房子留给了她，给了她赡养费，之后就走了。她跟人交换了房子，拿了点钱，住到我妈隔壁去了。我们在那给她安排了一间小房子。"

但他的父母告诉我，他没有付过赡养费，并且实际上他还在换房子这件事上赚了钱。尼尔松对离婚的叙述也跟卡塔里娜的说法有矛盾。在医疗记录上，她好像才是那个要求离婚的人。我也想知道为什么她一直说想签离婚协议。

"最终，"尼尔松说，"市政厅接手了这件事，把她接去了，带到了那里。"
带到维塔？

"我不知道哪里。我最后一次见她已经是很多年前了。"最终，她是一个流浪人，被市政厅的人性化服务带去，从某人的视野中消失，去了一个他连名字都不知道的地方。

"我们是在凯萨拉遇见的，在一个舞厅里。我们结婚的时候我20岁，她18岁。安德森是在那里出生的，之后我们才来了新汉堡。她的两个弟弟已经在这了。我们来这是想找工作，过得好一点，因为在乡下，你知道的……饱一年，饥一年。所以我们决定把地卖了，离开那里。"

尼尔松解释说，他跟卡塔里娜结婚的时候，她家一半的地都归到了他名下，而他要承担照顾她母亲和最小的弟弟的责任。尼尔松没有进一步说那些地后来怎么样了，但他提到，他把自己岳母和小舅子也带到了城市里。"老太太坐着轮椅。她腿不行了。我们甚至得喂她。"

尼尔松起初在鞋厂找到了一份工作，然后"幸运地"找到了一份市政厅警卫的工作。"城市里的日子好过多了。有工作，有大夫。你不想工作就不用工作。我从不愁找不到工作。一家公司倒了，另一家又会开起来。城市好啊，乡下不行。在乡下你得赊账买东西。然后，等你有收成的时候，你又欠着商店钱；你要是没有收成，你还得卖一头牲口。"我记得卡塔里娜不断地在词典里列着像"债务"这样的词。

尼尔松说，卡塔里娜上了一段时间的班，"但我挣钱已经够我们一家子花了。我们从不会乱花钱。我唯一的毛病就是时不时地抽根烟。她做饭，什么事情都打理得很好……但她有那种往外面的世界跑的臭毛病。"

尼尔松所回忆起的卡塔里娜问题的开端不是神秘的遗传疾病，而是卡塔里娜对她的残疾母亲的虐待。在这种说法里，卡塔里娜的精神困扰是因为对家庭暴力的愧疚，因为她的 ruindade（恶）。

"她母亲死后，她开始说些跟现实对不上的话。她说她妈显灵了。她对她妈太差了。她妈需要人有很大耐心，你得喂她吃饭。她打她妈的脸。我不喜欢她这样。有一天，我自己的妈为了拦着卡塔里娜打她妈拽住了卡塔里娜的头发。但她打了有多少次啊！我们说，别对老人家这样，你不知道你有一天会怎么样，你以后要忍受什么……她妈死了以后，她就开始有问题了。"

你是说她应该受到惩罚吗？

"当然了，如果一个人做了这样的事情，是会有报应的。对得病的母亲干这种事！"

尼尔松继续描述着卡塔里娜无法安宁又充满攻击性的样子，而他自己则制止着警察的行动，在中间安排住院："他们发现她在街上游荡的时候，不得不把她铐起来。她扑到警察身上打他们，但我不在场的时候，警察都没动她。我们想通过沟通解决事情，客客气气地，但不管用，我们只能把她铐起来。于是我们就把她弄上了警车，带到综合性医院，给她打了一针让她安静下来。我让她在慈爱医院和圣保罗医院住了六次院。"尼尔松暗示他能够动用自己在市政厅的关系控制和监禁卡塔里娜。

她是什么时候回来的，说了些什么？

"她什么也没说，就待在家里。有一个月，什么都好好的，但之后又全都开始了。"

她在地方卫生站做过治疗吗？

"她吃药。在阿雷格里港，他们也给她治脑子的药。虽然她不想吃——她

246　把药扔进厕所里冲掉。所有药。在家的时候她不继续治。她不帮自己。但凡她听听医生跟她说的话……"为了回家，卡塔里娜得让自己吃药。但是，如医疗记录所表明，此时她比以往背着更大的污名，也更受家人的孤立。顺从的问题给了他们一个对她放手不管的借口。

　　尼尔松说卡塔里娜发作的时候不会伤及孩子。"她只会从家里跑出去，让他们没人照看。这是常事。她总是怒气冲冲。"他描述了一种暴力的家庭领域："她用刀袭击我。她这样的时候，我就得把东西藏起来。我们强拽着她回家的时候情况更可怕。她又喊又叫，我们只好给她打一针，让她镇定下来。这可真是受罪。要不是有警卫组组长的帮忙……他现在收养了我的小女儿，那时候他还是教父。如果没有他，我真是完全没有帮手。"

　　尼尔松说，卡塔里娜是同意把孩子送出去的。"那姑娘在医院的时候，组长的老婆就跟卡塔里娜谈过，'噢，你可以把这姑娘给我。'然后他们才跟我说。她接受了，所以我把姑娘送给了他们。她找了个好人家，他们家里很宽裕。"

　　在尼尔松的描述中，卡塔里娜兄弟的这层关系是没用的。"我的那几个小舅子从没帮衬过我。没人帮我。我得放下自己的工作，追着她跑。后来市政厅插手了。但那几个弟弟从没有来看过我们需要些什么，我们的孩子又还小。一个人开始越来越无力，是吧？他们有房子，有车，但从没有来看望过，从没提出过'我们帮你找她'……就是这样。"

　　卡塔里娜的家人因为她的命运而受到责怪，不过她自己也不是无可指摘的，因为她拒绝吃药。"他们在阿雷格里港给她用最好的药。但问题是，她只有在医院的时候才吃药。到了家里她就把药扔了，然后又变回老样子。"

　　她有没有告诉你在医院里发生了什么？

　　"没有，她不记得了。"

　　在尼尔松看来，卡塔里娜是没有记忆力的。

　　她走路的问题呢？我不得不提起这一点。他又一次说得好像这些事情都是没有清晰历史或发展的。"她走路有点打战。我不记得什么时候开始的。这是家里遗传的，从她爷爷那遗传的我猜。她有个舅舅，也是一样的毛病。

我不知道这是什么。"

然后他转而开始描绘一个充满幻觉并且被愧疚所驱使的卡塔里娜："我之前说过，我觉得她会听到那些声音是因为她把她妈打伤了。灵魂下来了。她妈说卡塔里娜要因为她的恶遭报应的。卡塔里娜打老太太的时候，老太太就咒她。她很恼火，因为老太太就像个小孩一样，要求很多。"

我后来跟卡塔里娜中间的弟弟阿德马尔交谈的时候，他也提到了，他们的母亲的确是个顽固强势的女人，但他对于尼尔松所称的卡塔里娜对她施暴的事一无所知。而在尼尔松看来，无论如何，卡塔里娜烧了他的文件就标志着他们的结束。"没办法回头了。"

你想起她的时候，脑海里会先浮现什么？

"我记得她走路的样子……她的声音在我脑子里回响。"

你记得她说了什么吗？

"都是些胡说八道。"

卡塔里娜已经在家庭常识之外了。在跟她的家人聊过之后，我开始理解，一些零散的叙述和判断是如何铺汇成一个堵死了卡塔里娜人生的权威叙事的。如克利福德·格尔茨指出的，"常识不是大脑清空了伪善之言后自动产生的理解；而是填满了预设的大脑所做的结论。"（2000a:84）格尔茨写道，通过借助经验评估常识是如何形成，并且概念化对它的研究之后，一个人可以看到文化是如何被汇集出来的，并更好地理解"社会所支持的那种生活"（93）。

对曾经与她相关的人的利益和价值观，以及他们所采取的医疗和法律措施了解得越多，我才越发理解卡塔里娜零碎的文字中的意义。她家人的行为是她词典中失踪的动词——使她的人生成了"一个无法修补的句子"。卡塔里娜成了家庭世界中的剩余之人，这个世界在复杂的相互作用中正在分解并重组。她是那个负值，是流动人口和城市贫民文化中多余的部分。常识的核心是对死亡的实践与态度，包含了真实的和想象的。卡塔里娜的被遗弃呈现了将现实连接在一起的是什么，以及如今受到鼓励的是什么样的人类生活形态。

孩子的养父母

　　接下来的一周，我来到了塔玛拉餐厅，它邻近新汉堡市政厅。这家餐厅是乌尔巴诺和塔玛拉开的，正是这对夫妻收养了卡塔里娜最小的女儿安娜。又一次，我对被赶出来的担忧消失了。像卡塔里娜生活中的其他人一样，塔玛拉和乌尔巴诺都热情且健谈。

　　这对夫妻属于更早的一代移民者，他们在 20 世纪 60 年代就已经来到这座城市。他们的经济条件很好。乌尔巴诺仍是市政厅警卫组组长（负责公共建筑的安保），他做了尼尔松八年的上司。家务事由塔玛拉打理。他们的自信，以及他们对同尼尔松和卡塔里娜的"美好的友谊"、卡塔里娜的发作与他们收养女儿的回忆，都令我颇受震动。

　　他们不时提到他们在市政体系中的人脉，这穿插在他们这一版本的卡塔里娜的故事当中。两人清楚他们与 gentinha（底层的、较低阶层的人）的区别，塔玛拉用这个词形容尼尔松的大家庭。"那些是不知道如何控制自己的人。他们喝两口酒就开始拿刀互捅，拿枪乱打。"在塔玛拉看来，尼尔松的母亲"一钱不值。可以打听打听她在警局的那些记录。卡塔里娜身上起码有三项指控"。塔玛拉提到促使他们正式收养安娜的那个事件："那老太太打我，把那姑娘从我身边绑走。但我们叫警察去抓她了。"

　　我提起尼尔松的父母是 crentes。

　　"现在他们说他们是信徒了……但哪个皈依的信徒以前没干过什么坏事？你认识吗？告诉我。X 抢劫，杀人，然后走进教堂说，'我重新做人了。'"

　　乌尔巴诺把自己描述为一个恩主，给 68 个为他工作的人提供庇护，他们大多数都是移民劳工。"那些警卫就像我的儿子一样。我得了解他们每一个人和他们的家庭，并照顾他们。"这种关系对各方来说都是有益的。劳工们可以拥有一份薪酬可观的、体面的公家工作，以及一个有权势的人帮他们把控官僚政治和其他事项。

在此，市政公共机构被用于谋私利和做交易。塔玛拉为家庭经济做贡献的方式即是一例。20 世纪 90 年代初，她是一个 sacoleira（即收破烂的女人），在巴拉圭和圣保罗流动，收购物品，多数是衣物，之后去人们家里兜售。她丈夫的 68 个警卫的家人是她的首要顾客。"我们周末去他们家里卖东西……我就是这样认识卡塔里娜的。我听她说了许多事，跟她建立了非常亲近的关系。"

很快，市政厅的劳工们都成了他们的顾客。塔玛拉和乌尔巴诺在市政厅边上开了一个食品摊子，开始供应餐食。市政厅迁了新楼后，他们获得许可，开始经营开放给几百个公职人员的餐厅。"市政厅里每个人都认识我们……他们都是记账消费。"塔玛拉又一次使用了这样的表述："我们拥有美好的友谊。"

塔玛拉和乌尔巴诺回忆了与尼尔松和卡塔里娜的"同志情谊"，他们正是由此成为安娜的教父、教母，后来又成了她的法定父母，在这个过程中，我注意到，塔玛拉说的关于卡塔里娜的事情，多半都是错的。例如，她说卡塔里娜是从圣卡塔琳娜州（Santa Catarina）来的（而非南里奥格兰德州西北部），说她故意破坏了她父母的婚姻，说她在新汉堡才结识了尼尔松，还说她从没有上过班。这些关于卡塔里娜过去的误读似乎暴露了她对卡塔里娜之存在整体上的误解，此时是否需要纠正她的叙述似乎也无关紧要。

随着谈话推进，我同时看到，这些误读造成她将卡塔里娜设想为一个"难搞的人"，她认为卡塔里娜家庭破裂、没有自己的资源去谈将来，都是她自己的责任。换句话说，在塔玛拉和乌尔巴诺的回忆中，卡塔里娜整体上都以一种负面形象出现。我想，这种缺失喻示了他们日复一日磋商着的自我、真相和道德的统一性，也就是此刻暂时呈现在人类学者面前的处理过程。通过将各种叙述并置，留意矛盾之处，勘定裂缝，梳理各种在这个扩大的家庭综合体中将卡塔里娜勾勒出来的线索和行动，我也感到自己开始更加透彻地理解历史是如何发生的，以及卡塔里娜是怎样一种不被接受的异常。

我无须提很多问题。塔玛拉自己便滔滔不绝地说下去，她有一套现成的关于卡塔里娜的叙述，本质上是男人的视角。卡塔里娜是一个管不住的女人，已经疯了——或者如塔玛拉对精神病所做的概念化，"她从她的小房子跑出来了（fora da casinha）"。"我知道在我遇到她之前她就有这样的问题。我听我丈夫说的，他是从尼尔松那听说的。"说起卡塔里娜"古怪的脾气"，她也不断提到，安娜"不好对付。她给我们惹了不少麻烦……果然是流着一样的血"。

塔玛拉认为当时自己的任务是说服卡塔里娜尽到一个合格的家庭主妇的责任。"我们去那里卖衣服的时候，她对我们完全敞开心扉，对我建立了很深的信赖。我总是听她说，然后告诉她不要这么偏、这么固执。但没人能拦得住她。她从家里跑了，在街上漫无目的地走上一两天，把自己的鞋子衣服都脱了。我们总是在街上找到光着身子的她，她总是说她在找自己的男朋友瓦尔米尔；我们都厌了。然后第二天，她脑子又清楚了。"

塔玛拉再三说卡塔里娜"有种拧着她丈夫的劲儿"，说她甚至危害到了他的生命："她完全不接纳他。她不让他进家门，有一次他撞门进去，她差点拿刀和锤子杀了他。"

尼尔松对她做过什么吗？

"没有，什么也没有……这是她脑子的问题。"

我提到自己曾听说尼尔松打她。"如果有的话，"这对夫妻说，"肯定是出于自卫。她先扑向他的。"接着塔玛拉翻转了自己提供给心理卫生院的专业人员的说法："卡塔里娜有一次拿链条打尼尔松。"

乌尔巴诺补充说："整个市政厅警卫队都在街上找她。我的人发现她赤条条地在树林里。尼尔松有他的毛病——他有时喝酒、抽大麻——但总体上说是个勤劳肯干的养家男人。她一直说她要找那个叫瓦尔米尔的人。"

在塔玛拉和乌尔巴诺的叙述中，卡塔里娜确实是赤裸的。他们丝毫没有尝试把她的行为放在历史中理解或赋予意义。在之后的一次访谈中，尼尔松的说法跟这对夫妇相矛盾，他说卡塔里娜出逃的时候始终清楚地知道自己在做什么，并且他们从没有在街上看到过她光着身子。"她总是穿戴齐整。"尽管各种版本的叙述有不同之处，但卡塔里娜总体仍是同样的事物：一个疯子，一个可任意丢弃的生物体，不再具有什么作用或价值。

在塔玛拉看来，卡塔里娜的疯狂"出现在她生了亚历山德拉之后。这是产后抑郁症复发。然后她就胡言乱语起来……但她腿上的毛病，是遗传的。从她妈那带过来的。她小一点的弟弟也走上了她的老路。"

卡塔里娜被描述为既有遗传上的障碍，又有精神病，前者如今在她的弟弟们身上可见端倪，后者则可以从吉尔松·孔斯医生和她对吃药的抗拒上看出。"孔斯医生在治疗她，但她把药冲进厕所。她每六个月就要发作一次。"她在吃药上不顺从，此时又有某种替代了真实情况的模式化的认知——"每六个月"。如其他人说的一样，卡塔里娜已经无药可救了。怎么办呢？

"一段时间以后，这个可怜的男人再也没办法承受了，"塔玛拉确认，在90年代初第一次见到卡塔里娜时，"她的腿已经有点打战了，但没人曾想她会到现在的地步。"我问他们尼尔松对此如何应对。"他跟我们说，实际上在亚历山德拉出生之前，卡塔里娜的腿就已经在萎缩了。当然了，他知道她就是这样的，但这不重要。"

不重要。最终，在这对夫妻的叙述中，卡塔里娜可能才是那个需要为她家庭的崩塌和她自己最终被抛弃负责的人。"她总是把尼尔松从家里赶出去。她现在不跟他在一起了，那是因为她对他做的事情，"塔玛拉带着明确的性别标准说，"不是我在为他说话。他在外面乱搞我不支持，但据我所知，他是在发现跟卡塔里娜实在过不下去了，才找了另一个女人。"

我告诉塔玛拉和乌尔巴诺，新汉堡心理卫生院的记录提到他们曾在他们自己家里照顾过卡塔里娜和她刚出生的孩子一段时间。"卡塔里娜在我这里待了10天——不过孩子没有。她还在保温箱里，因为她只有3.3磅重。"塔玛拉接下来的描述在我听来与其说是为了帮卡塔里娜康复，更像是一个为了留下孩子而进行的周密计划。

卡塔里娜被送回家了，救护车来接她去医院给婴儿哺乳。同一段时间，她的弟妹，阿德马尔的妻子在分娩时死了。没人告诉卡塔里娜这个女人的死，但是她从旁听到了人们的谈话，以为他们说的是她自己的孩子。她拒绝回到医院，说其他人有可怕的真相在瞒着她。

"尼尔松叫我帮忙，"塔玛拉说，"我告诉她孩子活着呢，把她带去了医院。我记得她走路已经像喝醉了一样，她不想给安娜喂奶。她给了她一个奶瓶。她四处看，好像不知道自己在哪里，把孩子扔在床上走了。护士和我都觉得她是从她的小房子跑出来了。"

卡塔里娜进入维塔的轨迹的种种片段开始汇集起来，塑造了这一轨迹的行为亦如此。"回家的路上，我带她去了新汉堡心理卫生院的孔斯医生那儿。"塔玛拉说的这一部分的故事明确地解释了人们是如何操纵对他们开放的医疗体系，自己成为非正式医疗从业者的。在公共健康服务机构里，医生确认了卡塔里娜的问题是不坚持治疗。精神病药物代表了一种已然不存在的夫妻关系。

"医生告诉我，如果丈夫安排她吃药，她可能会拒绝，精神病医院也没有空位了。他说理想的方式是，在他能够安排她住院之前让她跟其他人待在一起。"

塔玛拉决定"留下她"，自己担任代理精神病医生。"吉尔松医生指导我们如何应对她的状况。如果一剂药不行，那就加倍。"听着塔玛拉的讲述，我想起了新汉堡服务机构的主任西蒙娜·劳克斯曾告诉我的："很多时候，精神病医生都不是为病人工作的。他为这个家庭工作。"

塔玛拉说，有七天，卡塔里娜是没问题的。但接着"她就不吃饭，也不睡觉，整夜在房子里走来走去……我得把所有门都锁上。她开始对我有攻击性。她进了我房间说，她要她的孩子，而实际上她想抱走我四岁的女儿。她推我，把我摔到墙上。她非常壮实。我受了伤，然后想着自己没办法搞定了。"

与我们可能以为的相反，卡塔里娜的人生不是在公共机构、精神病治疗、法律和社区的边缘被决定的，而是在这些方面形成的涡流中心被决定的。我所听到的剩下的叙述是各种机制——可被一同称为社会精神病——的压缩，卡塔里娜的被驱逐即由此促成。

去卫生站没有用了，于是塔玛拉打电话到了吉尔松·孔斯医生家。他在私人诊所看了卡塔里娜。这就是我们为什么没有在记录中看到全貌——这也很可能是为什么他告诉我自己不记得她。这位医生混淆了公私医疗的界线，正如乌尔巴诺和塔玛拉在市政机构中做生意一样。

"她不想待在家里。她只是一直说要离婚，要杀了尼尔松——她只知道这些。"孔斯医生给卡塔里娜开了镇静剂。他们动用了塔玛拉和乌尔巴诺在市政厅的关系，安排一辆救护车在第二天一早把她带去了圣保罗医院。这个故事里增加了欺骗。在圣保罗医院的记录里，卡塔里娜说，他们告诉她要带她去产科病房。然而，她最终又回到了精神病病房。

但在塔玛拉的叙述中，这一切都是巧合。"同一天，医院打电话到市政厅告诉尼尔松，孩子可以出院了，他不知道该怎么办好。我已经跟我丈夫说过了，'我们把孩子接到家里来吧，等卡塔里娜身体好了，我们再把姑娘还回去。'因为总体上她对孩子都很好。她把孩子照顾得很好。唯一的问题就是她发作的时候。她一发作就不知道自己在干什么了。

"我们跟尼尔松一起去了医院。社工已经了解情况了。尼尔松的家人也不要这孩子，她头很大，身子小，抱在手里没什么重量。我说，'我们来照顾这孩子吧。我愿意替卡塔里娜照顾她。可怜的卡塔里娜，这不是她的错。'"

但卡塔里娜从医院回来后，他们还是继续留着孩子，因为"卡塔里娜病得太重，身体太弱"，塔玛拉解释道。"尼尔松打电话给我，说她想看孩子，他说，或许我可以改变卡塔里娜的心意，她可以让我们照顾孩子更长时间。'如果我能决定的话，'他说，'我就把孩子给你。她已经是你的了。'"

塔玛拉坚称，她"只是帮忙"。塔玛拉和乌尔巴诺被邀请做安娜的教母和教父。洗礼之后，这对夫妻惯例性地带女孩来家里过长周末[①]。"我们给她洗得干干净净"，塔玛拉坚持说，但卡塔里娜反复问，"你会把她带回来的，对吧？"这段时间正是卡塔里娜频频被送进医院的时候，也就是1992年到1994年，所以在她住院期间，女孩都留在他们家中。"姑娘在我们家的时候开始会走、会说了。我们说，'叫我们叔叔、阿姨'，但她一直叫我们'妈妈、爸爸'，我们没教过，她自己开始这样叫我们的。"

同时，尼尔松和他的情人有了他们自己的孩子，一个男孩。这之后，卡塔里娜和尼尔松很快正式分开了。在他开始新生活的时候，她则日渐衰弱下去。"他们卖了房子，她开始自己住，这就是最后了……她曾经打电话

---

① 长周末指普通周末加前后一两天。

254 给我说，'我没有东西吃。'"据乌尔巴诺说，尼尔松起初给了卡塔里娜一些
赡养费，卡塔里娜当时带着另一个女儿亚历山德拉。"但他被市政厅解雇之
后，就没有钱给她了。"核心家庭分解了，而卡塔里娜，用塔玛拉的话说，
"再没有东西可吃了，也没有钱付水费和电费。我接济了她一整年——水电
用度，衣物，食物，还有肉。每周五我都给她买些日用送去。"

塔玛拉注意到了别人对卡塔里娜东西的侵吞："我带去给卡塔里娜的
东西，那个老太太，就是她婆婆，会拿走。卡塔里娜的邻居告诉我的。她
自己的婆婆……卡塔里娜也跟我说过，'别带太多东西来，塔玛拉，翁迪纳
会带着袋子过来把东西装回家。'那老太太会这么干是因为太恶毒。他们全
都这样恶毒。于是卡塔里娜过得就越来越不好了。"

塔玛拉称，卡塔里娜烧了自己的房子纯粹是谎话——尼尔松在她最后
一次住院时是这样告诉医生的。"不……她邻居的房子里发生了短路，然后
烧了起来，火势蔓延到了她的房子。她当时吃了药，没有意识。她没死是
因为邻居把她弄出来了。"婆婆声称是她救了卡塔里娜的命。

谈话持续了几个小时，乌尔巴诺和塔玛拉详细描述了他们收养安娜的
整个法律流程。祖母在某次看望卡塔里娜的时候"绑架了"那女孩，这对
有权势的夫妻就去报了警。"那里所有的巡警都认识我们，两个我们的朋友
接手了这个案子。他们带我们到青少年法庭，法官给了巡警一张搜查证。"
塔玛拉说。

但乌尔巴诺纠正了她的说法，他说那不是一张真的搜查令，这句话引
出了之后的场面中超出了合法性的部分。"我们还没有投诉老太太，"他说，
"但巡警已经把她吓坏了，她马上把姑娘还了回来。"

尼尔松已经同意收养。在卡塔里娜不在场的情况下，这对夫妻取得了
一份裁决令，根据这份文件，他们可以监护安娜四个月直到能够正式收养
她。如乌尔巴诺所说："我们告诉社工加快进程，因为我们是把这姑娘捞出
泥潭，让她过上好日子。"塔玛拉回忆，"1995 年 12 月 22 日，我们把卡塔
里娜从家里带到法庭上。我们得扶着她。"

乌尔巴诺总结了司法判决："法官用平实的语言解释了一下：'今天，
255 安娜·莫赖斯不存在了。那是她过去的身份。今天，她重新出生了。她的

名字会改变。从现在起，你们已经不是亲属了。'"

卡塔里娜犹豫着问她能不能见自己的女儿，塔玛拉同意了，而法官提醒他们，这将由乌尔巴诺和塔玛拉决定，因为卡塔里娜跟安娜已经没有关系了。乌尔巴诺和塔玛拉让卡塔里娜放心，"任何时候，只要你想，你就能见安娜，在我们家里，在我们在场的时候。"

在这场长时间的谈话中，他们不断提到卡塔里娜已经无可挽回地疯了，她做母亲非常不称职，这让我颇为不适。我提到她清晰的思路和智力，试图反转这一形象。但塔玛拉一度误解了我的意思，以为我是在支持她所谓的卡塔里娜腹黑的个性。

"是的，她非常聪明；她有那种精明。她嘴上总是说好听的，但背后又在搞另一套东西。她很会说话，但总是把事情往她想要的方向做。比如说，我现在在这里跟你说着话，但脑子里，已经开始想着把录音机的磁带拿走，这样你就不能拿它做任何事。她会设计你。她非常顽固，又有心计。安娜跟她一模一样。你想象不到她是怎么折腾我们的。"

在此，卡塔里娜是一个平面，人们在上面投射他们自己那一版本的故事。她没有被赋予意义或理性推论，她可以是任何东西，可以好也可以坏，他人的善或恶可以加诸她。她像一个来回流动的空的东西，曾经与她有关系的人通过她确认自己的道德、医疗和法律现实。在这个与法律和秩序如此接近的商业的空间中，人们的行为始终没有动机。相反，卡塔里娜才是恶人，才是在算计的人。我感到，这就是世界观的统一如何形成，恶又是如何发生的。同时，塔玛拉和乌尔巴诺所回忆起的一次谵妄中，卡塔里娜说了一个人的名字，瓦尔米尔。我读到过这个人的名字，因为卡塔里娜曾不顾一切地想从这段关系中找寻支持，他曾经存在过，但已不是卡塔里娜周围的弱肉强食的世界的一部分。

塔玛拉一直在说安娜。"她太叛逆了。她什么都有，但永远不满足。她在给我们找麻烦。她已经做了好几件坏事了。"卡塔里娜的后代可能具有的真正的遗传问题被解读为一种道德障碍。在我听这对夫妻讲述时，我不得不听到他们讨论，他们有可能收养了一个有缺陷的女儿（如今在她舅舅们身上也有表现）。似乎他们正在用卡塔里娜和她所构成的缺失来解释他们自己对安娜的不满。

"她坏透了，她从别人那里拿东西，她不听话，还顶嘴……我们带她看了精神病医生，吉尔松·孔斯医生。"塔玛拉说。

他们告诉我，这个女孩外形看起来像卡塔里娜，"行为举止也像她"。而且，他们正在用治疗卡塔里娜的方式治疗安娜，甚至找了同一个医生，就是他把疑似"情绪障碍"的病症治到了不可逆转的地步。乌尔巴诺和塔玛拉说安娜是个"坏女孩"，把她叫作"坏女孩"的同时，也为自己树立了好人形象，合理地取消了有关任何历史和生物问题的讨论。这对夫妻这样做，是在蓄积自己将感情从另一个"有缺陷的人"的身上收回的能力，并依据他们的道德立场默默地将她从家里排斥出去。当卡塔里娜的直系亲属和大家庭的亲属总体上都在解释他们对于她的行为和不作为时，塔玛拉和乌尔巴诺则通过他们与卡塔里娜——这个没人想跟她有任何关系的活生物——的接触公开地展示了被重塑的主体性与道德模式。

"想要我的身体变成药，我的身体"

站到某种距离之外时，对于卡塔里娜变成了"受伤的流浪狗"也是存
在同情的。"我觉得她的处境很悲哀，"乌尔巴诺继续说，"有兄弟、公公婆婆，子女，最后还是像个畜生一样被扔掉了。被人踢来踢去，像丧家狗，到处讨食。这就是她的生活，一直是这样。"

他们家里的关系怎么了？

"都过去了。他们对任何人都没有爱。尼尔松的整个家庭都是这样的。他们心里有 ruindade（恶）。他们是非常愚昧的人。"

那几个弟弟呢？

"他们从没有关心过她。"

为什么？

"怕要伺候她。她没有收入，什么都没有。这也造成任何别的地方都不愿收留她。"

在古希腊，每年都有两个人——"真正的渣滓和垃圾"——被选出来并逐出城市，这是塔尔戈里亚（Thargelia）节的一个环节（Harrison 1921:97）。最初，这两个人被看作城市对饥荒和瘟疫的补救措施；后来，他们变成了城市防止灾祸的方式（Le Marchant 1923; Girard 1996）。他们被叫作替罪羊（pharmakoi），并且，他们不能回到城市。对于人们选择这种替罪角色的方式，以及他们是直接杀掉替罪者还是任其自生自灭，历史学家们仍有争议（Harrison 1921:104, 105; Derrida 1981:132）。

在我归纳总结与卡塔里娜的兄弟、前夫、子女、公公婆婆和朋友的这一轮谈话时，将卡塔里娜赶出去的计划变得明显起来。毫不夸张地说，她就是当代的替罪羊。人们依据经验造就的各种场景的核心，就是对她有缺
陷的身体的处理，在这些场景中，他们借由她经历医疗机构、城市政府和法律机构的过程看到了自己。

试看尼尔松最后说的话:"我们结婚之后,他们告诉我这个家庭有什么样的问题。我妈的表亲说,'可怜的尼尔松,他不知道落在他手里的是什么啊。'她知道。但她什么也不想说,因为她是一个 crente。我自己在看清楚之前也不相信。Deus me livre(上帝请解救我)……我开始了解她家的亲戚。她的一个阿姨也是因为这个问题死的,她几个表亲也是……我告诉自己,'啊,就是这样了……他们等着看吧。'"

这些是带着复仇之心的话——仿佛这个男人通过卡塔里娜给了他人一个教训。回顾起来,卡塔里娜所具有的意义不是一个人,她代表了一种集体和它的病态。她渐渐与社会脱离——这形成于这种在医学上尚属未知的病以及它的身体表现——为此,尼尔松如今将家庭关系解读为一种报复性的交易。

你有什么计划呢?我问这个前夫。

"好好过日子。向前看。我对我现在的家庭很满意。这个女人没有给我带来之前那种麻烦。人得帮自己。我说过,医生给卡塔里娜治疗是为了让病不复发。就只是吃药而已,但她不帮自己……过去的都过去了。你得拿块大石头压在上面。"

卡塔里娜的身体被放逐,一块石头压在了她的人生之上。如她的故事所揭示的,医疗科学已然成了一种常识的工具,排除了各种移情与体验的可能性。药品商业和政治已经与生活世界密不可分,正是药物——这些过程的具体体现——扮演了卡塔里娜作为一头替罪羊被驱逐这一过程的中介。使卡塔里娜的生存在实际上变为不可能的经验现实和批判的可能性都已封闭。卡塔里娜曾反复对我说:"他们全都不对话。疾病的科学被忘记了。我不想吃药……科学是我们的良心,有时很沉重,被一个你解不开的结压着。如果我们不做研究,身体里的病会更加严重。"

在《柏拉图的药》("Plato's Pharmacy")中,雅克·德里达(Jacques Derrida)探究了药(pharmakon)这个词,因为它在柏拉图哲学中即是写作。写作起着药的作用,既是解药,亦是毒药,对于那些据称可用言语直接理解的事物真理,它是其人造的对应物。德里达提出,根据柏拉图的观点,写作可被视作"一种安慰、报偿和对令人作呕的语言的补救"——"写作是悲惨的儿子"（1981:115, 143）。活的言语是与法律一致的，但写作是一种游荡在生活领域之外的力量，引发不了任何东西，也无法使自己再生："一种半死半活的东西、弱化的言语、被推迟的生活、对呼吸的模仿……它就像所有鬼魂一样，到处游荡。"（143）但在德里达看来，写作作为一种**药**，是一种独立的意义秩序。写作作为一种**延异**——"某种原始存在的消失"——发挥着作用，它同时是"真理获得可能的环境和真理失去可能的环境"（168）。

柏拉图所使用的**药**这个词涉及了希腊文化中的多重因素，德里达指出："然而所有这些意义都显现出来了……只有关联链是被隐藏的，到了一种难以察觉的程度，连作者自己都无法发现，如果说还存在这东西的话。"（1981:129）当代哲学家在写作这种药（pharmakon）和**替罪羊**（phar-makos）——被从政治实体中驱逐出去的人物——之间看到了一种隐藏的联系。德里达从而揭示了替罪羊的替罪形象，有趣的是，这是柏拉图哲学思考中所没有的："城市的肉身主体（body proper）于是重构它的统一体，聚焦于其内部场地的安全，通过暴力地将代表外部威胁和侵犯的事物驱逐出自己的领地，把在广场（agora）界限内将它同自己联系起来的词语归还它自己。这样的代表，代表了邪恶——它不可预料地闯入内部，产生影响和感染——的他者性。"（Derrida 1981:133）

哲学思想中**替罪羊**的形象是相当切题的，但通过他者的死维持下来的家庭和城市政府中的空间，仍是一个需要得到解决的关键问题。我将卡塔里娜称为当代**替罪羊**，是因为我认为她的人生和故事在当代家庭／医疗／政治结构中具有范式性，这种结构像法律一样运作，并直接关系着许多人。她被用药物加以处理，此时是那个邪恶的被驱逐的一方——生物上和主体上的双重驱逐。最终，卡塔里娜是一个失败的药物，这颇为矛盾地使一些人的生命、情感和价值以其他的形式延续了下来。

我告诉卡塔里娜我找到了她的家人时，她求我带她去一趟，这样她就能看看孩子们。她还想重新进入法律与金钱的世界，声称自己需要拿到自己的工作证和银行卡。她和尼尔松在"床上、家里和城市里"都分开了，但她要回去签署离婚协议；她坚持说，"我从没签过。"我后来了解到，这

260 些都是真的。她的卡都在塔玛拉那里；尼尔松以卡塔里娜的精神病和功能性残疾为借口说服法官替她签署了协议。

我一直在拒绝对卡塔里娜是否知道自己正在经历什么进行讨论。我阅读她的医疗记录时，许多她词典中的符号开始呈现出意义；在跟她的前家庭接触过之后，我对那些材料代表的历史和她所执着的想法有了更多的理解。作为一头替罪羊，卡塔里娜有她的一套独属于她人生变化与渴望的公式和语言。民族志的介入帮助阐明了被并置的环境和技术（它们将她推到了家庭和城市之外），以及她被改变的内在生命进程——一股更加强大的、致命的力量之下的病人，但她又有独特的能动性和挣扎。

对卡塔里娜来说，思考是工作，也是一件让她能够活下去的事情。随着民族志工作的展开，她的精神生活对我来说不再那么疑团重重了。我越来越被卡塔里娜的作品当中释放出的人的能力所吸引，不禁思考起汉娜·阿伦特所提出的问题："思考的活动有可能是使人克制、不'作恶'，甚至'调节'人、使其反对作恶的条件之一吗？"（1978:5）

奥斯卡答应在圣诞节前一天带卡塔里娜去见她的家人。有维塔的小面包车可以用，我了解到每年有一两个居住者能获得"回家"的礼物。这或多或少体现了维塔的社工们的工作是如何被重新界定的——主要任务不再是重建被遗弃者的身份，努力为他们创造生活的可能（如我在1997年所听到的），而是给越来越空的新楼引来资金。奥斯卡自己承认："的确，他们不在乎这里发生什么事。他们需要维塔存在，给外面的世界看。"他这样说是在暗示存在贪污与资金挪用情况，但对话就此打住了。

我回到了那栋卡塔里娜曾住过的浅粉色的房子。阿莱芒自己在带孩子。我告诉他，卡塔里娜非常想来看看，见见她的孩子们。他答应联系阿尔塔米尔和瓦尼娅。他很直接地跟我说："事实就是没有人要她。"

第二天早上，阿尔塔米尔的妻子瓦尼娅，忧虑地打电话给奥斯卡。来看看没问题，她说，但强调，他们没法长期地照顾卡塔里娜。"我还有我丈夫，他的毛病也是一天比一天严重。"除此之外，这家人很明显也对法律有担忧——担忧法律以公共部起诉他们的形式出现，但这种情况其实不太可能发生。我想，他们的思虑中挥之不去的就是这个，而非关于卡塔里娜的记忆或者他们对她做的事情；正是它策动和组织了被抛弃者暂时的回归。

奥斯卡、阿伦卡尔和卡塔里娜在 12 月 24 日花了一个上午和半个下午的时间去了翁迪纳和内斯托尔家以及阿尔塔米尔与瓦尼娅家。接下来的一周，我详细地跟他们三人谈过那次拜访。

奥斯卡很愉快。他在找那栋房子的时候迷路了，就像我当时一样。但他去找了警察，警察护送维塔的小面包车到了卡塔里娜公公婆婆家。"你真该看看她受到的接待。我不得不忍住原来想说的话。她的公公婆婆、她的女儿，还有这家的朋友都围过来拥抱她……这接待真是热情。"他们还告诉奥斯卡过去他们对卡塔里娜有多照顾，而如今他们没有人力和财力照顾她了。

这家人准备了一桌丰盛的午餐。"卡塔里娜的眼里闪烁着幸福的神采，她还告诉他们她在跟克洛维斯约会。"奥斯卡以为这是她的幻想，他重申了他的做法："人们在传，但除非我亲眼见到，否则我不会追究任何人。"我理解，他需要克洛维斯的协助。况且，很明显，在克洛维斯和卡塔里娜之间发生的事是双方同意的。她想告诉她之前的家人，她有男人，也有未来。之后小面包车去了卡塔里娜的弟弟们家里。

奥斯卡的意见也是这属于非常复杂的情况。你不可能形容这些人是坏人，直接去指责他们。整个经济和社会结构在改变，"一个人什么都不产出了"，奥斯卡补充说，"能怎么办呢？"他评价道，他也看到过有的家庭在家里照顾患病的人，他问我和我的妻子，如果我们有个患病的亲属需要照看我们会怎么办。"始终是个很难做的选择。如果对于有钱人来说已经很难了，对于那些要全天工作的人你能说什么呢？"他分析道，"所以才有了像维塔这样的地方。如果人们不在这，他们就会在街上。这就是社会原因。"

我告诉奥斯卡我认为被遗弃者的命运有点像照片的底片；如果冲洗出来，它可以呈现脱胎于今日家庭、医疗和国家机构的相互作用的人类生活形态。奥斯卡进一步说，他已经看到这种社会原因被传给了下一代。"如果在孩子身上做研究的话……或许可以看到这是否能产生一种新的精神状况？"

这次拜访无论如何，"都算给卡塔里娜的圣诞礼物"。奥斯卡说阿尔塔米尔一家也很热情地接待了他们。因为我们之前的谈话，阿尔塔米尔告诉其他在场的兄弟，卡塔里娜的问题是神经方面的。有人答话说，"那不是疯了略？"这个讨论就在她面前发生，好像她听不到一样。在我看来，这个细节既展现了她不在场的画面，也表明了她不在场的加强。但对奥斯卡来说，他看到了兄弟两个显示出的残疾的生理症状，这使他确信他们也无力照顾卡塔里娜。他边思索边说，"走了这趟以后，她会消停一年了。"

阿伦卡尔并不以这样单一、随和的方式看这些事："他们是出于义务招待我们的。是伪装的、戴了面具的。"表面是一种殷勤和愉快，但作为一个"深谙世事的人，我在街上见过很多事"，阿伦卡尔说，他们真正传达的信息是"我们跟这没关系"。在他看来，人们会用他们所能想到的任何手段摆脱有问题的人。"他们越早把人当疯子送走，对他们越好……就是维塔。然后他们哭哭啼啼，说自己没有好条件，家里还有病人，诸如此类。他们想出千百个理由来摆脱问题。他们能在家里干这样的事情，那对他们不认识的人呢？"

他的判断是尖锐的，也基于他自己破裂的家庭关系。"他们跟她之间的情感纽带已经没了。他们会跟别人说他们还有感情，但是作为一个局外人，你却能感觉到完全不是这样。"阿伦卡尔说，他和奥斯卡完成了他们的义务：带卡塔里娜回去目睹情感的死亡。

他进一步详细讲述了这种死亡是如何融合进人们的言谈举止和表面功夫中的，制造了一出表面上的戏："卡塔里娜想表现她的爱意，但她的亲女儿……她看她的眼神完全没有同情……我有点震惊。我们见过世上很多的东西，但从没有见过一个女儿这样看着她妈……人们强装的时候我们是能看出来的……他们想作为一个好人过关。但没有感情。他们装糊涂，然后还按自己的方式生活。"

对家人来说，情感的死亡支持了卡塔里娜的被逐。这种空匮，以及但愿不是如此的期望，如今奠定了她在维塔日常生活的基础。"爱是被遗弃者的幻觉。"她写下的话清楚阐明了这种状况。在阿伦卡尔看来，她回去是想确定情况并非如此，"但是她感受到了这种死亡，不想再打开它"。她所看到的只剩下谋杀。这是他单独讲述这次拜访时我所听到的。

卡塔里娜把这一趟旅程描述为"值了"。"他们热情招待了我们。我婆婆做了午餐，我的小姑子也在那儿。"然后她纠正了自己，"我前婆婆，和

前小姑……因为他们现在已经不是了。"她介绍自己的时候已经说自己是
属于另一个男人的了。卡塔里娜接着解释道，她去那儿"主要是为了看她
女儿亚历山德拉。她已经有我这么高了。安德森不在"。

见到你的女儿感觉怎么样？

263

"感觉内心有种好的东西。但亚历山德拉，她非常……她好像强烈地想
跑出去，好像外面有火要灭。我以为可能会有时间留给……"这句话她没
有说完。接着她提到，"达瓦尼和尼娜也在那儿。"他们正是占了卡塔里娜
房子的那对夫妻，他们留给她的小屋后来差点让卡塔里娜在里面被烧死。

跟你弟弟们见面时的情形怎么样？

"我弟弟阿尔塔米尔有点病了……他很关心我。他很担心自己的工作，
还有债务。他想把债还清。"

手足间的关心仍存在，但如今位于其他形式的亏欠之后。然后她把话
题转到维塔的生活，以及她所以为的可能的领域上："昨天我看到肉里有虫
子。我忍不了了。假如我怀孕了，我就不想再待在这里了。"

在短暂地回到将她放逐的世界之后，怀孕的幻想——她在此前的谈话
中提到过——成了她拥有另一种身体和未来的愿景。我让她停下来好好想
清楚，但她不听，继续谈论一个带着解救能力的孩子和血液的更新。"我现
在是瘫了。但怀孕五个月以后，我又可以正常走路。我的血，我月经流的
血会全都到孩子身上去。然后我的血也变成全新的了。"

我想，这种幻想对于卡塔里娜而言具有如此大的象征价值，是因为她
那么渴望与他人的连接。

我告诉她，怀孕并不能解决她的健康问题。

她不同意我的说法。"可以的，可以解决的。因为这样全世界都会关注
我。无辜的人更有力量，大家都会来帮我。"

就我的理解，她想说的是，共济失调不能代表她。她不止是共济失调
和死亡而已。"我的身体躯干一定是健康的……病只病在腿上。"

她补充说她现在写自己的名字写的是凯特基娜（KATKINA）。

"在那里，在新汉堡，是卡塔里娜。在这就是凯特基娜。"在她的词典
里，她把这个新名字跟克洛维斯的姓写在一起：凯特基娜·伽马。

为什么要造出这样一个名字呢？

"我现在要叫这个名字。因为我不想做被男人利用、被男人用来砍的工具。工具是无辜的。你挖，你砍，你想拿它做什么就做什么……它不知道痛不痛。但拿它砍别人的人知道自己在干什么。"

264   她接着说出了最有力量的话："我不想做一个工具。因为卡塔里娜不是一个人的名字……真的不是。这是一个工具的名字，一个物品的名字。一个人是一个他人（他者）……凯特基娜，达亚娜才是人的名字。亚历山德拉，我想是的。它可能存在，但不是在……的力量下。亚历山德拉和安德森是兄妹。我的女儿是亚历山德拉，我想让她在签名的时候签达亚娜的名字。"

为什么？

"曾经我们之间是有爱的，但现在消失了……现在为了开启一个家庭……建立一个新家庭，这就是我想要的。"

然后她说她的名字曾经是莫赖斯，现在她不想叫莫赖斯了，那是她丈夫的姓："我舅舅曾经说过，'Moraes, quem não morreu não morre mais'（还没死的莫赖斯就不会死）。"卡塔里娜在用莫赖斯这个姓玩文字游戏——在葡萄牙语里，它听起来像动词"morrer"（死）和副词"mais"（更）的结合——这代表了她的自我消灭。关于她婚姻的混乱和痛苦的回忆，以及与那个给她发药的男人生儿育女的幻想是她所仅有的："因为我想复活。"希望的俗套台词。

日常暴力

阿德里安娜和我去跟卡塔里娜告别。她在哭。"因为我这辈子都要待在这儿了。"

她继续大量地写作。这是一种保持头脑开启的方法，她说，一种让当前的情况稍稍过去的办法。"这是一项工作……有开始，有结尾。"

卡塔里娜，如果让你写一个故事，你会写什么样的故事？

"三只猪的故事。"

动物又一次出现在了她的想象里。我问为什么。

"我们小时候一个表亲跟我们讲过这个故事。"

假如你创作一个故事呢？

"那么我就要创作……一个七只印度豚鼠的故事。"

他们是谁？他们是做什么的？

"他们被洗干净以后就跑到桌子和炉子底下躲起来……他们安逸地挤在一个角落里。"

说起动物，卡塔里娜感受到她所渴望的人类的温暖。

如果是关于人的呢？你会写什么样的故事？

"如果是关于人的故事，会是一个西部故事……一个人们端起枪相互打的故事……杀人……其他人得把死人埋掉。"

还可能有其他故事吗？

"这就是开始，也是结束。"

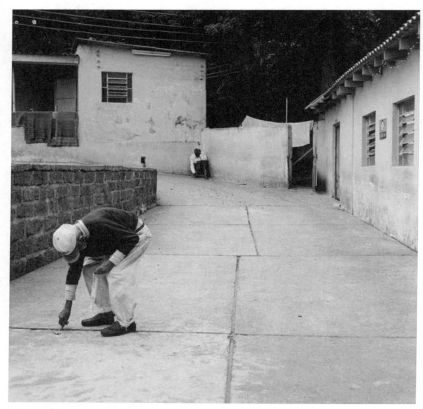

疗养院，维塔，2001年

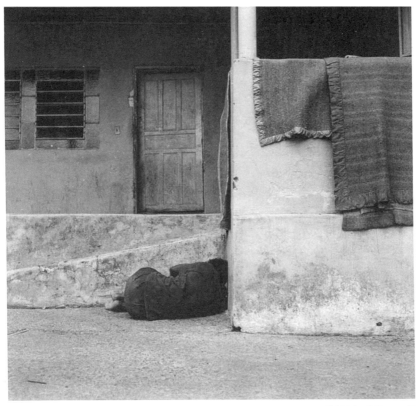

科布里哈，维塔，2001 年

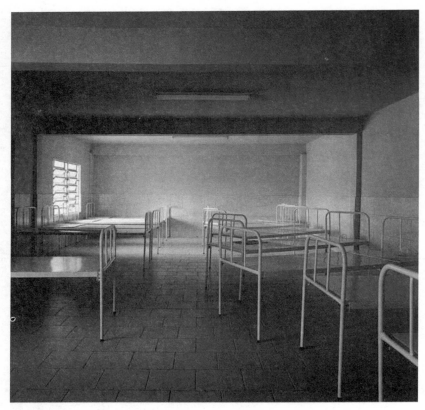

新楼，维塔，2001年

第五部分

生物学与伦理

痛

卡塔里娜的磁核共振成像显示她小脑萎缩。她的验血结果没有显示有传染性疾病。瓦勒-罗斯测试（Waaler-Rose test）[1] 显示有自身免疫障碍，也就是在某种程度上确证了她自己说的风湿（这是自身免疫障碍的最常见表现）。卡塔里娜共济失调的具体情况仍属未知。

2001 年到 2002 年，我跟卡塔里娜和她的弟弟们一起工作，多数时候我都在想办法弄清楚他们的病情，如果可以的话，看看能够做些什么来提高他们的生活质量。随着生物学变成探寻的主题，我的问题就转向了环境动力学（如流动人口、经济压力、家庭暴力、亲情的死亡，以及亲属关系崩溃的药疗化等社会与技术问题）可能对卡塔里娜的基因表现、免疫低下，以及她最终走上垂死之路产生了怎样的影响。

2001 年 8 月 4 日，我们在维塔见面的时候，卡塔里娜全身都痛。"腿上……我的脚踝感觉已经断了……撕裂了……屁股的骨头也痛。"施特雷布医生来看过她，并给她留下了止痛药。"我觉得好些了。腿上的痛有缓解。"但是，跟以前一样，药没有继续用下去。

克洛维斯已经辞去了在维塔的志愿护士的工作，他的离开对卡塔里娜造成了显著的情绪影响。

"很痛苦，"她说，"他以前帮我梳头……我们之间就没发生过不好的事。我的卫生也是他来弄。我不会否认跟他在药房和卫生间做爱。他对我很贴心。他计划了我们两个的未来。他说他会为我们找一个房子。"她坚定地说，"这是真的。"卡塔里娜于是开始责怪奥斯卡，说他不放她跟克洛维斯走，说他阴谋"自己控制药房"。

而实际上，卡塔里娜不能再直接去药房或用药房里的药了。去维塔探

---

[1] 瓦勒-罗斯测试，一种用于检测血液内类风湿因子的测试。

望她的时候，我跟奥斯卡制订了一个长期的计划，确保她能得到照顾。我还给卡塔里娜带了她想要的止痛膏。她后来告诉我，新来的负责她的志愿者吉尔贝托把药膏拿去给自己用了。

卡塔里娜独自一人继续写作，不过十分吃力，因为手臂上的疼痛非常剧烈。她的笔记本如今频繁地提到阿莱芒，他是新来的护士，按照旧的手册在做药品分发。阿莱芒告诉我，他的姐妹经营着一家"很赚钱的老人住屋"。他想早点戒掉酒瘾，好跟她一起干。阿莱芒说卡塔里娜挑逗他，还给他写情书。在她的笔记本上，几个有她和克洛维斯名字的情人爱心被擦掉了。

那天晚些时候我见到了奥斯卡，他说克洛维斯去了一家跟维塔相似的机构，在附近的阿尔沃拉达。"但领了第一次薪水之后，克洛维斯喝醉酒跟管理人员打起来了，然后他就被开除了。"他现在在街上生活。"我们问过上尉，但他不可能让他回来了。有个规矩，离开的人只有在一年后才能回来。"

奥斯卡也注意到，克洛维斯的离开对卡塔里娜是一个巨大的打击，尽管他一直把他们的关系斥为谣言。"他帮过她。有其他居住者说他们之间发生过关系……这些人的烂脑子，想不出什么有建设性的东西。"

但是你跟他聊过这件事吗？

奥斯卡又一次说明了他的原则："没有，我只有在看到的时候才会说。我没有看到他做过，我怎么能罚他？"奥斯卡只是选择不看罢了。帮助如今比以往更少了，因为康复区的被收容者越来越少了，派到疗养院的潜在志愿者也就少了。新的疗养院侧翼在继续建，里面包含更大的卫生间，但没有改变整体上不稳定的照护水平的计划。这一次，奥斯卡更坦率了，语气夹杂着愤怒和忧虑，他说新的建筑只是一个把钱转进私营企业的幌子。

我回到卡塔里娜身边时，问她跟克洛维斯说过再见没有。

"没有……因为我去看医生了，做手术切肿块……很久以前长的……我早上去的，当天回来，他已经走了。"

卡塔里娜采取了一个熟悉的解释框架解释她又一次面临的遗弃：一种疾病，一家诊所，一位医生，一场手术，将她从一场恋情或者她所幻想的恋情中驱赶出来。这一命运当中反复出现的主题也涉及一个换女人的男人，即不再是某个男人的女人的概念："我听说克洛维斯有了别的女人……就这样吧。"为了转移话题，我打开她正在写的笔记本，随便翻到一页，读出来。结果又是同样主题的延续：

我没有义务交出我的孩子
这不符合我的法律
而且这是道德

这是什么意思？

"意思是，一个人如果自己不愿意的话，没有义务放弃自己的孩子把她让给别人养。道德就是做对的事情，要么就不做。"

那么谁来决定什么是对的呢？

"道理决定。"

我的推论是道理会根据人们的利益而改变，但卡塔里娜不接受。她认为她自己是道理的化身，并解释道，"那些像无敌浩克一样总是在擂台上的人，那些比别人有更多力量的人"，道理并不一定在他们那边，"有时，道理可以来自那些弱小但保持思考的人。人要保持理智，然后道理会出现。"

那么，在你的生活中，你觉得人们不尊重你的道理吗？

"他们的良心有负担，他们想说他们就是法律……没人能拿他们的面粉……没人可以把手伸到房子的面粉里。"

又一种家庭法则，一种她没法用来混合并制作出什么的新经济。

你如何保持自己的头脑理智呢？

"我没有首选词。我没有确定的词……我试着说出真相。"

卡塔里娜之后说她不知道自己是否能继续写下去。"太痛了，"她哭了，"太难了，只有头脑在运转。剩下的，都没什么用。"

人权

卡塔里娜的身体正在日渐萎缩、衰退，她在维塔的邻居们正在慢慢死去。我在 2001 年到 2002 年做了最后几次回访，这期间我进一步联络了阿雷格里港的公共卫生部门和该州人权委员会，向他们讲述这一工作，想看看对于这种持续存在的忽略，我们可以做些什么。

1998 年，城市管理部门发现有 34 个人死在了圣路易莎（Santa Luisa）的老人住屋，那是收费的照护老人、残疾人和精神病患者的地下生意。这推动了该市增加其监管力度。在接下来的几年，市政官员突袭了超过两百个这样的机构，并且，经过长久的、艰难的司法拉锯，少数几个关掉了。

"但事实是，法官总会给经营者最后一次机会，让他们按照新公共卫生法整改。"负责市内老年人工作的卫生专家雅齐·奥利韦拉说。许多服务机构都为达到卫生和照护的最低标准进行了自我改造。他们现在的"基础设施看上去很好"，奥利韦拉说。"有食物，但很差，他们并不尝试提升人们仅剩的身体能力和社会能力。人会变得更加依赖他人。"

许多这样的地下生意如今都转移到附近的维亚芒（Viamão）、卡诺阿斯和阿尔沃拉达了，在那里他们可以避开公共卫生和建筑规范检查。该市公共卫生监控机构的负责人马塞洛·戈多伊向我解释："当这些住屋清算之后，

经营者会把包括人在内的所有东西都装上卡车，在城市里四处游荡，一直到成功绕过检查，才在别的地方落脚。"

奥利韦拉进过几十家这样的机构，她对它们的描述非常尖锐。这些服务机构对来自工薪阶层和中产阶级家庭的女性都有一种性别偏爱，因为她们被当作"不那么麻烦的"，并且被当成潜在的志愿劳动者，"最终或许能帮忙照看他人"。

对于这些被抛弃的人，一般的标准是喂药，而非医疗照护。"最开始的问题就是驯化他们。惯例性的操作就是在一个人进来的时候就给她用镇静

剂，为时一到两周，让她变得顺从，然后把这个顺从的人带给家人看，后者于是安心了，以为她已经适应了新环境。"这些住屋的经营者不认为他们在作恶，奥利韦拉说。"他们说他们在维持机构运转并确保一切得到控制，而且，用药以后，这个人会对自己少些攻击性，少受些苦。"总而言之，没人有兴趣让病人保持清醒，尊重他们，或把他们当作拥有人生的公民来治疗，"因为他们的人生在那里开始结束"。

奥利韦拉对政治介入的局限直言不讳。"我们的行动多半是象征意义上的，这是重要的，但忽视才是常态。政治话语就是：'是的，我们会改变现状。'用意是好的，但情况没有改变。我们是掌握权力的公共机构，我们尽力做我们能做的。但我们如今面对着一种无力感，感觉我们在与一种更强大的东西对抗……这一切都是从哪儿开始的？我认为我们必须把这个我们揭开的现实放到更大的环境中去。"奥利韦拉提出，滋生出了此种忽视的环境仍然存在——"老年人贫乏的政治价值，公共政策的缺乏，以及普遍的家庭结构的破坏。我们未能解决方程式中的未知数：法律实践和道德"。

戈多伊说，检察官和法官不是"我们的最好的搭档"。人权的标准只是市政官员最好的政治意图，很少被执行。戈多伊和奥利韦拉向我讲述了一家他们想关掉的老人住屋，并回忆了这个过程中城市政府是如何成为被告的。在几次试图改革圣克拉拉（Santa Clara）老人住屋被挫败后，城市检查人员突袭了这个地方，发现老人和残疾人被留在那里，"没有任何人照顾他们，没有食物，肮脏不堪……过期药品放在驱虫剂边上，一次性针头被回收使用"。在发起依法驱逐的通知一周后，法官传唤了市政府代表，认为他们才是问题所在。法官站在经营者一边，在法庭上，斥责了奥利韦拉和戈多伊："你们太严格了。你们得再给她一次机会。你们是要剥夺她的生计啊。你们得考虑如果这个住屋倒了，那些人会怎么样。"

简单来说，那些受害者则无法拥有与经营者同等的权利。"经营者有权拿回自己的生意，她甚至可以虐待那些付钱给她、请她照看的人，她不会被起诉。"奥利韦拉称。"我告诉法官，'没办法跟你说了，先生，因为这是价值观的问题。'"少数几个承办此类人权侵害案件的检察官被调离了职位。至于家人，戈多伊提到，"他们最后到处找地方处置这些不被需要的亲

276

属，价格越低越好——他们的需求助燃了供给。而我们，市政管理部门，应该控制的不是国家政策，而是这种经济。"

我获得允许，翻阅了城市公共卫生监控机构的档案；我在其中找到了几份关于维塔的人权侵犯的报告，是由以前的居住者写的。我还从市政官员口中了解到，因为让迪拉·卢切希（维塔的赞助人和国家议员）的政治影响力，这些报告没有受到调查。显然，政客们私下赞助了一些这样的照护生意：这些生意在一定程度上是官员们复杂的政治基础的一部分，他们声称以慈善对抗贫困。这些机构解决了当地人和生活在内陆的人的直接问题，因此稳固了政客们的号召基础。我被告知维塔不能被关掉，因为它通过提供药物和衣物等方法，在表面上帮助维持了周边城市区域。并且，戈多伊补充说，"从整体来看，维塔还没有像其他机构那样情况岌岌可危。"

维塔一直没有将自己登记为针对老人的卫生护理机构，城市公共卫生主管说这一招"很聪明"，这样市政府就不可能来监管它，或给它发放任何形式的人力和物质帮助。这家机构在通过区域和全国性的基金接受更大数额的资金援助，这些基金是为慈善和神职工作所准备的，慈善和神职机构正在代替原本应该负责这些被剥夺公民权的人的国家机构。据奥斯卡说，这些基金的使用从来没有接受审计，维塔的政治关系足以让审计员站到一边。"这些地方才不做慈善，"奥利韦拉称，"政府给他们钱是为了自己不用干活，而钱则落到了管理者自己的口袋里。"

任由人死可以带进来更多的钱和捐赠，正如奥斯卡所暗示的："疗养院是维塔的核心。你觉得那些捐赠为什么会进来？在广播里，卢切希不会说这些人是瘾君子。他说这里有老爷爷、老奶奶和残疾人，需要基本的救助和食物。正是这些被遗弃的人还能击中那些容易动感情的人。"尽管机制是这样，但奥斯卡还在思考实用、简单的替代方法来提升照护质量。他常说训练志愿者，花钱请全职的护士，申请市里派医生来维塔，提供更均衡的饮食，减少罐头和腐烂的食物，在被遗弃者间开展娱乐活动，这些都是容易的——但全都没能实现。

价值体系

第二天，也就是 2001 年 8 月 5 日，我回到维塔。卡塔里娜正努力地写字。词句间穿插提到巴西雷亚尔和美元。我想，她的写作和我们一起做的工作中的货币，总是跟她"去新汉堡"的愿望有关，这是她那天早上又一次提出的。"看那几个小的，"她还希望把自己的文件拿回来，她说，"我想自己去，从法官那里把文件拿回来：我的出生证明、工作卡、银行卡。用你的车载我去阿尔塔米尔家吧，或者去阿德马尔家——他住在圣阿方索。"

坦白地说，卡塔里娜并未将我称作她的拯救者。我至多是她或许能得以重新进入法律与情感的世界的媒介。她回想过去，这种愿望在她可以不依赖丈夫而掌控自己人生的时候也曾萌生过。在她离婚，独自生活，服药过量，行走困难期间，她没能去法庭，法官最终代她签了离婚协议。她同时不断地谈起，她得在路过当地银行的时候进去取她的存款，而这笔钱她在此前说过，她允许尼尔松取用。"我要跟他断得一干二净。"

卡塔里娜清楚地知道，除了接受一两次象征性的来往走动，她的弟弟们是不会帮她的。她所寻求的价值跟纽带本身有关。即便是她的弟弟、公公婆婆和孩子已经是如今这样的面目，她仍想获得家庭纽带所能给予的认可。这一思考逻辑某种程度上让我了解了指导卡塔里娜回忆过去的伦理观念：她的思想不是由针对她的善或恶决定的。从她思考的距离，她的目光超越了怪罪，抵达了亲属关系所带来的可能和终结。

一阵沉默。

你在想什么？

"有人想把针头插到其他人身上……但他们跟我有什么关系？我有我自己的思考。我不让他们进来。他们的声音。他们想摆布我，往我的头脑里灌输东西。我哭是因为……"

这个句子没有说完。我问她是否还愿意聊下去。

"这对我有好处。这不会让我变得更落魄。我一个自由的女人，自由地谈论我想谈论的一切。我的嘴就是一场公开的比赛。我的比赛没有结束。它没有门。"

我们又说了一会儿话，一直到该走的时候。

"你不会忘记回来的……对吧？"

我不会忘的，我告诉她。

我试图帮卡塔里娜从维塔转到卡萨达维达（Casa da Vida，意为生命之家），这是一家优秀的城市服务机构，专门治疗和照顾无家可归的人，"被精神疾病所困扰的市民"。卡萨达维达由阿雷格里港市成立于20世纪90年代初，当时圣保罗精神病医院清出了53名病人，得找个除了街道之外的地方安置他们。那年8月我去看的时候，它收容了20个人，并提供各种各样的工作坊和治疗（作业治疗和心理分析——很明确是"非精神病治疗"形式）。卡萨致力于使病人重新融入家庭和社区，最初的53名病人大多数也的确重新融入了社会——除了其中两人过世。

负责人对卡塔里娜的案例有兴趣，但是她说不可能收她进去。卡萨的政策是不收坐轮椅的人。"我们没办法给身体残疾的病人提供个人化的照护。"她还解释说，尽管居住者之间的相互侵害很少发生，"但如果卡塔里娜被打，她没办法保护自己。我们不能让她暴露在这样的风险之下。"负责人对这个政策造成的结果非常遗憾。"不幸的是，"她说，"我没有其他的地方可推荐。"我离开时想，作为一家模范服务机构，卡萨达维达将永远不乏可讲述的成功案例，在这样的案例里，人们会走出这个机构，回归极少具备适当环境的社区与家庭。

卡塔里娜的儿子安德森在我继续跟这个大家庭一起工作时给我提供了帮助。他仍未找到工作，也没有上学，这个年轻人很高兴他的父亲能允许他在2001年8月当我的研究助手。他和他的妹妹恳请我带他们去维塔看卡塔里娜，所有负责的成年人都同意了。

没有那么轻松。我去接孩子们的时候，他们的祖母翁迪纳给了亚历山德拉五包饼干，让他带给卡塔里娜。一个叔叔，也就是尼尔松的兄弟陪孩子们一起去。我们抵达维塔，从车里下来去维塔的疗养院时，亚历山德拉手里只拿了两包给她母亲的饼干；在我们开车回家时，她吃了剩下的三包。这次探访明确了卡塔里娜在家人眼中的价值，也明确了家庭团聚的不可能，尽管当中夹杂着一切都会不一样的希望。

然而，我也很满足：我们走过去时，卡塔里娜的孩子们看到她正在写字。他们笨拙地拥抱了彼此。卡塔里娜告诉他们，"既然我已经没法走路了，把时间投入在笔上会好些。"安德森说他不上学了，亚历山德拉说她正在留级读六年级，同时帮她奶奶做家务。我把他们留下单独说说话。

我站在一定距离之外，看到了许多沉默的时刻，而莱昂尼尔多在水泥地上一边爬，一边用尽全力喊叫："噢！魔鬼！吃屎吧！"那天，伊拉奇告诉我，那个可怜的男人叫喊着魔鬼是因为"他不能离开维塔"。然后我注意到安德森在他母亲的手上写着什么。我走近时，看到他写下了他的名字，卡塔里娜此时正在把她的名字写在他的右手掌上。亚历山德拉也要她写，过了一会儿我们便离开了。

在我们回家的路上，孩子们说，相比维塔的其他居住者，"她没有那么糟"。如安德森所说："我以为她可能情况更加严重了。但在我看来，她是正常的。在我看来……我不是特别了解她的情况……你才是做研究的人。她说话的时候有困难。以前她吐字是准确的。现在她说话时间要更久，话迟迟不能从嘴里出来。"

兄妹两个都承认进入维塔让他们感到不适。"但能怎么办呢？要见她，我们必须进去。看那些可怜的人，大喊大叫，疯笑。"安德森犹豫着沉吟："让人不禁想，会不会有一天自己也会落到这样的结局。"

然后他补充说，探望期间，卡塔里娜请求他带她去新汉堡："她特别想去新汉堡。我说，很可惜，我不能这么做。我没有车，我也没有到开车的年纪。"他又一次说出了自己的愿望：找个好工作，之后或许可以带着他母亲一起生活。但没有她的生活在继续，没有人想——或者用他的话说，"可以"——照顾她。"我奶奶做了她能做的，她现在有糖尿病。我爸有了新的家庭，舅舅们要工作。"

　　当我同卡塔里娜谈起这次探望时，她说她很开心，说孩子们答应下次再来。她觉得他们过得不错，但担心安德森辍学的事情。至于他们的心态，她悲哀地说，"太多伪饰了。"她的意思是太刻意了。

基因表现和社会遗弃

我见了阿尔塔米尔（生于 1967 年）以及他的两个兄弟阿德马尔（生于 1969 年）和阿曼多（生于 1975 年），在我们多次见面的过程中，他们从未问过卡塔里娜过得如何。即便我描述了她有多么频繁、多么亲切地说起他们，似乎也没能唤起类似的回应。

他们都忙于应对他们自己的身体状况。阿尔塔米尔年纪最长，受过更多教育，经济上也比其他兄弟宽裕，我上一次拜访他之后，他决定为自己的病寻求医疗诊断。他去新汉堡看了一个有名的私人神经科医生，后者给他做了脑部扫描——"他说我的小脑在萎缩"——并诱导阿尔塔米尔采用了一个非常昂贵的安慰治疗方案。"通过联合健康体系你几乎找不到一个专科医生"，阿尔塔米尔观察到。

他的经历在私人医疗的日常运作当中是非常有代表性的，工薪阶级或中产阶级通常需要花钱才能了解病情真相和保有一线希望。"每次去看病我都要花钱。现款。我把磁核共振成像图拿给他看以后，他开了注射药塞钧（Sirgen），以及赛托钮灵（Citoneurin）[1] 和银杏胶囊。"尽管阿尔塔米尔提到了家族病史，这位专科医生仍声称他可以治疗萎缩的症状。"这要花很多钱。每两天我就要打一针塞钧。每个月累计起来要 900 雷亚尔（300 美元）。"

治疗了两个月后，阿尔塔米尔去找这位医生复诊，后者又给他开了同样的一个疗程的药，这些药完全没有作用。接下来的一个月他又去找医生，医生坚称他需要继续遵医嘱，重复同样剂量的用药。"在医生看来，我的情况在改善。但我作为忍受着这种病的人，没感觉到任何变化。一点改变都没有。"

---

① 塞钧（Sirgen）和赛托钮灵（Citoneurin）均未找到对应中文名，为音译，后者为维生素 B1、B12、B6 的组合，经向作者求证，前者为阿尔塔米尔的误称。

又一次复诊之后，神经科医生告诉阿尔塔米尔去找个遗传学家看看，此时他已经耗尽了家底。"他跟我说了一家在新汉堡的诊所的名字，但得花钱，我们没有钱了。我们想去阿雷格里港的大学附属医院，但很难预约。"这一医疗事件以药物被转给中间的兄弟阿德马尔告终，阿德马尔没有钱，他为了了解自己的情况密切关注着阿尔塔米尔的进展，因为他们得的是同样的病。"阿德马尔注射了一些医生开给我的药，但也没有看到效果。"

三兄弟都渴望见到我和施特雷布医生，后者已经为卡塔里娜做了检查。2001 年 8 月 14 日，一个周三，我们聚到了一起，到阿雷格里港做医疗检查。对于每个人的个人历史、患病经验和我们就他们的共济失调做的一些假设，我们做了深入的交谈。他们的了解虽然不多，但我们尽可能地让他们把所知全部说出，再根据这些重新构建出疾病的家系图。像卡塔里娜一样，三兄弟都有共济失调和口齿含糊的症状（他们的闭目难立征测试结果为阳性，显示有巴宾斯基征和眼球震颤迹象），不过他们的症状都没有发展得很严重。他们的磁核共振成像图显示有小脑萎缩，情况最严重的是阿尔塔米尔，最轻微的是阿曼多。相较而言，卡塔里娜在兄弟姐妹四个当中是小脑退化最严重的。所有这些症状都是脊髓小脑病变的标志，只有遗传学检测可以确认诊断。

兄弟几个知道——我们也重申过——鉴于他们病情的遗传学成因和当前的医疗水平，这很可能是没办法治愈的。但他们仍想弄清楚，如果有办法的话，那么可以做些什么来放缓共济失调的发展过程，以及他们是否有资格享受残疾补助。"这对我们来说很重要，"他们反复声称，"这是要命的病。如果我们自己不了解的话，就会很快坐上轮椅。我们知道得越早越好，了解的信息越多越好。"

我们把所有收集起来的信息，以及后续专科约诊中得出的信息都告知了他们。鉴于他们的社会地位和联合健康体系的莫测，他们将这个机会比作"神的恩典"。他们暗示，我们共同的工作至少有可能阻止这个家庭所陷入的某种循环——拒绝面对这一疾病、在医疗上采取被动，这些已经让他们在身体上和情感上都损耗太大。

三兄弟的叙述表明了他们共有的疾病所构成的生活经验当中性别化和

主观性的模式。与这种不知名的疾病相关的家庭秘密和逸事指向了未经仔细考虑的社会实践的存在，以及一种内嵌其中的道德经济，鉴于当地的科学和医疗状态，后者决定了患病者的人性尊严以及他们逐渐死亡的道路。三兄弟寻求诊断的过程让卡塔里娜的病情得到了确认，一种生物上的复杂性被解开了。

阿尔塔米尔回忆，自己第一次注意到自己运动时的改变是在二十七八岁的时候，这比卡塔里娜要晚几年，她是在 20 岁左右的时候。这种发病时间的差别能用什么来解释呢？过去两年阿尔塔米尔回到了他的修车铺和家中，他的症状在外人当中的解释是酗酒的步态。他坚称他的认知功能尚未受损。

但有一种新的持续的焦虑。鉴于这种病无药可医，并且许多亲戚已经因其而死，阿尔塔米尔认为他"已经处在人生最后的日子，也是最后的正常日子。不久，我就不能走路了。这就是现实。当然，人会有很多改变。有些东西已经不对劲了的念头一直在"。但是，投降是"最糟糕的事情"，他补充说。他的妻子瓦尼娅强烈表达了同意："我们得继续往前走。"他们已经在考虑修建一间副楼，瓦尼娅似乎无条件地支持着阿尔塔米尔。他们都不想知道是否他们的儿子欧热尼奥也得了"它"。但是，假如迹象出现，他们会找到办法处理的，他们说。

阿德马尔也拥有一家自行车修理铺。他住在圣阿方索区最穷、犯罪最猖獗的角落，当地多数失业者选择做家庭小生意，于是严重加剧了"竞争"。就阿德马尔的情况，找他干活的人就更少了——"人们都说我喝醉了"，他这样承认。阿德马尔的第一任妻子在生他们第一个儿子的时候死了，也就是卡塔里娜生安娜的时候。他再婚了，跟新的妻子生了三个男孩。

他极其焦虑，对于他多么想获得这种帮助表达得很明白，因为他不顾一切地想退休，获得残疾人福利。从他的初期症状和阿尔塔米尔的主动求医经历中，他看到了机会的窗口。他以为，他或许能够通过我找到办法让专科医生给他开一个诊断，让他领到残疾证。对他来说，疾病正在成为"一种工作方式"（Petryna 2002:82）。

他说他最初注意到身体的改变是在两年前。"现在我每个月都感觉有些不一样。总是越发严重。"最令他苦恼的是，他现在越来越"记不得事情"。

阿德马尔哭了，因为针对他的嘲笑而哀伤。"我经历了很多困难、羞辱和耻辱。有一天，我去医院看我儿子，他病了，而保安说我不能进去，因为我醉了。这是在拿刀割我的心。我告诉他，我有家族问题，但他大笑着回答，'我知道你有'。"

据瓦尼娅说，阿德马尔越来越忧心退休和家人的未来保障问题的同时，他的状况也已经在恶化。比较卡塔里娜和她弟弟们的疾病发展过程，我脑海中开始浮现一些推测：对于他们四人，必定会出现的共济失调的症状似乎都与特别严重的对家庭经济的担忧相联系。这样的担忧反过来跟亲属关系和情感状态相联系，这两者的变化必然会加速疾病的表现。但他们的经验是有区别的：卡塔里娜的疾病是在她被当成精神病人并被家庭抛弃的过程中日渐显露的，但男人们则视自己为，也被视为是在生理上恶化，而非精神上。他们有他们的配偶和新家庭支持，如果他们争取，也有可能获得残疾人福利。

我进一步询问了他们的个人历史。1986 年，阿尔塔米尔和阿德马尔最先离开了乡村来新汉堡的鞋厂找工作。卡塔里娜的前夫尼尔松留下来负责家族的土地和牲畜。卡塔里娜的母亲已经开始显示出一些疾病体征，当卡塔里娜的父亲离开她母亲以后，他们的地产被对半分了。似乎是为了避税，他们达成了一份背后协议，关系近的亲戚都分到了一部分土地。另一份协议约定，尼尔松要照顾生病的母亲和最小的孩子阿曼多，交换条件是剩下的属于母亲的那块地归到他和卡塔里娜名下。

如阿尔塔米尔所说，"牛、地、犁、推车……全给他了，让他照顾我们现在已经去世的母亲。当时卡塔里娜身体还好着。尼尔松开始卖掉牛和工具。他把这些全败掉了。"兄弟几个指责尼尔松投机取巧、花钱无度，而且"傻"——也就是没能力赚钱——时，并没有良心上的歉疚。"所有东西都败光了，没有回头钱，就这么完了。"其中一人评价道。几个近亲显然利用了这一处境，最终接手了土地。"没有人签过任何东西，"阿尔塔米尔说，"我们已经在城里了。尼尔松把东西都卖了，表亲们接手了，我们什么都没有。全完了。"

兄弟几个不再从手足这层关系上去解释卡塔里娜。他们已经从一个手足之情尚且重要（至少对卡塔里娜是如此）的世界迁出来了；而因为她已经被嫁给了尼尔松，这对年轻夫妻又让家族的土地从手里流出去了，兄弟们就不再感到对她有任何义务。我想，这就是在血缘关系的领域外，他们目前的道德中的经济和性别脉络。并且，家族中共济失调的发展是跟与配偶分离、抛弃患病女性和对土地与财物的掠夺性求取的模式纠缠在一起的。戈梅斯家的财产散尽后，尼尔松和卡塔里娜迁到了新汉堡，并带去了他们的第一个孩子、如今已经去世的母亲和卡塔里娜最小的弟弟。

阿德马尔一直到三年级才能够开始学习，"因为我爸不在的时候，我得帮我妈忙农活。"他比阿尔塔米尔更直白："很苦的。我们来这里找活干。把什么都留给尼尔松，后来卡塔里娜情况变坏（ruim）了，他就离开了她。我想，她有那些东西的时候，他跟她在一起——她情况越来越差，他就抛弃她了。"

兄弟们和尼尔松提到卡塔里娜都说到了坏，它的意思就是"坏的"，可以指生理上衰退，也可以指"恶"。跟坏搭配使用的动词决定了它的含义。对前夫来说，卡塔里娜"是"坏的：她是一个恶人。而兄弟们的意思是，她"变"坏了：她的身体状况恶化了。关键在于道德和生物"本质"（essence）的选择，这种纵向的民族志揭示了其历史建构。

找出这些"本质"的区别是很重要的。在前夫的解释中，卡塔里娜本性是恶的，她被抛弃完全是她自己的责任，甚至都不能唤起一种功利主义的伦理：她是在为自己的恶行付出代价（比如打她的残疾母亲，烧掉丈夫的文件），她没能坚持自己的药物治疗方案，她直接越出了理性思考的范围。在兄弟们关于卡塔里娜日渐变坏的叙述中，有关于体征的历史性的空间，也有关于母系联系的空间，不过没有把关系持续下去的空间。

举例而言，兄弟们把母亲和姐姐联系在一起："母亲进城的时候，已经坐在轮椅上了。而在卡塔里娜身上，这开始得更早。母亲不能走路的时候我们已经长大了。但卡塔里娜的情况不是……她的孩子还小，她已经变坏了。我们不太记得了。但我们可以看到，自然已经变得越来越弱，这种病开始得越来越早。"似乎是说，卡塔里娜变得越来越像他们已经去世的母

亲——在此是指生物方面——把她抛下也成了可能的选项。一个未被说出
的秩序或者由经济所驱动的常识久而久之从这种未知的疾病当中被发展出
来，家庭关系的解除于是成为可能，记忆与道德也从而受到影响。相比卡
塔里娜继续赖以生存的关系纽带，可以说，这种生物复杂性对于一个人的
人性和生命进程来说是更为重要的。

阿曼多是兄弟几人当中最安静的。这个 25 岁的年轻人在一家鞋厂上夜
班，夜班补贴让他能够额外拿到最低月工资的一半。我来找他时，他刚刚
在自家小屋里被人拿枪指着打了劫，他的房子就在阿德马尔家隔壁。"经历
了之后人都不是同一个人了。"他得出观察。他告诉我，据新汉堡的重要报
纸报道，这个区大约 75% 的家庭在过去一年左右的时间里被抢劫过。报纸
上登了一张照片，一栋房子前立着一张标语，请求抢劫者："求求你们了，
放过我们——过去一周我们家已经发生了两起入室抢劫。"

多数时候都是阿尔塔米尔在替阿曼多说话，他形容阿曼多是一个勤快
的、不沾毒品的好孩子。阿曼多也只读到三年级："我辍学是因为要照顾我
妈。当时我 10 岁。卡塔里娜和尼尔松去忙农活了。我得陪着她。"这个孩
子的发展、生产力和人生机会是由他母亲的瘫痪病的社会历程决定的。我在
想，这种反复上演的男性抛弃患病女性的事件，对生育选择是否有影响。

阿曼多说话含糊不清，但他说他"比较严重的是平衡感的丧失"。他为自
己仍能踢足球而自豪，他将自己偶尔的消沉情绪归因于工厂里的歧视："我
表面上不在乎，但心里是有感觉的。"他说起自己的准未婚妻时带着微笑。
"我们已经约会了一段时间了。我喜欢她。她能接受一个人本来的样子。"

让我吃惊的是，阿德马尔和阿尔塔米尔突然插进来谈论他们自己的看
法，好像他们有权力这样做，他们说，"阿曼多跟他对象的关系全由这病决
定。如果情况恶化，就很难继续了。"随着兄弟几个越来越关注这种家族疾
病的医疗问题，诊断似乎成了一种新的人际关系技术，能够影响家庭和生育
安排。瓦尼娅告诉我，她在跟阿尔塔米尔结婚之前并不知道这种病。她还
说，在阿德马尔的第一个儿子出生后，老戈梅斯，也就是他父亲，警告他
们去做一次血液检测，但他们一直没去。"一定是医生告诉他什么了，"瓦尼
娅推测，"但我从没有考虑过。阿尔塔米尔没问题，我又不认识他家里人。"

兄弟几人没法准确回忆起他们的母亲共济失调开始的时间。但所有的叙述都表明，应该是在她快 30 岁的那几年，她丈夫注意到了她的残疾。阿尔塔米尔回忆，尽管孩子们眼看着他们的妈妈病得越来越重，家里从没有对这个病进行过一次公开的讨论。让大家不去考虑这个病的是一种显然的无知和欺瞒："我们的父亲知道……但父母不公开说。我们这些孩子看起来都没问题……没有出现什么……他们以为我们什么事都不会有，所以他们就瞒着了。"

事实上，新的情感、关系和经济安排已经在可见的疾病携带者周围布下并得到了实践。丈夫为了一个更年轻、健康的女人（他跟她又生了一个孩子）离开了他的妻子（她很可能给他带来了"有缺陷"的血统）。阿尔塔米尔自己当场撞破过他们："我发现我爸爸在谷仓里面跟另一个女人做爱。"阿德马尔补充说，父母分开给他们都留下了巨大的无助感："我小的时候，夜里总在想，如果我病了，谁来带我去看医生。"耐人寻味的是，孩子们后来还是每天都能见到他们的父亲，因为他们都在同一个农场里干活。在他们来新汉堡之前，孩子们每天晚上都看到自己的父亲放下农场的活儿，回到新的家和家庭当中。

在这种贫穷的环境下，欺瞒和距离机制对于这种形成于得了不知名疾病的人周围的文化似乎起了关键作用。尽管可以说，母亲已经尽可能对自己和他人否认运动能力受损的迹象，但兄弟们已回忆不起她不再能否认自己的共济失调的时刻。最能说明问题的是，他们甚至记不起她去世的确切日期了，好像那已经是某个模糊遥远的过去的一部分，最好离他们自己的命运远远的。一种时间和情感距离已被建立起来。

我想，随着这种疾病在日常生活中的表现越来越难以抵挡，这算是一种处理办法吧。毕竟，孩子们在家庭内部和公开场合的认同已经被这种显然的未知重塑了。不可能避开就在眼前的过去：他们的父亲成了在同一片土地上劳作的人，当他回到他的新家庭中时，他们则回家陪伴他们瘫痪的母亲。鉴于地理和经济上的限制，以及生存的需要，距离设置形成了，让日常生活得以进行下去。于是，在工作中和村里面对面相遇成了不带感情、无关道德的互动，而非原本可能发生的争吵、追究过错、控诉责任的导火索。

后来，他们残疾的母亲死后，他们的父亲试图通过影响他儿子做父亲的方式——以保护之名——来重塑自己的权威。似乎这种血统必须被阻断。尼尔松和兄弟们完全是照搬这位父亲的做法：他们通过重新建立家庭改变自己的生活。阿德马尔和尼尔松都有了新家庭，而阿尔塔米尔一直在称赞自己那包含了岳父岳母的大家庭，并跟阿德马尔和阿曼多保持着友好的距离。也就是说，这些男人一律在某种程度上将自己与血缘家庭隔断开了。记得尼尔松曾说，他甚至想都不去想卡塔里娜了。

这是一个复杂的故事。只有反复、长时间地倾听所有当事人的说法，将欺骗和最终显露出来的想法并置起来，才有可能探到将卡塔里娜驱逐出去的潜藏的计划。卡塔里娜的小脑退化仍处于医疗没有检查出来的状态，与此同时，她变得越来越与家庭格格不入。家庭和新的医疗干预，积累起来的失败的行动和不作为，建立了一套他们自己的逻辑。人们此时有了一套取代了家庭关系的，被医疗所正当化的"这个女人又疯又坏"的虚假说辞。

在卡塔里娜周围形成的叙事没有明显的动作施加者（agents），一段时间以后，没有人再对她负责。但卡塔里娜仍想要家庭关系——就我逐渐理解到的，她就是这种生物文化的毁灭性的具体体现，这种文化使任由他人在社会意义上死去的行为变得正当。借由修复关系，她以为或许还存在某些价值可以将她救出维塔。

在兄弟们的回忆中完全缺席的一个人是一个姐妹——不是卡塔里娜，而是特雷辛哈。在我们早前的一次对话中，卡塔里娜顺带提到过一个妹妹，但她和其他家庭成员都没有说过关于她的任何事。当医生和我向兄弟几人问起其他得这种病的亲属时，他们提到了她。"我们也知道得不多。她有小儿麻痹症，腿有缺陷。一条腿比另一条短。我们不知道这是不是这种病造成的。"她现在住在伊皮兰加的一家疗养院里，这个城市在他们曾经拥有土地的凯萨拉附近。

我从瓦尼娅那里收集到了更多的信息，据她回忆特雷辛哈曾经在阿雷格里港做过女佣，有个女儿，现在由祖母照顾。特雷辛哈之后得以退休，用那笔钱支付自己的机构照护费用。据瓦尼娅说，"她像卡塔里娜一样。有一次，她来看过我们。她如果不扶着墙的话没法走路。她说话也有困难。"但整体上，瓦尼娅认为她是"一个正常的好人"。但阿尔塔米尔回道，"她一直没那么正常。她5岁的时候就有小儿麻痹症。"

将精神与生理衰退联系到一起的这种常态是存在层级的，它只应用在这个家庭的女人身上，她们最终都不再是母亲。比如，当我告诉兄弟们卡塔里娜提到过的他们共同生活时期的事情时，他们几次打断我，并问我，"那么她果真记得？"卡塔里娜和特雷辛哈都是他们过去无知的部分。妹妹的结局比卡塔里娜好一些。在很小的年纪就被迫独自生活——且鉴于她毫无疑问缺乏劳动价值——她很可能自己找到了可行的办法。但我一直想知道为什么卡塔里娜从没有提过她。

那年我在后来另一次到维塔的探访中，震惊地了解到了那个妹妹在卡塔里娜的经历当中所占的位置。我们正在重新梳理她被驱逐出来的时间线，我问她，她和她前夫的问题是什么时候开始的。

"他砸了桌子上的杯子，背叛了我——他跟我妹妹上床。"那个时候安娜还没出生，卡塔里娜断定他已经有别的女人了。"所以我让他滚……我让他去找他的女人……罗莎。"

卡塔里娜在许多卷词典里提过的所有法律文件和机构一齐出现在脑海里：她于其中构建了自身存在的象征秩序已无价值，并且，随着她的身体衰退，她可能会在自己家里被自己的妹妹以这种乱伦的方式替代。尼尔松是一个自由的人，我在想这一事件在多大程度上体现了他此前跟我提过的复仇。

"特雷辛哈来看我。我那时候病了……她告诉我发生了这样的事。"卡塔里娜讲述这段故事的时候喘着粗气："特雷辛哈——我穿过草地、大街……我离开了家……去给安德森和亚历山德拉取牛奶。"

你跟尼尔松对质过吗？

她的反应是想砍他的肉。"他打翻了桌子，我拿了一把烤肉叉……我想像叉肉那样叉了他。他也拿了一把烤肉叉，也想砍我。打得场面非常难看。我怀着安娜。他之后拿一把左轮手枪指着我……但他没开枪。"

我直截了当地问卡塔里娜，就她了解，尼尔松知不知道她会像她母亲一样变成残疾。她的回答很混乱，在知晓阴谋和在医院治愈的幻想之间来回摇摆。

"就算他知道……他也有条件给我提供庇护，给我舒适的生活……但他不想提供。所以我离开了，四处游荡……他厌恶我。"

为什么他要送你去住院？

"要治好我。"

治什么？

"我有问题……护士给我打针，长长的针头……我不知道我有什么问题，我想不起来。"

或许你没有任何问题，我说。

"不，我有……我记得许多女人都在那里。她们笑得特别大声。"

家系

我非常幸运，在南巴西的时候正好有两个人来拜访这几个兄弟：索伊·农西奥，一个年老的远亲，他们外祖父的朋友；内乌莎，卡塔里娜最小的阿姨。他们打电话叫我也来见见这两位客人，以收集更多关于这个庞大、贫穷的家族的家系信息。

兄弟几人无法明确地说出自己的种族——他们说自己是巴西人。索伊·农西奥描述，这个家族的人皮肤颜色很浅，评价说"他们看起来像外国人"——也就是说，不是黑人或印第安人，而是欧洲人的后裔。很可能是葡萄牙裔，我想。

索伊·农西奥是在 1945 年左右为寻求土地搬到凯萨拉地区的。像其他许多人（包括兄弟几人的外祖父）一样，他利用政府计划，以农业方式开拓占领了该州西北部的土地："我们弄到了几英亩林地和启动资金……去那里的人都是穷人。我们把树砍倒，不得不杀掉野生动物，这就开始了。"

但第二代人守不住土地。这些小农场主没有奖励政策了，该州的农业开始更加集中于大豆、烟草的生产。农民们要么把自己不盈利的土地卖掉，要么拿土地抵债，尼尔松和卡塔里娜便是被迫如此。失去土地以后，许多人会去如新汉堡这样的地方在政府补贴的制鞋工业里寻找未来。

而其他人，包括内乌莎和她的孩子们，再往北走，迁去了巴拉那（Paraná）州的新定居点，20 世纪 70 年代，那里正为了内部发展招募农民和工人。卡塔里娜母亲的 7 个兄弟姐妹中，4 人去了那个州，并且都以各自的方式发达起来。另外，内乌莎解释，他们也带去了这种不知名的、会发生变化的疾病和它的社会形式。

索伊·农西奥坚持说，这种病有着不断改变的性质。"我认识他们的外祖父奥拉西奥的时候，他已经投降了。他被绑在床上，活到很老才死。他肯定有 70 岁左右了。他身子骨算比较硬朗的。接下来他的女儿列昂蒂娜死了，然后是他的儿子若泽……然后到 20 世纪 80 年代末，伊尔达死了。"伊尔达就是卡塔里娜和三兄弟的母亲。奥拉西奥的子女都死于 45 岁到 55 岁之间，内乌莎说。"但现在这个病已经在要年轻人的命了。从 70 岁到 50 岁到 30 岁……这就是我看到的。"他说的是卡塔里娜和伊尔达的大姐的四个孩子，他们 30 多岁就死了，死在轮椅上。索伊·农西奥提到，早些时候，"不了解"，最近他才知道，"这是脑子的病，大脑里的"。

内乌莎 55 岁上下，她和她的孩子都没有疾病的症状，她为此觉得很幸运。她对于这种病现在出现得这么早感到很惊讶。她的祖父去世时的年纪是 73 岁。当内乌莎回忆她的兄弟姐妹们患病的过程中出现的情况时，我意识到，从疾病发作，也就是轻微地失去平衡，到其他人可以看出来，中间隔了一大段时间。似乎没人清楚地记得他们什么时候开始发作的。但每个人都知道他们的"腿是什么时候开始不好使的"。

这一时间范围，是对疾病可见性和家庭生产力进行掩盖和磋商的时期，也是家庭关系和情感重新调整的时候。据内乌莎说，这种病开始在大姐热尼身上出现"大概在她 45 岁到 50 岁的时候"，她表达的意思不一定是发病时间晚，而是在共济失调发展的过程中，热尼的家庭形态允许她在更长的时间里"过着一种正常而健康的生活"。

合计起来，8 个兄弟姐妹有 50 多个孩子。共济失调在舅舅／阿姨、兄弟姐妹和他们的孩子身上的高发病率并没有阻止他们生育后代。事实上，情况正相反。我很好奇，这一点，跟在病情发作逐渐变得可见的那段时间里发展出的照护经济，有怎样的联系。卡塔里娜的另一个阿姨列昂蒂娜，是"在怀莱娜的时候得病的"。正如卡塔里娜的案例，人们通常把疾病的发作跟生孩子联系在一起。

随着工作展开，卡塔里娜的轨迹与她直系或者大家庭里的其他女人的经历有多少共鸣之处变得越来越明显。内乌莎提供的叙述中，经历与卡塔里娜最像的阿姨是奈尔。"像卡塔里娜一样，她变成了残疾人。但死的过程非常慢。"当我听到这样的话时，我不禁要把维塔想作一个让卡塔里娜这样的人死得更快的地方。内乌莎重点说了奈尔的丈夫在逼疯她、剥夺她当母亲的资格上发挥的作用："奈尔的丈夫离开了她，她变得像头畜牲。她甚至疯了。丈夫把她的女儿送人了。"

根据内乌莎的说法，这些悲剧都是由男性的坏（ruindade，恶，卑劣）所导致。坏这个词，曾被如此频繁地用于形容卡塔里娜和她的状态，在此反过来用到了从病人发病到病情社会可见这段时期的男性行为上。内乌莎接着说起卡塔里娜的母亲伊尔达："她有阿德马尔的时候，已经不太能控制自己的腿了……当时孩子还小，他们的父亲就找了个情人。像列昂蒂娜一样，要了伊尔达命的就是他的坏。"

听着内乌莎的叙述，我注意到，就家族里"因为腿有问题"——很可能是跟小脑和身体退化有关——而死的男人而言，他们的身体状况总是掩盖在神秘之中。比如，若泽很年轻的时候腿就有问题，因为在医院治疗不当，开始跛脚。后来，内乌莎记得，到他30多岁的时候，"同一只脚被蛇咬了，他就再也没法走路了"。似乎对男人来说，这种生物复杂性可以产生积极的效果，保护男性荣誉，保障生产力和生育。若泽有三个孩子。奥斯卡比伊尔达小，据说在烟草种植园一直工作到40岁。内乌莎推测，因为化学中毒，他"脊椎出了毛病"，并得以正式退休。但她补充说，在他最后的日子，他"走路也像个酒鬼"。

内乌莎把话题带回到卡塔里娜身上，"可怜的东西，"她说，"尼尔松对她很坏。"阿尔塔米尔帮腔说，尼尔松做了很多错事，"刺激她，让她变得越来越不像自己，四处游荡，再没了理智。"在每段叙述中，总有什么东西免除了叙述者自身维持跟她的关系的责任。阿尔塔米尔继续说："她不喜欢尼尔松做事的方式，这开始对她的大脑产生了影响。她没有出路，只能跟他待在一起……不得不待在家里，照顾孩子，然后她就疯了。"

阿德马尔也认为卡塔里娜的"精神脆弱"是"因为"尼尔松。"他背叛了她……我觉得就是在她开始表现出腿上有问题，走路有问题时，他开始找别的女人的……这些都像天平上的砝码不断加重。"阿德马尔愉快地说起小时候的卡塔里娜，说她勤劳、关心人。"她在遇到这个挫折之前，是一个百分之百的人。她干农活很卖力……照看牛、猪、鸡。她一直是正常的，很幽默，记事情特别清。我们有时会打架，但其实一点事都没有……那是在她单身的时候……后来她结婚了，有了安德森……继续生了亚历山德拉之后，她就有问题了，生了后来那几个以后，问题就更多了。"

我问阿德马尔，大家有没有意识到她其实在遗传她母亲的病。"我觉得有些人意识到了。"他回答。在我的继续追问下，他承认，在1988年，也就是她母亲去世、卡塔里娜第一次住院的时候，就已经能看出病情发作了。

尼尔松曾声称，卡塔里娜如今在为自己的**坏**付出代价，因为她打她残疾的母亲。我问她的亲人她跟她母亲相处得如何。阿尔塔米尔和阿德马尔都承认他们的母亲非常"专横，甚至在轮椅上也是"，以及，"当然了"，他们有时会争吵，"因为这个病让人非常紧张易怒"，这是阿德马尔说的。但他否认卡塔里娜打母亲："有时候他们会争吵。我妈不能好好说话……她非常直接。"

阿尔塔米尔补充说，事实上卡塔里娜跟他们死去的父亲关系不好。"他们不亲，因为他有另一个家庭。"内乌莎则指出，这位父亲除了不帮衬这个家以外，还在身体上虐待卡塔里娜到十几岁。"卡塔里娜是个聪明的、容易紧张的孩子。她看到母亲是这样的境况就很叛逆。她父亲没有耐心同她谈，他打她。有一次我听到他自豪地公开说，'我逮到那个大的，打了她的屁股。'卡塔里娜那时候有 15 岁了。"

阿德马尔开始继续回忆卡塔里娜是如何被赶出去的。"尼尔松带她去看了好几个医生，去了地方卫生站、心理卫生服务机构，还有慈爱医院……也看不到什么改善。只是越发严重。"这一刻，在他的叙述中，共济失调和卡塔里娜的精神状况被合并在了"它"变得越来越严重的叙事中。卡塔里娜的头脑、婚姻和家庭经济状况以同样的速度恶化下去。"他们之间结束了……尼尔松丢了工作以后就更糟了。"但随着故事继续，未来出现了不同的结果：对卡塔里娜来说，是逐渐死去。对尼尔松来说，则是一个新家庭。

失去了孩子，失去了名下财产，没法站起来行走，被人叫作"疯子"，卡塔里娜被她的婆婆带到了弟弟们的家里。"她说她想待在我们这。"阿德马尔回忆道。"她没有别的方向可选了，她说话牛头不对马嘴。我收留了她一个星期，但我们没法照顾她……我们得带她上厕所，还要料理其他这类事情。然后她在阿尔塔米尔家住了一星期。几个星期内她就在几家之间来来回回。"兄弟几人后来跟一名当地的五旬节派牧师聊了聊，他告诉了他们维塔这个地方。"维塔是一个社会——我不知道如何解释。"阿德马尔说。他们去了维塔，跟泽·达斯·德罗格斯协商。"他说可以，你们可以带她来。所以我们把她留在了那里。"

卡塔里娜的整体状况此时在更快地恶化。要理解她说的话非常困难，她写的东西也是被截断的，动词更少了，几乎难以辨认，我很担心。"夜晚，我感到一种灼烧着的痛苦……跑着离开，"她告诉我，"非常可怕。我想这就是我的不可能。我想去新汉堡……我不能去。然后我就要受这种痛苦。我在床上翻滚，想……然后我发现我在哭。"遗弃："我无法向任何人传达我的渴望和愉悦。"

我提出，如果她想的话，我可以联系她的弟弟们，再安排她去一次。她说好，但又说，"他们没有移动电话。打给他们没用。"她担心他们会拒绝。她让我扶她上我的车，立刻带她去那儿，但我回答她我不能这样。"他们不用电话。"她坚持说。她怒了，将笔记本扔在地上，哭了。

很长一段沉默之后，我们继续交谈。于是她道出了真正的关键，并说自己是家族的耻辱："当然了，他们以我为耻……不愿意在家里招待我。他们会为他们以前对我做的所有事感到羞愧。他们之前不愿意接受我……既然我不能走路，他们现在也不会接受坐在轮椅上的我。"她坚持说，虽然他们感到羞耻，但兄弟们还是会"要"她的。卡塔里娜这样说，是恢复了兄弟们的情感和责任。维塔的被遗弃者通过如此声称，将自己再度写入他们的前家庭中。

卡塔里娜去看她的兄弟们时，从巴拉那来的小姨内乌莎还在。她也表达了想见卡塔里娜的愿望。

之后，回到维塔的过程一如既往地艰难。看到没有人要留她，卡塔里娜此时面对的是努力让自己能够不完全地相信这个现实。是阿伦卡尔带她去的，据他说，"跟之前那次一样冷冰冰，整个就是一件冷冰冰的事"。根据奥斯卡的说法，这样割断跟家庭成员关系的事以前也在发生，"但是遮掩起来的。如今，人们公开这么做，完全不在乎。现在这很正常"。对这两位志愿者来说，如今的家庭对如卡塔里娜这样的人的精神状况有必然且直接的责任。在把被抛弃的人扔在维塔之后，他们穿过大门，回到自己的生活中，"他们自己就成了无关的他人"。

一个遗传群体

第一眼看去,卡塔里娜只是又一个维塔中失落的生命,贫困群体中的一个,对这一群体来说,这个国家与其人民已经习惯了与之共存,它如此平常地被置于视野与考虑之外。但随着调查推进,我开始看到,卡塔里娜和她的家庭代表了一种在医疗上和社会上都未被看到的特殊的遗传群体,正如她在维塔的邻居很可能代表了其他将他们变为人类剩余的生物与社会过程。基因检测的技术使某些人近来为人所见,并且,有些人也在某些程度上得以恢复本来面目。

在 2001 年 8 月一起工作之后,兄弟几人继续要求做诊断,最终,大学附属医院的遗传学团队为他们做了检查,这家医院被认为是全国最好的十家医院之一。有了我们已经收集到的信息,施特雷布医生和我也在试着得出一个可能的诊断。有一天,在搜索关于巴西地区脊髓小脑共济失调的科学研究时,我偶然间看到一篇资料,其中提及了一种叫作马查多-约瑟夫(Machado-Joseph)的病,它通常会在该国的葡萄牙-亚速尔群岛(Portuguese-Azorean)移民的后裔当中被发现。我接下来那一次跟阿尔塔米尔通电话时,也就是 2001 年 11 月,他说他进一步了解了家族历史,确定他们有葡萄牙血统。三兄弟在大学附属医院做了分子诊断测试,结果显示是马查多-约瑟夫病。

马查多-约瑟夫病(缩写为 MJD)是一种中枢神经系统的多系统退化(Jardim et al. 2001b:899; Coutinho 1996:15)。它是一种常染色体显性遗传性疾病(Jardim et al. 2001a:224),最初在葡萄牙-亚速尔群岛血统的北美家庭中出现(Jardim et al. 2001b:899; Sequeiros 1996:3-13)。在亚速尔群岛的

弗洛雷斯(Flores)岛上,每一百位居民当中就有一位患病,四十分之一携带基因,二十分之一有患病的危险(Coutinho 1996:20)。这是全世界的遗传性共济失调中,其流行最广为人知的一种。

与 MJD 相关的基因位于染色体 14q32 上（Jardim et al. 2001a:224;
2001b:899）。MJD 的特点是逐步发展的小脑共济失调，影响个体步态、四
肢运动、说话吐字和吞咽。马查多–约瑟夫病患者除了其他症状外，还显示
有随意性运动的改变、肌肉抽筋和麻痹、手脚弯曲、斜视、体重下降，以
及睡眠障碍（Jardim 2001b:899; Coutinho 1996:15–22）。

随着我对马查多–约瑟夫病的进一步研究，我越来越惊愕于卡塔里娜对
这种疾病的体现程度——并对这一判断从未被采信或在她的医学治疗中出
现过感到震惊。阿雷格里港最优秀的遗传学者之一劳拉·班纳赫·雅尔丁
（Laura Bannach Jardim）医生曾看过几百例 MJD 病人，后来她告诉我，"这
种遗传缺陷不会带来任何心理疾病、精神病或痴呆。患 MJD 时，你的智力
仍能保持完整，头脑一清二楚。"听到这些我非常欣喜。当然了，生物精神
病医生可能会说，卡塔里娜的身体里可能有两种生物学进程并存。但在我
看来，MJD 的鉴定标志着决定性的对她疯子身份的取消，像灯塔般清楚照
明了她当前状况的历史性。

诊断出来后，阿尔塔米尔有点悲凉但并不绝望地说，"医生已经更正
了"。他用的是动词"desenganar"，在这种语境下，意思是医生用"真相"
消除了一种误解。Desenganado 在最通常的情况下指的是无药可救的人。阿
尔塔米尔总结道："跟 DNA 有关系。是遗传的……不是因为近亲结婚。是
不可逆转的，没办法治。有了这个诊断，我们就能退休了。"他评价道，他
们得到的治疗非常好，还有用以提高他们生活质量的跟进服务，比如心理
咨询、物理治疗和语言障碍矫正等。

阿尔塔米尔继续在自己的自行车修理铺工作。他没有马上退休，为了
再交一年左右的社保，好保证更高的退休后收入。他和妻子形影不离，很
快改建好了他们的房子。他们没有立刻开始使用医院的提升生活质量的服
务，说是每周去阿雷格里港参加治疗课程太难了。

他们选择维持原状，似乎不想使这一疾病太常态化。如瓦尼娅所说：
"我们会尽可能地继续往前走。"他们的主要担忧是他们的独子欧热尼奥的
未来。"医生告诉我们，他也有 50% 的患病可能。他现在没问题。我们现在
就当这个病不存在一样继续过日子。"过去一年，瓦尼娅没去鞋厂上班了，

因为要帮忙照顾她中风的母亲。

得到正式的诊断后，阿德马尔和阿曼多立刻便能够获得残疾人身份，他们退休了。经济优先。阿德马尔对自己现在的收入很满意——是他修车铺每月盈利的三倍。"我一辈子都没挣过那么多钱。"他相信自己未来的护理有保障了，他死后，家人的福利也有保障。阿德马尔跟他的儿子们很亲，他们会扶着他到处走，确保他不摔倒。

尽管他对退休福利很满意，你仍可以看出，阿德马尔有种始终存在的痛苦，当中混合了愤怒与负疚。愤怒是因为，他尝试了一切办法，试图将他所谓的"诅咒"抛在身后——但现在"全回来了"；愧疚是因为他可能也把这种疾病遗传给了他的孩子。他继续兼职修车，但选择不做任何的特殊治疗，这也是阿曼多的选择。

最小的弟弟阿曼多从那开始大部分时间都待在家里，跟阿德马尔的家人在一起。当他的未婚妻离开他时，他患了严重的抑郁症。有一次，阿尔塔米尔和瓦尼娅见了一位大学遗传学者，并问她，可不可以告诉阿曼多的未婚妻马查多-约瑟夫病的事情。那位遗传学者的建议是，这样的公开应该是属于阿曼多自己的权利。但据说，瓦尼娅还是决定自己告诉那个年轻的女人，这促使她离开了阿曼多。

在这一诊断出来之前，这个大家庭中的人一直以各种无知和欺瞒的复杂实践来处理这种疾病，这造成了各种社会和情感后果。这种疾病的文化与如今使 MJD 为人所见的技术和医疗伦理并不是彼此断裂的。在这些文化与诊断的彼此遭逢中，远离了有生物伦理标准的治疗场所，这些家庭成员指点操纵着他人的命运（尤其是关乎生育的部分），盘算着关于自己命运的事情。阿曼多似乎成了一个新的道德运作的对象：瓦尼娅仍跟自己患病的丈夫和存在患病可能的孩子在一起，但她用诊断结果阻断了另一个女人进入可能的类似境遇。阿曼多的童年和教育机会都因为他母亲的病所造成的社会和经济结果受到限制，而现在他成了家族中第一个因为这种病的医学形式而被中断了成家计划的人，至少就目前来看是如此。

2002 年 8 月，我和劳拉·雅尔丁医生合作，她是兄弟三人就诊的大学附属医院的马查多-约瑟夫病研究部的负责人。与我接触过的公立精神病治疗机构形成鲜明对比，我发现这里有极优秀的跨科室服务（遗传学学者、神经科科学家、生物学家、生物伦理学家、精神病学家和心理学家），完善可靠的实验设施，以及程度惊人的综合视野和病人照护，这些大部分都要归功于雅尔丁医生的指导。雅尔丁医生曾经有过神经学方面的训练，有遗传学博士学位，她对卡塔里娜的故事表现出一种少见的理解和同情。

总体而言，这些都是有见地、有爱心的专业人员，他们进行着良好的科学和医学实践（在最著名的国际医学期刊上发表论文）。在我看来，他们无法给出一种治疗方案或者用药方案来做试验，似乎使他们对于病人主观感受的痛苦，以及健康的社会、经济和人际关系各方面都更加敏感了。在他们作为医学家的实践的中心，有一种互换协定：正如他们需要研究病人，病人和病人家属也需要他们所能提供的最好的照护——没有希望治好，这种照护也基本上是研究机构外的一般公立机构永远无法提供的。

"我们告诉他们真相，但伴随着真相的还有支持。"雅尔丁医生告诉我。确诊一例马查多-约瑟夫病之后，医学专业人士会告诉病人他们能够做些什么，并向病人保证无论何时，只要他们需要，服务都会向他们开放。病人被转去做物理治疗，这可以帮他们保持平衡感，避免摔倒。语言障碍矫正可帮助他们保持进食的能力，这对预防吸入性肺炎非常重要，这种病是病人的主要死因之一。

病人还会接受持续的神经系统监测和抑郁症检查。雅尔丁医生提到，通常，看这些病人的医生认为抑郁症是不可避免的。"但我们试着改变这种心态。尽管我理解这样的病人抑郁是很正常的，但我还是知道，这对他们不好，因为他们会更加丧失行动能力，遭受更多的痛苦。"

雅尔丁医生是该州最先开始叙述马查多-约瑟夫病例的。尽管这种形式的共济失调在当地神经学记录中从来没有出现过，但她发现在20世纪80年代末有一群病人表现出此病征象，也是在那时，她开始做溶酶体疾病的神经学评估并且正需要一个控制组。"我很惊奇，突然之间我就有一组出现同种类共济失调的志愿者了——九个家庭，都是贫穷的大家庭，案例有很多，没有任何具体的诊断，因为当时我们还没有分子测试。"

随着聚合酶链式反应（polymerase chain reaction，缩略为 PCR）技术的发展，导致各种形式的脊髓小脑共济失调（至今有 19 种）的基因被大量发现。[55]发现导致马查多-约瑟夫病的基因之后不久，也就是 1994 年，雅尔丁医生开了一家门诊诊所，专门研究这种疾病。就这个医疗团队目前得出的结论，这种病是该州主要的共济失调类型——寻取服务的 90 个家庭当中 90% 患的是 MJD。这只是一个"便利样本"，雅尔丁医生解释。"这些只是来找我们的人，大多数来自包括郊区在内的阿雷格里港地区。我们的实验室一直是满的，我们不可能对这一服务做宣传。MJD 已经成了我们部门研究最多的遗传疾病了。"她提到，这种"案例充裕"的原因是"一种创建者效应：阿雷格里港是亚速尔群岛移民在 18 世纪中期创建起来的"。

雅尔丁医生认为，在这个州，MJD 出现时人们"不认为它是神经性疾病"，不只是跟遗传学知识的缺乏有关，还跟亚速尔群岛移民到这个州的历史叙述的缺失有关。这些移民显然是为了躲避格拉西奥萨（Graciosa）岛和圣若泽（São José）岛的饥荒。尽管这两千个家庭在抵达时使该州人口增加到了原来的两倍，但他们基本上只能靠自己，此前承诺给他们的作为殖民计划一部分的补助落空了。

"关于保留这种源头的问题没有人在意，"雅尔丁医生有些担忧，"我们没有完备的关于这一祖源的档案记录。我们在谈论它，但它不是我们官方历史或传统的一部分。相反，我们给这个州塑造了一种非常不一样的开端，着眼于我们的中欧祖先，也就是在 19 世纪抵达的德国和意大利移民，就好像此前这里只有印第安人和奴隶一样。"

生物学正在帮助重写这段历史。雅尔丁医生的团队注意到，葡萄牙裔的巴西病人相比葡萄牙和亚速尔群岛病人而言发病年龄更早（前者平均为 34 岁，后者平均为 40.5 岁）。因为当地的登记显示移民多数是来自格拉西奥萨岛，那里的发病平均年龄据说也接近 40 岁，所以，阿雷格里港的团队开始就当地发生基因突变的假设开始了工作。

有了可资利用的新技术，团队里一位生物学家塔蒂亚娜·布雷塞尔（Tatiana Bressel）发现，这一定群中的 35 个人当中带有的马查多-约瑟夫基因也可在亚速尔群岛的受影响人群身上发现。这一研究呈现的不只是基因突变，还有地方历史编纂学的脆弱：35 个案例实际上全数可以追溯到弗洛雷斯岛，当地的平均发病年龄在 34 岁左右。"我们记录的都是错的。自一开始，这些人就被当成了一个没有意义的子类别。"雅尔丁医生说。

这只是一个联想，但实在不可思议：卡塔里娜所属的遗传群体与她自己的移民、无家可归和被误治的经历，以及遮蔽了她的生物学状况的不可见性，都有如此令人震惊的相似之处。雅尔丁医生这样描述她的基因定群里的一般病人和他们的家庭动力学："我们大多数的马查多-约瑟夫病人来自且拥有大家庭，兄弟姐妹或子女超过五个，并且是非常贫困的家庭。但这种疾病很久以前便出现了，他们的祖先在他们之前就已经身处贫困。对他们来说，可用的社会和经济资源都非常少。

"他们被邻居和其他亲戚污名化为酒鬼和没有生产力的人，男男女女都是，且不分年龄。于是他们退回家里，以避免承受社会边缘化。他们停止工作，接着失去照顾自己的能力。需要动用另一个家庭成员照顾病人，所以此时家庭当中起码有两个人无法生产。他们实在没有办法积累财富，需要家庭当中有更多的人，这或许部分地解释了他们的高生育率。

"这些家庭都非常压抑，他们的头上遮着一片乌云，悬着一把剑：什么时候会轮到我？有很多的自杀案例，也有两代人之间的责怪、反控和伤害的网络。尽管如此，他们还是相互绑缚在一起。"

长久以来发生在卡塔里娜身上的事，与雅尔丁医生样本当中的多数女人的命运，也相似得不可思议。"从性别与情感的视角，"她说，"你可以看到，病发的时候，丈夫通常会抛弃妻子，但反过来女人会留下来照顾男人。尽管这听上去是陈词滥调，但我可以看到女人更关心孩子的未来。但男人则不。他们的反应是一种排斥和拒绝。他们会生出一种背叛感和愤怒，认为自己娶了一个没有告诉自己会把这种病遗传给孩子的人。"

我讲述卡塔里娜的一些人生轨迹，发现它与这种一般模式是如此接近，雅尔丁医生同意我的说法："是的，疾病的迹象就在那儿，而出于某些原因，人是眼不见为净。"根据雅尔丁医生自己的经验，她断言存在一种风险评估的文化领域，它先于对疾病的科学处理而存在，如今则是与之并存。"我们带给他们的新东西是关于基因和遗传方式的知识……但这种病的家族史已经非常明白、显而易见了，家庭成员已经知道谁有患病风险了。所以，实际上，我们并没有带给他们什么新消息。"

的确。当我向雅尔丁医生和她的团队解释我对卡塔里娜境况的考古时，我描述自己从中辨认出了某些处理这一疾病的特定方式，以及卡塔里娜疾病的体征是如何被胡乱处理的，以至于在家庭和医疗领域中都被视而不见。以后见之明来看，她的命运在当地家庭、劳工体制，以及医疗实践中都是非常稀疏平常的。她的生理状态从未被研究，她最终成了这些相互作用的支配对象——好像她是一个前人类。卡塔里娜关于发生在她身上的事的叙述版本，以及她疾病的发展是如何被各种亲属关系和技术流程加速的整个故事，已经不复存在了，因为她已经"真正地"被排除到现实之外——除了她的词典和如今这份民族志记叙。

在跟基因团队讨论的过程中，我表达了自己的兴趣：环境因素（尤其是亲属关系与情感状况）是如何影响基因表现的？[56] 雅尔丁医生说，虽然当地的科学家倾向于将环境方面的解释与病人的应对机制相联系，但他们的经验证据和研究使他们无法忽视社会压力因素在触发疾病以及加速疾病发展上的作用。举例而言，在雅尔丁医生指导的病人当中，发病时间有显著的不同："我们有 12 岁开始发病的案例，也有 60 岁开始发病的案例。文献中甚至有过 70 岁才发病的案例。"患 MJD 的病人发病之后的平均剩余寿命为 15 到 20 年，多数人死在轮椅上或卧床不起。

丹尼丝·阿尔布开克（Denise Albuquerque）医生是治疗卡塔里娜的兄弟们的遗传学住院医生，她说，这种疾病表现得越来越早的模式"非常常见"。雅尔丁医生解释："因为基因突变，一代又一代人下去，情况变得越来越糟。我们称这一现象为'提前出现'，我们已经了解到，来自父亲这边的遗传可能会导致子女更早发病。"随着这种趋势，人们可以预见到，疾病表现前所未有地提前可能使发病时间早于生育时间，按照假设这可能会使这一基因在该群体中消失。然而，这一趋势又被这种基因高于 50% 的遗传概率所抵消。

"实际上接近 70%，"雅尔丁医生补充说，"这是初步的科学发现，但我们其实凭经验就能看出来。"这的确是一种新的医疗知识，充满伦理和照护的困境："在告诉病人遗传率的时候，我们一般会取整个范围的最低值，以免他们陷入完全的绝望。"

科学家已经可以完全确定，突变越大，发病时间会越提前。基因突变的严重性可能导致 60% 的提前发病的可能性，剩下的 40% 仍是未知数。"所以，看一个人的基因组，我们可以推算大概的发病时间，但并非完全准确。撇开基因突变，有一些保护性因素可以推迟某些人发病。可以是遗传，也可以是环境因素。"雅尔丁医生说，在兄弟姐妹之间，"发病的年龄几乎都是相同的"。

既然如此，卡塔里娜的发病时间（快 20 岁时）早于——比如说——阿尔塔米尔（快 30 岁时）要怎么解释？导致这种不同的可能是"环境原因，社会和心理压力因素，甚至跟个性差异有关的问题。谁知道呢？我们会继续研究，寻找这个问题的答案。我们知道环境影响是其中之一，但我们不知道如何确认。我们没有办法研究主体的历史如何影响了她自己的生命"。

我想，卡塔里娜的生物性所嵌于其中的各种社会文化和医疗过程，指向的是这"未知的 40%"的物质性和道德——换句话说：**生物变异的社会科学**。我很高兴在这个当地科学环境中有空间可以公开地考虑这些社会、关系、经济和技术变量。不但是遗传学研究者和我对卡塔里娜的状况产生了一种更广、更复杂的理解，而且，这种协作过程蕴含了一种可能性：或许能产生一种科学，从而设法探究一些影响着病患生物性和死亡的实际进程的未知环境因素，以及未被考虑的价值和实践。

对于这一点，雅尔丁医生回答："在她痛苦到顶点的时候，他们正在将她从家庭中切割出去……最后就只剩这个垂死的肉体了。"卡塔里娜的境况不是不发达的晦暗时代的残留物，而是规律性的一部分，这种规律性形成于迅速变动的国家、家庭和医疗交会时出现的各种公共空间，以及模糊不明的相互作用中。

卡塔里娜和其他类似的个体经历的社会排斥和生理退化使他们在内心世界获得了语言，这些语言充满创造力，却也同样绝望。雅尔丁医生告诉我，有个病人在他被"囚禁在一个将死的身体里"时发明了一种语言。那是一个农场工人，这个年轻人最初来寻求服务时才二十出头。他的病发展得很快，到30岁的时候，他就不能走路、说话了。

"他弄了一台打字机，用单根手指，给我写了三页纸，"她回忆道，"那是我读过的最触动人心的东西。他发明了各种将话语压缩成字母的方式，说，尽管他身体是这样，但他像其他人一样，也有内心世界；他渴望去爱一个女人，尽管他已被囚禁；他想要一台将话语显示在大屏幕上的机器，这样其他人就可以看到他为沟通做的努力。我们的病人就像是被锁在黑箱子的人，在他们尚未毁坏时便被认为已经毁坏了。他们在通过他们的痛苦、悲哀和渴望思考。"

雅尔丁医生和住院医生们注意到，病人们会与服务机构建立很强的连接关系。他们通常会带进来更多的家庭成员，近来还推动了病人、家庭和朋友相互联合的理念。尽管 MJD 测试并不属于医疗测试，因为它不涉及临床管理，但患病者的亲属还是越来越多地要求做测试。"我们所面对的是，个体有权利知道她是否遗传了这种病，她可以同时考虑亲属关系和经济方面的原因，选择如何处理这一结果。"新的被测出有共济失调的人口，即"便利样本"，对于更大范围的、不可见的共济失调人口是一个相对小的估值。正是在这种更大的环境下，预先测试成为一种进入公共使用的方法。雅尔丁医生对遗传学家和他们的技术可带来的改变表示怀疑，她的怀疑很有启发性："有时我们会预设我们和技术可以改变人们的未来……但是我不知道我们是不是可以。"

近来有 40 个有可能患 MJD 的人要求做测试，他们都是"便利样本"中的个体的亲属。为保证每个对象的自主权，服务机构只允许成年人做测试，并且要经过仔细的筛选和面谈。"我们会对抑郁和焦虑症状做预测试，也会处理绝望的状况。在某些案例中，整个团队，连同精神病学家和生物伦理学家，都会与测试对象见面。然后我们采血。实验结果回来之后，我们会封存好，然后打电话给这个人。如果这个人来了，我们就打开实验结果；如果没来，就一直封着。

"到目前为止，只有 20 个人想知道结果。其中大约 70% 是 MJD 携带者。我们会对这些人做定期跟进，检查他们焦虑和抑郁的情况。确保我们没有对他们造成改变；以及，如果我们造成了改变，就商定我们如何以最好的方式进行干预。"

进行测试的人们有各种各样的原因。少数人是为可能到来的退休寻求保障。但雅尔丁医生说，在多数案例中，人们想知道诊断的真相是为了对一段关系做出决定。比如，一个年轻的女人跟她的男朋友分手了，她想避免自己承受她通奸的父亲曾施加给她的残疾母亲的痛苦。有些人想"对家庭土地和财产做出安全的经济决定"。一个只有初级文化的已婚女人就据这样的缘由来使用测试结果，她决定不卖掉某块地，并将自己的一部分钱存进孩子的账户，这样假如她的丈夫拒绝赡养她，家庭的未来也可以有保障。

在此，我们已经一窥疾病的文化如何延续下去，又是如何在测试技术中转化为实际行动的。这些是"生物社会性"（biosociality）在当地世界——生物技术与根深蒂固的不平等在此共存——形成的悲剧的、情感的、经济的，且最终成为平常的形态。[57]在这个过程中，普世主义的生物伦理规则的毫无基础被呈现出来，因为这也是某些技术应用和维持分诊的人观典范的载体。"作为科学家，"雅尔丁医生补充说，"我们在这里每天面对的是知识的不足和对改变现状的无力。"

错失的机会

2002 年 8 月探访维塔之后，我将卡塔里娜的现状讲给雅尔丁医生听：她的语言能力严重受损；她抱怨腿上和手臂上的剧痛；她没办法再坐在轮椅上，因为太容易摔倒、伤到自己；她吞咽食物有困难，体重在下降——这些全都是跟马查多-约瑟夫病相关的常见的衰退症状。鉴于维塔在强力推动让被遗弃者在疗养院里慢慢绝迹，我担心她余下的几年也会被缩短。

由于维塔内部人员配置不充足，卡塔里娜无法频繁地从床上移动到沙发上，她只好成天固定地待在一个地方，她的背上因此出现了溃疡。此外，我又一次发现，施特雷布医生开的止痛药和卡塔里娜要求用的抗关节炎药膏并没有到她手里。我查看居住者的用药记录时惊恐地发现，他们正在给她用抗生素阿莫西林——丝毫没有原因——这种治疗只会进一步削弱她的免疫系统，让她更容易患上诸如肺炎这样的病。

我知道假如卡塔里娜出了什么事，她很可能就会被带去一家综合医院，被扔在那里等死——这是维塔疗养院里许多居住者的共同命运。我把这些都告诉了雅尔丁医生，因为我想让她看看卡塔里娜，如果可能的话，也为她提供持续的照护。

雅尔丁医生非常受触动，说她很愿意给卡塔里娜看病，并把她纳入他们的服务。但也有个障碍。她解释道，新的州级法规和市级法规不再允许专科医疗服务自由约诊。因为从 2002 年 8 月 1 日开始，新的体制要求病人有地方卫生站的转诊函才能看专科门诊。由专科医生看诊之后，他们会被转到一个中心基地，如果必要的话，后者会将他们进一步安排到医疗体系中去。此举的目的是让原先向非正式关系网倾斜的体制更公平地为病人所使用，但是在实践中，这意味着稀有的专科服务会受到限制，像雅尔丁医生这样的研究也断绝了可能性。

"我们已经提交了申诉，要求州级和市级部门对我们这样的研究点做例外处理，"她解释道，"我们需要给病人的兄弟姐妹和表亲、堂亲做检查，但没办法。他们也必须走新的官僚流程，目前我们所见到的情况就是，我们甚至有空当了，而此前这里都是要提前五个月预定的。病人在寻取转诊函的过程中就散去了。"

雅尔丁医生和她的同事非常愤怒，他们甚至失去了"最低限度"的能力。尽管他们对于政府在新自由时期尝试增加对公共卫生的关注持褒扬态度，但改革带来的法律和官僚手段实际上却对病人获取专科照护造成了限制，这反过来使医院开支变得更低。后起代之的工人党政府没有创建更好的资源网络，扩大专科服务，而是制造了一种可量化的、直接的公平表象——这一结果与其说是公共卫生的需求，倒不如说是为他们的政治连任创造理由。"我很想给卡塔里娜看病，也很想帮她，但是……"

我感到畏惧。在进入这个令人发疯的心理卫生世界 14 年后，卡塔里娜离最终获得对真正的疾病的治疗已是如此接近。但似乎她将又一次被剩下，这一次是以社会伦理的名义。但我们没有放弃。雅尔丁医生请我去联络维塔所使用的地方卫生站，并叫卫生站工作人员去找她，她来看看他们能否让预约进入电脑系统。

同一天，我去了维塔，我向卡塔里娜解释我在遗传研究部获知的关于她的情况。她很高兴遗传学家们有可能给她看病。首先，奥斯卡去了地方卫生站寻取一封转诊函——但空手而归。他们告诉他第二天再过来跟上级领导谈。

第二天，我们一起回到了这个当地最贫困的地方，许多年轻的妇女和儿童在排长队，寻取照护、转诊函、疫苗或者药品。护士长告诉我，她的上级领导在市政厅开会，几十个人都排在卡塔里娜前面等着一封遗传科的转诊函（仿佛所有的申请都是平等的，可以借由同一个服务机构转出去）。但是她补充说，她了解事态的严重性，会写一条备忘加快处理速度。她建议我第二天打电话过去，我照做了。我被告知，卡塔里娜的文档会被寄至市伦理委员会，在他们接下来要开的某个会议中，他们将决定是否为她开具转诊函。

这本该是正义和道德起作用的时候。但我们眼睁睁看它成了又一次错失的机会。

第六部分

词典

MI CANETA

ENTRE meus DEDos

É TRABALHO MI

CONDENADO

A MORTE

EU NUNCA CONDENEI

I TENHO PODER O

PECADO MAIOR PENA

PENA SEN SOLUÇÃO

O PECADO MENOR

QUERER SEPARAR

MI CORPO DA MI ISPIRITO
TO

"在它之下便是这，我不再试图为其命名"

切斯瓦夫·米沃什（Czeslaw Milosz）生前最后几本书中有一本是以一首名为"这"（"This"）的诗开篇的（2001:663）。对存有的赞美一直是一种保护性的策略，诗人在纸上回顾自己的人生时这样说。他的文字底下始终是普遍的被遗弃的经验和人们的无所回应。日日夜夜，身体的需要、渴望和声音无法惊起一丝波澜，这样的思考是米沃什作品的重要之处，也正是卡塔里娜写作的材料。

> 假如我最终可以告诉你我的内心是什么，
> 假如我可以大喊：人类！我撒谎了，我假装它不在那儿，
> 但它就在那儿，日日夜夜。
>
> 唯有如此，我才能够描述你易怒的城市，
> 短暂的爱情，碎为尘土的游戏，
> 耳环，轻轻从肩头滑落的肩带，
> 卧房和战场的情形。
>
> 写作于我一直是保护策略，
> 免于全无痕迹。没人喜欢
> 触碰禁忌的人。
>
> 我求助，向曾经浸身其中的河流，
> 向急水上横跨着行人桥的湖泊，
> 向歌声的回响有暮色为伴的村庄。
> 我承认我对存有狂热的赞美

或许只是对时髦风格的练习。

在它之下便是这，我不再试图为其命名。

　　这。像无家可归之人在严寒中行走在陌生城市所产生的思绪。

像被追踪的犹太人瞥见德国警察沉重的帽盔逼近的时刻。

像皇储第一次屈尊走近城市，目见世界真相的时刻：痛苦、疾病、衰
　　老和死亡。

或像某个才意识到自己已被永远抛弃的人凝固的脸。

或像医生无法撤回的结论。

这。表示你敲打一堵石墙，且心知肚明石墙并不回应任何乞求。

　　卡塔里娜基本上已经丧失行为能力，处在其他人经验的边缘，她在维
塔时便把时间消磨在拼凑词句上，赋予她当下的存有以形态——此刻的存
有，曾经的存有。我第一次见到卡塔里娜是在 1997 年，当时她正蹬着一
辆运动自行车，自那时开始，我便感觉到，她在个人、家庭、医疗和公共
领域中感受到的张力融合在她的身体里，而她的主体性既表达了这种张力，
也传递着这种张力。这样的张力也进入了她的书写。"这个笔记本里的字母
既是变化的，又没有变化。"从 1999 年 12 月到 2003 年 8 月（我最后一次
见到她），卡塔里娜一共写了 21 本笔记本，这些共同构成了她的词典。其
中两本笔记本被志愿护士扔掉了，其他的我替她保存着。"毕竟这就是我的
世界。"

　　尽管卡塔里娜的外在功能几乎都已经坏死了，但她的身体内部，却仍
保留着一个疑团重重的生命。她拒绝被抹除，不断地书写。她看似无组织
的词句在许多方面都是一种对她在家庭生活中、在医疗体系中、在巴西成

为的被贱斥之人的外延。她确立自己女儿、姐妹、女人、劳工、爱人、妻子、母亲、病人和公民身份的所有努力都被视为毫无价值。她的笔记本上写满了构成她已不再居住其中的普通世界的要素——出生证明，工作证和投票卡，债务，处方，店铺，商品和品牌，当地的政客和政党，基督徒的祷告，家系和名字，爱抚和柔情。

她所剩唯有遗弃——维塔（Vita）这个词甚至是维生素（vita-mins）这个本该对她有治疗作用的词的一部分。由于不再有任何事物构建起她的价值，卡塔里娜便只能凭自己创造种种认同。她的主体性是与相互交错的生物性死亡和社会性死亡的持续斗争——写作帮助她抽出最好的那一部分自己，然后把"这"变得可以忍受："我把思绪变成语言。手里有笔的时候，我能够想起我即将画下的小写的字母、大写的字母……我把大写字母变成词，把词变成句，把句变成故事。"

我研究了每一卷词典，与卡塔里娜讨论那些词语和联想。在她的写作中，我发现了构成她人生的人物、地点和互动的种种线索。还有一种属于诗歌的自由律动，它们起初让人困惑，而后开始慢慢成为我自己探究与认知的措辞。当我将她的词句与医疗记录，以及家庭成员的不同解释和忧虑并置在一起时，我才得以辨认出这些非机构化的操作，这些操作做实了卡塔里娜的被逐，而在我看来，它们正是她散乱词句中缺失的动词。"我给予你缺失的东西。"

我在倾听卡塔里娜和与她交谈中获得了很多乐趣；将她故事的残片和词典中的神秘词句与世界联系起来，在我想来亦是令人兴奋的挑战。在调查她从何处来、身体上的衰退由何导致的同时，我也帮助卡塔里娜重新进入家庭和医疗的世界，重新获得作为公民的可能，尽管十分短暂。"伦理，"迈克尔·M. J. 费希尔（Michael M. J. Fischer）在评论这一工作时说，"存在于对他人的脸、他人的声音和呼唤的接受性之中……这需要借由他人，他人的他人，一种横向的超越……亦即这些世间关系来完成。"如微依那·达斯所说，这是"人类学的爱"，"我允许他者的知识在我身上留下痕迹"。（1998:193）

在我跟卡塔里娜一起工作的过程中，我进行了一些理论化，这在某种程度上帮助我理解家庭复合体、社会现实与她的基因遗传和当下存在之间

315

的虬结缠绕的关系。例如，**社会精神病**这个概念，我用它来涵括这种被归因于卡塔里娜的疯狂，也用它呈现存在于主体性和社会认同、家庭认同、医疗认定之间的关系。档案研究和关于她的家族与当地医保体系的民族志暴露出家庭已经成为一种可塑形的社会形式，是社会政治干预与操控的关键手段和材料。卡塔里娜的经验揭露了，在亲属关系的象征性秩序调整中，以及作为可欲的常态被表现出来的财政和医疗科学现实中，都存在深刻的裂缝。人们所假定的她身上的疯癫，与正在改变的政治和劳动体制，以及知识与护理的药疗化（这些已经嵌入了亲属、亲密和背叛的网络之中）都有密切的关系。因此社会精神病包含的是一种方式：在其中，各种精神和情感障碍的诊断与治疗都随着政治和经济力量，以及社会关系的消亡而波动。

这并不是说，精神障碍基本上就是一种社会建构的问题，而是说，这样的障碍的确形成于主体、她或他的生物状态，以及在主体间和技术层面对当地世界存有的"常态"的重新编码——这些事物之间最个人化的联结。因此，精神障碍也关涉那些声称代表常识和理智的人，在精神障碍演变发展过程中，解决混乱正是他们的责任。

卡塔里娜作为**替罪羊**的概念帮助我进一步理解了，精神病诊断和治疗与某些东西——家庭内部"对真相的戏剧演绎"，家庭成员借此评判人类价值的方式，以及将抛弃被认为无生产力或不健康的人的做法正当化的方式——是如何相互结合的。精神病药物则既通过如处方药品这样的科学真值，也通过它造成的化学性改变推动着遗弃。它起着道德技术的作用，家庭和当地医疗从业者借由它替国家做分类。在此，身体、内在生命和新形式的排斥，是跟宏观的过程，以及知识与权力、科学与金钱这些基础的改变缠结在一起的。这些乱结在家庭和公共领域的呈现，亲属关系与价值的反转，界限的不确定性，性质与经验的不稳定性，以及随之引发的焦虑都表明，即便面对一种根深蒂固的单一，精神宇宙还是发生了变化，认知和行动的新法则还是出现了。

人们和各个机构都不再认为回应卡塔里娜和她说的话符合他们的利益，在分析这如何以及为何会发生时，我也探索了社会和医疗实践影响她生命的方式。马查多-约瑟夫病的发现是击破将卡塔里娜归为疯子这一做法的关键，也在解释她病情的发展上颇有帮助。例如，在我与她的大家庭一起进行工作时，我发现，社会遗弃和疾病的早发在女性当中是相当普遍的。情感、亲属关系和经济上的安排，在明显的疾病携带者周围被设计出来并实现，这些性别化的实践最终加速了死亡。我用了**生物复杂性**这个概念思考这样的环境与基因相互作用是如何影响卡塔里娜的健康的。

边缘性与中心性、可见与不可见、接纳与遗弃之间的张力始终在田野中出现并无止境更新，它们并存于同一社会角色身上和空间之中。我试图在理论化过程中整合这些核心矛盾和张力——首先，是关于对维塔当中这样一个身体的社会和已经社会性死亡的生命的排斥；接着，是家庭经济内部；最终，是关于卡塔里娜的家族和整个他们所属的遗传群体中此种遗传疾病的可见性在性别上的差异。

让我在处理时最为犹豫的概念是**前人类**的概念。我使用这一术语，既不是假定一种抽象状态，也不是想引人不快，并引出某种使用我们现已熟悉的人权语言的回应。人权话语中主要的一个问题就是，它先验地断定有一种不可化约的普遍人性，认为这种普遍人性应该为我们的互动和社会组织提供基础。面对这样的断定，"前人类"这个术语帮助我将许多关于一般的为人资格的主张视为相对，同时思考我在维塔发现的人类生命形式的偶然性和普遍性。[58] 卡塔里娜常用"前"指称自己，宣称"我是前妻"，或者说她已经跟"前家庭"没有关系了。她谈论维塔的生活时，将它视作处于正义的界限之外。前人类的概念帮助我分析和阐明一个事实：当前的这种情况恰恰产生于本该建构和滋养人性的体制和交流之中。

维塔的民族志让人痛苦地看清，甚至在一个成立前提为人权不可侵犯的国家，当前也有一些地方，这些权利是不存在的，边缘机构中生活的主体被构建成了一种介于生与死之间的东西。这样的地方表明，普遍人权这样的观念在社会和物质层面是被医疗和经济命令调控的。维塔也揭露了，某种人权话语实际上在何种程度上运作着排斥的逻辑——在重组中的国家和经济中引出"模范项目"的那类话语；它也证实了，公共死亡仍处于各种社会结构的中心，赋予了慈善、政治行动者和经济战略以活力和正当名目。

但我一直担心，用"前人类"这样一个听上去非常哲学的术语来代表

317

被遗弃者的境况，可能会产生一种距离，使我无意之间参与了那些最终错失存在于任他者死亡这件事中的矛盾和动力学的论述机制。正是维塔中的人这种根本的暧昧不明的存有给了人类学者一个机会，来对这种困住了他们的社会性死亡的机制展开真正的人性批判。

一种不再值得活的人类生命形式也不仅仅是赤裸生命——语言和渴望在继续。我不断倾听和挖掘将卡塔里娜的声音变为"身后"之言的那些东西，在此过程中，一种生命力量——它通常在动物的形象中出现，与力比多、归属感和对死亡驱力的反抗相关——出现了，它重整了思考、社会关系和家庭生活。民族志成了那缺失的连接物，连接着卡塔里娜身体的实际情况与想象中的精神和人际关系模式，也连接着被遗弃者与其家庭，家宅与城市，维塔中的个体与群体。

她的词典条目有许多看起来像是粗朴的诗歌。我翻译了其中一些，并将它们以诗节的形式放在本书的这一部分中。它们的顺序就是我当时读到的顺序，那些卷的顺序是按年份排的。**精准便是卡塔里娜作品的力量所在**。她的词句就是看似毫无关系的物品。将它们维系在一起的是一种持续的努力——去触及日常经验中的不可言说。我已尽自己最大努力，将卡塔里娜的遣词用句与其所承载的生活经验感——曾经的生活、在维塔中的垂死状态，以及所渴望的生活——在英语中体现出来。以下只是她许多卷的大量写作中非常小的一部分。我开始在朋友和同事中分赠卡塔里娜的词典，于是，她的词句在将她的思考传送到新的语境和可能性的过程中获得了自己的生命。

卡塔里娜说，其他人或许对她那些词句感到好奇，但她补充说，这些词的意义最终是属于她生活的一部分："有太多时间带来的东西……那些词……而你在书中找不到意义。它只在我的记忆中，只有我掌握着它的意义。只有我能够解开。有太多的词必须解释……用笔，只有我可以……我，用墨水，解释。"

卡塔里娜拒绝成为他人理解的对象。"没有人可以替我解释那些词。我不会跟你交换我的大脑，你也不会跟我交换你的。"为了完成这部作品，"你必须秉承一门科学，良心轻盈。"不为罪责所累，"你需要集中思想"。

面对卡塔里娜的文字或许会像面对诗歌一样。她将我们引入一个不属于我们的世界，但仍能击中我们的痛处；我们为此获得了一个阅读社会生活和人类境况的机会，既阅读她的，也阅读我们自己的，各自不同。[59] 进入她的生命与写作亦是在处理我们自身的问题。"我写作是为了自己去理解，但当然，假如你们都理解，我也非常满足。"

随着卡塔里娜讲述那些纠结，那些发生在她身上的真相和半真半假的事，她的身体——在忍受饥饿、痉挛和疼痛的同时——也在经历着不可抑制的渴望，一种单凭常识难以想象的泛滥。在揭露了维塔完全是一个灭绝之地的同时，她还创造了一个新字母，这个字母我此前提过，看起来像"K"。用她的话说："它是两头开口的。"她用"K"创造了一段距离，给自己写下一个新名字，"卡特基尼"（CATKINI）。在词典中，她不断将这个名字跟她在维塔遇到的其他的人的名字（比如克洛维斯和路易斯·卡洛斯）或她过去认识的人（比如瓦尔米尔）写在一起。他们是无效——这个她被逐往的剩余者之地——的对立面。

不像诗人，卡塔里娜拒绝被归为不可能，她期待找到离开维塔的出口。维持这种期待既困难，也非常重要：需要找寻办法支持卡塔里娜向外搜寻与人和世界的联系，支持她对维持联系的要求，或至少支持其可能性。在这种错综复杂的民族志张力中浮现出一种严阵以待、尚未完成的当下感，对话双方、文本内外，皆是如此。

319

卷一

我献给你我的生命

虽生犹死
外面死了
里面活着

离婚
词典
规章制度
诊断
免费婚姻
交易婚姻

手术
现实
注射一次
痉挛一次
在身体里
一次脑痉挛

残损的雕像
出生证明
卡塔里娜和安德森
亲自出席
警察
选举事务官员
眼睛对眼睛

机器
制造意义
文件、现实
倦怠、真相、唾液

提出反对者被定罪

脑痉挛
身体痉挛
风湿
麻痹

惊惧的心
情感痉挛

有 L 我便写下爱（Love）
有 R 我便写下回忆（Remembrance）
在你我的心里

甜蜜的血
血里的糖
香水
气味
和科学
我勾引你

[1999]

卷二

指尖的笔是我的作品
我被判死罪
我从未判定任何人有罪，但我有
　　这个权力
这就是主要的罪
一个无可挽救的判决
次要的罪
便是想要将身体与灵魂
分离

想要我的身体
变成药
我的身体

双腿已经病废
头脑患上风湿
两臂失去力气
手腕不听使唤
双脚残破
疼痛
痉挛

卡塔里娜遭受着
在一个深陷贫穷的国度
阿雷格里港
没有继承者
够了

我完了

女人
仆人
上帝的仆人
我侍奉鸡巴
然后离开
我侍奉一个男人
我的父亲
我是贫穷的
我是合法的

神圣的家庭
不生果子的树会被砍倒
扔进火里焚烧
男人和女人离开父亲和母亲成
　　为一具肉身

不平等的交易合约
不平等的婚姻

离婚
宗教
公共登记处
身体的分离

结婚证明

民事登记
文件
个人资料

经血
润滑母亲的血
卵子的血输送给孩子
在怀孕的子宫里
犹大杀死了一头羊
为了救自己
用未知动物的血

一个肠子的结
一次医疗失误
一场斗争
一把肚腹上的刀

早产
未按预产期生产
不按时，无原因
时间流逝
孩子的脸色变了
没有呼吸
让孩子的母亲
窒息

疗养院
实验室
药房
药剂师
我和疗法

良心是敌人
它攻击我

在我生命的日历上没有假期

与时间和解
一个钟头，一分钟，一秒钟
与时钟和日历和解
与所有人和睦相处   325
尤其是与那支笔

我在脑海里做爱，来吓走寒冷

我虚荣且骄傲
我有美元
一份隐秘的爱情
放在盒子里
放在我手指甲的尖儿上

我的爱之灵没有人能够捕捉

我不紧不慢
我们需要获取它
对我来说
便是放在保险箱里
巴西保险箱
样品

复制场景、手势、话语
他坑了他人，自己成功

多么重要的事

蚂蚁扛着大象

泡泡浴
雪白
浴室里的洗礼
餐食
美人鱼
阴毛，双乳
半人
半鱼

服侍穿衣的人铺着床
想着将要睡上去的人
他失职，因为床垫而产生欲望
并说那是卡塔里娜的梦

男人将我丢入空中时
我已经去了很远
患病的人拿不到笔
我没有病

我的爱人
梦见你是多美的事啊
昨夜
我浅浅睡了一觉，梦见了你
你笑着出现，把手伸向我
突然之间，不到一分钟，你就变了

没有人能为确切的时间负责
世界会变成什么样？

没有东西死去

结束了
我不想待在这里
我要跟孩子一起生活
等我的弟弟们来了
我要离开这个地方
我不想第三次被上帝欺骗
变成每个参与者的十字架

巴西
非洲
德国
二手的衣服
死去的欲望
微小的愉悦
吸血的人
了无生机

卡塔里娜哭泣，想要离开这里
欲望
浇水、祈祷、哭泣
流泪的感觉
恐惧、残忍、背叛
我的欲望没有价值
欲望是药
对马戏团毫无用处

[2000]

卷三

感受爱
寂寞的爱
在孤独中寻索欲望
这是被遗弃者的幻觉

我不应该还从未借过的债
我不应该为从未犯下的罪受苦
风湿

民主的上帝
巴西
巴西人
婴儿
P. Pai [父亲], Partido [党派] [死
    去的父亲]
T. Trabalhadores [工人们]

快感与渴望
不是可买卖的
它们是一种选择

克洛维斯·伽马
卡蒂基·伽马
亚历山德拉·戈梅斯
安娜·G.
重组一个家
一个家庭

Se goza gozo
愉悦愉悦自己

[2000]

卷四

我喜欢我自己的样子
我所了解的自己的样子
我喜欢我自己

欲望
亲吻
从开始到结束
我感觉快乐
血液里有生命令我快乐
赞美，哈里路亚
圣人卡塔里娜

国王请求你嫁一个女儿给他
我们不愿交出女儿，不论他送来
　　金或银
或者蜥蜴的血

我知道是因为我经历过
我了解真相
试图揭露什么是现实

我的父亲因将我托付给一个白
　　魔鬼而羞愧
他却只对我的弟弟说这些

过去的我是如何不重要

卡塔里娜·伊恩斯
一匹马的名字
卡塔里娜·伊恩斯
工具的名字
对男人有用处
属于日常工作的一部分的工具

爱中空无一物
只有虚空

一个女人把自己放在托盘中呈上
另一个女人无法阻拦她的脚步
呈上，她不知情地
睡了那些马
在老人的面前
萨萨
瘫痪的女人不会把自己放在托盘
　　中呈上
女人要守住一个秘密

若昂·比尔
现实
卡特基尼
把这酒杯给我，我会喝下这珍贵
　　的酒
动物的欲望

笔迹
语法
谁说如果我死了，要在棺材里放
　　一个孩子？

我不该在轮椅上
我们去田野上，种下
我的爱

我没有义务交出我的孩子
依据我的法律，我没有义务
而且这是道德

我的十字架太重
这就是为什么没有男人要同我一起
独自一人亦是快乐的
男人不是出路

不接受孩子的父亲
他所碰之物都变成废物
不喜欢孩子的女人
不会给她的名字增添荣耀

我的路没有出口
你在等着我病倒
夺走我的家
你别想控制我的思考
这个父亲的欲望是盲目的

吉尔贝托对因迪亚那么做
克洛维斯把安娜·葆拉绑起来，
　　这样我们便能做完

我不想这样
当一个假人
一个女人样本

没有地方安置我
我被迫留在这里
因为我不能移动
我希望自己仍像从前
我的腿和臀痛着
我的孩子离我很远
远在另一个国家

忘了我存在过

[2000]

卷五

词典里用的词
询问
民事法官
公证人
法定法官
对上帝之法律的执行
男人话里的信用
产生
进步
公诉人
欲望的法官
胶着粘稠

医疗记录
准备好上天堂

我离开了怀里抱着孩子的妻子
并为另一个女人着迷
这个女人，一个迷失的灵魂
用她的笑迷惑了我
把我的灵魂推向了人世的地狱
我原本在神圣的家中
如今发现自己的灵魂已经迷失

溃烂：尼尔松
囊肿：克洛维斯
疝气：路易斯·卡洛斯

送我上床
触摸我的身体
燃起我的欲望
愿天使说
阿门

卷六

意志的力量
出于好意
不要伤害
而要杀死饥饿
不是你的兄弟
行善的力量
脆弱的瞬间

我不知如何祈祷
她张开手掌生活

字母表的女王
词汇的公主
元音的徽章
A，e，i，o，u
我同男人离婚

我的儿子会带我离开这里
我的弟弟会来接我，让我跟他们
　一起在新汉堡生活

去死死亡
再不用服药
再没有护士

我要拍卖我的心

没有疼痛的手术
以爱之名

看看卡塔里娜
不要视而不见
祈祷
祈祷文
忏悔的举动
性活动
伊俄卡斯特卡 ①
卡特基尼没有补药
任何人都没有医生
阿尔塔米尔、阿德马尔、阿曼多
安德森、亚历山德拉、安娜

男人把孩子关起来养
印第安女人，一直没有忘记我
拿着，牛仔
我的血不能被囚禁
由睡着的女人照顾
用女性和男性的血

我会如此是因为生活

① 此处可能是希腊神话人物伊俄卡斯忒
(Jocasta) 加了一个 k，成为伊俄卡斯特卡
(Jocastka)。

332

这个笔记本里的字母
是变化的，又是没有变化的
我的手
我写下这字
卡特基娜
我将你受洗，我的词典
以父亲、儿子和爱灵的名义
阿门
我们孩子的未来
科学之舞

[2001]

卷七

哭泣
逃跑
玛丽亚跛了，谁跛了？
石头在哪里？
石头在树林里
树林在哪里？
地图
海洋
有公牛
公牛在哪里？
吃小麦
小麦在哪里？
做面包
面包在哪里？
牧师吃了
牧师在哪里？
做弥撒
弥撒在哪里？
我穿过一扇门进来，傻子从另一
　　扇门离开
你是回答的人

我需要一位父亲
在夜里为我盖上毛毯

我有两张工作证
一张在凯萨拉的市政厅办的

一张在新汉堡办的

生意人
他们跟彼此做爱
为了一双新鞋

一切都有限度
我已经给出了我的心

不是奴隶
而是主妇
床的妻子
房间的妻子
银行的妻子
药房的
研究室的

被遗弃者是生活的一部分

别抓着我的手指和脚趾，我求你
让我走，吉尔贝托
否则，我不得不使用刀片
将我俩都割伤

我们宣告了茹雷马的腿已死
她在一根黄丝带上写下我的名字
并且说要将它埋葬

334

我没有东西可以用来缓解手上
　的痛

用选票换选票
用基督换基督
用照片换照片
用人民换人民
用彩票换彩票

[2001]

卷八

词典
社会研究
慢性痉挛
妨碍生活的风湿
世代相传的风湿

我将问题抛在空中
值得让我的生命成为一场不幸吗？

人类身体？

[2001]

卷九

罪恶不会离开天堂
即便原谅存在

[2001]

人类权利的法官
人类的法官

交通法
人类身体的法律
定罪法
劳动法
病人的法律
强行绑在床上
律师
离婚

我已经是花的粉末
所有人将我像面包般咽下
我已经是小小的土豆
在地底下跟其他的土豆说话
我成了一粒糖
我想多甜便是多甜

我是一个自由的女人
飞翔
仿生的女人
分离

卷十

她头脑里疯狂
她房子里疯狂

我会让兽笼的门开着
你可以飞到任何你想去的地方
渴望
这就是我的毛病

我的前任为了拿到药用了一切手段

最好的药是最近的
当克洛维斯让我在药房工作的时候
我就是管理者
老珠珠是第一个感觉到过期药的人
失去的药效

我不要大餐
我要离开维塔

[2001]

卷十一

我想独自康复
离开我神圣的家庭

我不杀生，不偷窃

我无所亏欠
无须偿还
超市
过去的债务
炎症
心脏的炎症
珍贵的脓

美元
真实
巴西破产了
但这不怪我
没有未来

钱
活药房
在书的中间
为了让我们做巴西公民
文件肯定要在我们手上

没有人想让我做生活里的什么人

我决斗
但这不是痛
是痛对抗痛
对公牛的阉割
我的耶稣
复活
我将自己往后拖去
拖到克洛维斯在这儿的时候

[2001]

卷十二

克利米顿（Glimiton）
疫苗对抗昆虫蜇咬
的毒素
比起解毒，预防更好
蛇，蝎子
毒，疫苗
卡塔里娜，卡蒂基
当代精神
我不是一个值班的护士

我不是亚当和夏娃的女儿
我是"小医生"[一种非处方药]
卡蒂基

我需要用补药换换血
药房里的药费钱
活着是很昂贵的

我不想做耶稣，主
也不想做一个靠歌唱生存的歌者
我只想做个平凡人，用自己的双
  脚走路

我是卡蒂基
既不是科学的亚诺
也不是卡特基西亚
甚至不是卡塔里娜

卡蒂基腐烂了
床的框架

看着另一个女人阴门的女人
检查阴门
我向我弟弟买了一只沙拉碗

护士长
乔·卡斯卡
慈爱医院
卡蒂基
卡塔里娜，性质

我想离开，永远不再被这个国家
  治疗
不被这个城市的女人治疗
不被让迪拉·卢切希治疗
死刑
我在此被驱逐
我没有可用来交易的身体
我不是一个奴隶
我做自己能做的事

我宁愿死，千千万万次
也不愿忍受被剩下

战壕

被俘虏和囚禁

人们饥饿

他们想让我们成为一桩惨事

说卡塔里娜是个婊子

渎神

头盖骨

埋葬的地方

奇迹

洞

神秘

卡蒂基

339 我试过了

药的效力

不

过期的药

在我冰冷手臂的包围下

卡蒂基

保护世界的圣人

这是我的世界

毕竟

无聊会把人榨干

然后一切又都开始了

我违法的世界

我跟刽子手没有情事

[2001]

卷十三

两个女人睡同一条毛毯下
吃一个锅里的饭
男人无耻
收集着女人
他以为这是过去的时代
我选择报复
我不能忍受两个阴道以同一种
　方式被填上

相比他人的物品，我选择自己的
　东西
我选择度过自己的一生或不与
　任何人一起生活
我要属于我的东西

卡蒂基
处于
健忘之下
原因：手术

罪的颜色
对于那些有罪却不忏悔的人
罪没有颜色
遗忘神经元
老朽的颅骨
过期的大脑

药剂师
提供治疗
它不需要我的大脑
它统治了我的生活

不是经文
不是许诺
不由你来审判我

[2002]

卷十四

温柔   巴西人

关怀   治疗

爱   康复

贪   女人

关系   生意

英语、法语、日语教授   离婚了

语言   她自己

头   房子

大脑   家具

神经元

头盖骨   我给你缺失了的东西

头皮

前额   [2002]

脖颈

真实

美元

联合企业

风湿

离婚

爱的情绪

新汉堡市政厅

宪法区

在生命中腐烂

月亮妈妈

克洛维斯

阿莱芒

路易斯

卷十五

卡蒂基
钢笔水

A b c d e f g h i j l m n o p q r s
  t u v x z
投诉
自我审判
司法的受众
惩罚
日常面目
血液的诊断
一团篝火
在我心中燃烧

一瓶除臭剂
一盒肥皂
一瓶防晒霜
一罐身体乳
你给我愉悦

药房
实验室
婚姻
身份
军队
风湿
生产并发症

身体平衡的丧失
完全丧失控制
支配，守门员
邪恶之眼
痉挛，紧张

少年法庭法官
公诉人
人类法官

在美国
不在巴西
有一种办法
能把病治好一半
我要跟若昂走

[2002]

卷十六

我是一片镇静剂
一张夫妻的床   [2002]

继承人
珍宝
财富
唯一的女儿

343 唯一的儿子
未来
卡蒂基
卡基娜
卡塔基娜
拿到秘密的
信用卡

我扔一个柠檬，成熟的，到玻璃
    杯中

驾照
怀孕证
工作证
巴西全民体制
卡塔里娜的体制

我会去新汉堡
获得尊严
我会出去

卷十七

我们的爱需要一把钥匙

信息学
克洛维斯·伽马
卡蒂基·伽马·戈梅斯
现实
快感，爱，欲望
平静的生活
进口的车
在你臂膀的庇护下
克洛维斯在我的脑海中
可口，我们是
如果我留下
为了爱
我不再哭泣

瓦尔米尔，克洛维斯，上帝
卡塔里娜的痛
别教我背叛

平或不平
市政府或市长
卡塔基娜或克洛维斯

身体的灵
基督徒的灵魂
钱之灵

好的爱之灵
魔咒：公证人、官员，耶稣基督，
　　吓唬
精神疾病
心理卫生
头脑中的病
穿衣
健忘
思想

维生素激起
出去，出去
走，走
不要跟我玩小的
我只赌大的

圣人卡蒂基
阿尔塔米尔
阿曼多
阿德马尔
忠诚
房子，车子，土地
留档

遗传学门诊部
新汉堡综合医院
慈爱医院

345　卡蒂基

卡塔基娜

把所有的血都抛去

精神病

心理卫生

没有钱

做爱

我爱得太多

公开注册

结婚证

卡塔里娜夫人

领域，歌，时间

乐透

慈爱医院

我由自己统治

我不是协调者，也不是志愿者

除了批判，我没什么也没有

我会留下，不论是自愿还是被迫

朋友，我想要的是

兄弟，床，家

公证离婚证

一种治疗，连接手指与脚趾

连接双脚和骨头

愈合伤口

耶稣基督

双脚被钉住

风湿

我是被他打的

没有认知

假如它不存在

我，女人

不只是你，男人

如果不可能活

你不拥有的女人

在这世上，我甚至不是女人

现在我要走你那一步

这是我的世界　　　　　　346

我的爱人

我的观点

我给予我自己，给予，给予，给予

我了解我自己

于是我给予我自己

一个人总归会过去

一个人将这一切全都开启，再一

　　次开启

我

我想走

没有人

我整夜哭泣

多少疼痛中流的泪

在痛苦当中

在这眼泪的沟壑中

我想走

[2002—2003]

卷十八

我的人生开始于四十岁

A b c d e f g h I j l m n o p r s t
u v x z

未来的警察

WKZ

机器战警

安娜

铁皮做的人

记忆

我不能独自

翻译词语

行走

坐在一架轮椅上

母乳

没有快乐

防止儿童残疾

无所事事

巧克力，草莓

母乳

思想的意愿实践善意

我从牧师奥斯卡那里

那个带刀叉和四张照片进墓地的人

获得平静和一本书

需要记忆的意志

拿在手里

工具匮乏

因迪亚的心昏厥了

死了的死亡

心脏加速又骤停

死亡已死

安娜·戈梅斯

去爱，爱了

亚历山德拉·戈梅斯

死了

安德森·戈梅斯

洗礼

卡塔里娜的拥有者

学校毕业礼

路易斯·卡洛斯

第一次圣餐

银行的所有者

婚姻

卡塔基娜

离婚

真正的银行

成人

凯萨拉

男性法官

银行行长

储蓄银行的夫人

一笔信托存款
新汉堡联邦储蓄银行
新汉堡州立储蓄银行
圣人卡蒂基
衣服店
与床、桌子、浴室离婚
州政府的楼
国家
卡塔基娜·伊恩斯
达里奥·戈梅斯和伊尔达·戈梅
　　斯的女儿，
后者是奥拉西奥·皮涅罗的女儿

我为我的孩子做了决定
我不想带着它进坟墓

图帕-瓜拉尼（Tupã Guarani）
我忠实于墨水
月亮母亲图帕
太阳父亲瓜拉尼
塞雷塔（Ceretã）
玩球，男孩们
玩娃娃，女孩们
明亮的月亮
月亮的黑暗
被渴望的月亮

[2003]

卷十九

我的历史日记

我不会为了钱折腰
我不会为了其他人做事
我是一个成年人

圣人卡蒂基
卢拉民主的产物
我是一个工作党
来了月经，纯净，正常
天然巧克力
印第安人，黑人，白人
波兰人，日本人，德国人，巴西
　　人，阿根廷人
牛奶
笔迹
信件
日历
卡塔基娜·伊恩斯

神秘，奇迹，惨剧
悲惨
持续不停的风湿
肌肉，骨骼，血液，神经打结

一个孩子想借由我的爱来到世间

只是因为我不能行走，我必须待
　　在石器时代
就在这里，在阿雷格里港
我们的声音与疾病相连，因此变
　　得不被察觉

声音
我，你研究
我们
声音
他
他们
人称代词

葡萄牙语
若昂·比尔教授
家庭教授
语言
非真实
真实
一千年
现实
真实
现实
灵魂
孩子的道理
生而为人的道理

物的道理
法律的判定者

天使安德森在河里抓了一条鱼
药用糖块
头痛
谵妄
卡塔里娜
过期的欲望

没有下一次了
一个机会已经错失

我,是我去的地方,我就是如此

[2003]

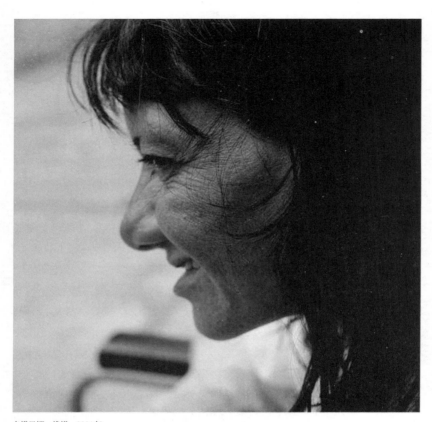

卡塔里娜，维塔，2001年

结论:"通向词语的路途"

我接到了欣喜的奥斯卡给我打来的电话,他问我,卡塔里娜的女儿安娜和孩子的养父母来探望她了,这是不是我安排的惊喜。没有,我没有安排过;我也很惊讶。奥斯卡说卡塔里娜非常开心——"他们甚至带了水果给她"。

2002 年 9 月初离开巴西之前,我联络过塔玛拉和乌尔巴诺,问起那次探访。"看到一个人处境这样凄惨是很难过的",他们说。"有那么多可以照顾她的人,她的公公婆婆、兄弟们。我永远不可能让我的家里人沦落到这种境地。"塔玛拉宣称。尽管维塔中是这样的环境,但这对夫妇仍觉得,"我们应该感恩上帝有这样的地方存在,至少收留了这些人。否则他们就会睡在街上,死在街上。"

我问他们带安娜去的原因。乌尔巴诺先说了话,表达了一种心理和道德的义务:"我们决定带这姑娘去那里,这样的话,万一卡塔里娜人没了,安娜就不能怪我们没带她去见过她母亲了。"塔玛拉补充说,"起初她们都没认出对方……这姑娘吓坏了……她不让卡塔里娜碰她。"

塔玛拉接着解释了这次探访背后的真实动机。塔玛拉声称,小姑娘已经变得不规矩起来,偷了她一枚戒指。在颇为复杂的叙述中,也不清楚女孩是有意偷了戒指,还是只是把戒指当作模仿养母的一种方式。安娜遭到了体罚,塔玛拉告诉她:"我们把你从烂泥里捞出来,抚养你长大,你应该感谢上帝。当时你在后院的鸡和猪当中打滚。我是在猪圈门口把你捡回来的。你应该知道,我们只希望你好……你做的是错事,要是我把它放过去了,你还会做更错的事。"探望卡塔里娜就是这次道德惩戒的高潮。看卡塔里娜是借此让安娜知道"她是从哪儿来的,如果她不改正她会到哪儿去。回来的路上,她在车里一句话都不说,但我肯定这已经烙在她心里了"。

2002 年 10 月初,我收到劳拉·班纳赫·雅尔丁医生从大学附属医院发来的一封邮件，她带给我一个好消息，遗传学的服务已经能够绕过新的公共健康官僚体制，这便让她得以继续安排自己的病人。卡塔里娜最终能够就她真正得的病获得治疗了。我打电话给奥斯卡，确保他能载卡塔里娜去看诊。

后来，征得卡塔里娜同意后，我跟为她做检查的医生谈了谈，确认了她患的是马查多-约瑟夫病。他们做的判断是，卡塔里娜"头脑完全清楚，明白自己的状况，从过去到现在都是，没有任何精神或其他的病态"。他们约了一名神经科医生，告诉她几个月后回来进行安排，视她自己的意愿，开始物理治疗和语言矫正。她还被邀请参加马查多-约瑟夫病病人和家属形成中的协会组织的第一次会议。

在卡塔里娜结束遗传科咨询准备出去的时候，发生了一次惊人的巧遇——她的弟妹瓦尼娅，也就是阿尔塔米尔的妻子，恰好走进了办公室。她去那儿是为了拿她丈夫的确诊文件，这样他就能开始申请残疾人补助。我想，多么讽刺：这个人曾经为卡塔里娜在地方卫生站取抗精神病药，现在她开始公开承认卡塔里娜患的是遗传性疾病了。

两个女人说了很久的话。卡塔里娜被告知她马上就要当奶奶了，她的儿子安德森很快就会有一个孩子，孩子的母亲是一个 15 岁的女孩。我后来问卡塔里娜，听到这个消息时她是什么反应，她说："这是血脉的延续。总是有给新生命的空间。"

2002 年的秋天将克洛维斯带回了维塔和卡塔里娜的生活。奥斯卡在疗养院急需帮手，获得上尉的批准后便让克洛维斯回来了。克洛维斯负责照顾"奶奶们"，也就是一些有福利金的年长女人，她们因此住在一个单独的房间，在那里获得稍微好一些的照护。而因为"卡塔里娜对克洛维斯有很深的感情"，他也被安排负责照顾她的日常生活。

但是，几周之后，奥斯卡开始注意到一些奇怪的事。一天清晨，他发现卡塔里娜没在轮椅上，而是在天井。奇怪的是，克洛维斯没有定时给卡塔里娜吃我们买给她的特殊食物。终于，在 12 月初，休了一天假以后，克洛维斯酩酊大醉地回到维塔。那天下午，奥斯卡闯进药房，发现克洛维斯和卡塔里娜在做爱。第二天早上，"我告诉他，东西都放着别动，直接走，我不会跟任何人说"。奥斯卡说他一直没跟卡塔里娜再谈起这件事，"因为她是那么需要又缺少情感的慰藉，没必要再伤她了"。

2003 年 1 月，我回到维塔看卡塔里娜。维塔看起来是那么荒凉。尿液和粪便的恶臭掩盖不住，苍蝇到处都是。因为有虱子，每个人都被剃光了头发。阿伦卡尔解释：早一个月前，电被切断了。他跟奥斯卡一起让维塔起码在最低限度上得以运转。"应议员卢切希的要求，国家介入了，为维塔支付了电费。"

我还了解到，在秋天，至少有八个人因为肺结核去世了，包括特兰卡，这个黑人妇女原来总是站在门口，年复一年，手里抱着两个娃娃。这些人死后（大约为疗养院剩余人口的 15%），附近医院才派了一支医疗队来调查。他们让奥斯卡选一组人出来做检查，检查又发现了四例肺结核。这几个人开始了治疗。我们不知道有多少个患病的人被遗漏了，但是奥斯卡对这种医疗奇观、逐渐构建的视而不见和选择性照护已经习以为常，他说，"这个问题如今已经解决了。"

这些年来我看到的正在浮现的东西如今已完全确定。疗养院里的人被放任死去，康复区也急剧缩减其运营规模，只安置了15个人。新建的楼房空着，承诺的医疗、齿科、社会照护无一到位。我感到，欧克里德斯·达·库尼亚（Euclides da Cunha）对巴西在20世纪头十年的现代化进程的描述"废墟的构建"（1976），用来形容当代世界仍然非常合适。我被告知，在里面进行的活动越少、人越少，"出的问题就越少"。"现在我们有楼了，但人又不吃砖头。"并且，"一段时间以后，楼房又会被推倒。他们希望留给参观者的印象是，一直有房屋在建，这能引来资金"。

对奥斯卡来说，不再服 HIV 的抗反转录病毒药和回到五旬节派教会让他非常自豪。"我已经理清思绪，如今成了一名世俗牧师。"他想开办一个他自己的类似维塔的机构，但被劝阻住了。于是他向维塔的管理者说明，要让他继续把疗养院打理下去，他需要有薪水——这份工作是完全不会有任何人想要的。"他们不想知道这里在发生什么。"奥斯卡如今拿到了最低的月薪，以及住房、水电和食物的补助。"还有哪里能给我和我的家人提供这样的条件呢？"他的薪水其实是一位奶奶的养老金。"所有病人的福利卡都上交给了机构。所以上尉就给了我其中一张，还跟我说，等这个人死了，还有另一个我照顾的人，我会拿到那个人的养老金。"

维塔的主要管理者利用这个机构为他们自己谋取利益，在政治阶梯上步步高升，并离开了这个地方。我了解到：上尉成了警局里位高权重的人物，他自己的保镖业务如日中天；他的妻子达尔瓦已不在维塔做社工，现在是卢切希政党的市议员；卢切希自己则在上一次选举中成了该州最广受支持的联邦议员。

在它如今所成为的面貌之外，人们对这个地方已没有投入或愿景。康复区里的几个人如今拒绝在疗养院做志愿者或帮手。在此过程中，奥斯卡成了疗养院的领导、社工、慈善家、牧师、药剂师和司机——换句话说，他就是机构本身了。他带他的妻子来帮忙分发药物。在阿伦卡尔的协助下，他开始训练新一批成瘾者，他们没有在康复区，而是在疗养院里"进行康复"。

如奥斯卡所说："上尉开辟了几个我可以进行管理的点。分诊环节现在归我管。我把人带进来，然后教他们。我把我的证言讲给他们听：我的人生是如何改变的，从吸毒、坐牢到完成照顾他人的使命。"奥斯卡把宗教当成疗养院工作的基础：他还促成他最亲近的助手（如阿伦卡尔）皈依宗教，禁止吸烟，带他的五旬节派朋友来做定期的主日崇拜。

照护的中断仍是常态。奥斯卡知道，他的新劳动力会"康复"，"三个月后，便不在这里了"。他还给疗养院的居住者的一些家人做特殊安排。人们会付给他一点钱，以给自己的亲属好一点的食物（比如酸奶和水果），这给他提供了稳定的额外收入。可以说，维塔也在经营着一个家庭老人住屋，正如遍布全城的那些住屋一样。

至于卡塔里娜，家人没有再联系过她。但是，据奥斯卡和阿伦卡尔说，"她平静下来，抱怨少了"。他们坚持把她想要去别的地方生活的渴望斥为孩子气情绪："这种情感贿赂对我们不管用。"奥斯卡接着评论了一下遗传科咨询的情况："医生在纸上给我们做了一遍解释。她的情况是不可逆的。她的几个兄弟也遭受着同样的问题。她现在吞咽已经很困难了。我们已经开始给她喂捣烂了的食物。"

我坚持说，她的生活质量是可以提升的。奥斯卡回答说，如果可能的话，他可以每周带她去做一次物理治疗。我告诉他，神经科评估出来之后，我们或许可以找到一些具体的办法缓解卡塔里娜的肌肉疼痛。奥斯卡提起卡塔里娜跟她弟妹在遗传科医生办公室外面的"愉快偶遇"。我说，通过这次遗传学诊断，历史正在被改写。她过去以及现在对她的腿部问题的主张如今被科学确证，家人不能再轻易地把她当成疯子打发——因为，她如今毕竟看的是跟她家族里那几个男人一样的医生。

"我不知道，若昂。我真心觉得，你把这个事情推进到了非常深的程度。就我看到的，你想挖掘到问题的根源，这样或许未来人们就可能在疾病加速发展之前自己发现这些问题……除此之外没什么可做的了。这是善的工作，美好的工作，因为你是在预见未来，或许其他人可以从中受益。"

鉴于卡塔里娜的命运如今经医学确证已不可逆，奥斯卡问了我一个问题，这个问题在他看来是再明显不过，在我看来却无比粗暴："你还要继续出钱帮她买特殊的食品吗？"

我说，奥斯卡，这是当然了。这是我们最起码能做的事。我们要维持她的生活。为确保这种不可逆不会变成卡塔里娜的最终价值，我告诉奥斯卡，4 月的遗传学咨询之后，她将获得书面证明，使她有资格获得残疾人补助，遗传学研究团队也会帮忙促成这件事。他答应跟进这些与卡塔里娜有关的计划，并带她去药房。

我特别难过的是，这次探望，我没能听清卡塔里娜说的大部分内容。她点头说，整体上她状态还好。她回忆了自我们上次见面之后所发生的事情：克洛维斯回来了，她新写的三本词典中有一卷洋洋洒洒地写满了关于这件事的词句；与遗传学团队会面；偶遇弟妹；关节、子宫、臀部痛，"一种痛连着另一种痛"；她一直渴望着去别的地方。

"克洛维斯在这儿的时候，他会给我维生素……我想让你带我去我弟弟那儿。"她哭个不停。

卡塔里娜接着告诉一直在边上听我们说话的奥斯卡，她想打一针维生素，这样就能"变得更强健"。

"她这个要求提了有一个月了。"奥斯卡用一种不屑一顾的语气斥责了她："我希望你明白，不能你要什么药我就给你什么药。只有医生要给你用什么时，才由我来带你去医院。医生必须开出处方来。"

卡塔里娜知道不可能了，于是以宣称"我有活的血"结束了这次交谈。

她接着把话题转向了当奶奶的事，以及她已然离开的那种生活里极其平常的构造。

"一个母亲的心里总能容得下新添的生命。"卡塔里娜告诉我，她认识那个准妈妈埃利亚内，"从她还是个孩子时就认识了"。埃利亚内是她女儿最好的朋友，从小就跟亚历山德拉和安德森一起玩。这个年轻女人的父母"是简单、善良的人。跟那里的其他人一样，他们也在家里做鞋子"。

卡塔里娜接着从那个世界回到了医药的世界，在这个世界里，她想当医生，"发现头、大脑和手脚的问题……但这样我就必须学习"。对于不可能的认知一直在，但这没有让她放弃谈论治愈的希望，"治好许多患风湿的人"。

卡塔里娜，你有一种许多医生都没有的东西，它能帮到人。很少人有能力以你这样的方式思考，而且你能用语言表述出来。

对此，她回答说："我知道，我是法律的判定者。"

的确，卡塔里娜，你是法律的判定者。

"我有拼搏的能力。我的记忆，记忆的书，就是我的毕业证书……你给我笔记本让我写，我就写满它们。"

我告诉她，我研究了她的每一本词典，翻译了其中一些诗，把它们编进了这本书里。

"我是一个语言的老师……英语、法语、日语和葡萄牙语……"

还有卡塔里娜的语言，我说。

"是的，"她高兴起来，"卡塔里娜的语言……我写，你给这些词语开辟道路……以各种可能的方式。"

以各种可能的方式，用她的话说。

附记："我是起源的一部分，不只是语言的起源，而且是人的起源"

2003 年 8 月末我回到维塔见了卡塔里娜最后一面。长久以来，这是第一次，她的身体状况看起来有所改善。她体重增加了，说话又让人能听懂了。奥斯卡遵守了承诺，确保定期带卡塔里娜去遗传学服务部进行医学检查和语言矫正——过去三个月她参加了 12 次课程。

"我用嘴巴运动，"卡塔里娜解释，"我现在吞咽起来更好了，一顿饭能吃两盘……塔提纳医生对我特别好。"

我告诉卡塔里娜，我会从大学附属医院的雅尔丁医生那里取一份关于她医疗情况的报告，这样我们就能开始帮她申请残疾人补助的程序。卡塔里娜给我看了两本她新写的词典。尽管身上有诸多病痛，她仍坚持写作，她想确保我可以读她写的东西，我可以。

奥斯卡也参与了我们最后的谈话，他告诉我们，他正在打官司，想争取让市政府承担他昂贵的丙型肝炎医药费。他担心治疗的延误会影响艾滋的表现，五年来他一直将其控制得很好。奥斯卡现在一心想的都是在维塔附近的村里"建自己的房子"。一包水泥和一堆砖头就能把他变成最开心的人。

当回顾我们这些年来所做的工作和我们获得的认识时，奥斯卡转向卡塔里娜说，"我开始在你身上看见了我自己。"卡塔里娜回忆起了许多跟奥斯卡之间的小争执，"但这是活着的一部分"。他回答说，"我们通过熟悉获得了经验。"卡塔里娜希望摆脱轮椅，她说着，开始哭起来。"我要去新汉堡，取我的文件。别人不能代取……我想回家。"

那天我离开时，心里一直回响着奥斯卡说的话，"他们没有权利做人。他们想要的就只是做个人而已，人们想把这种可能性从这些人类的手中夺走。"

然后卡塔里娜说："我是起源的一部分，不只是语言的起源，而且是人的起源……我代表了人的起源。"

9 月 15 日，奥斯卡打电话来说，卡塔里娜去世了。

同一个房间的女人告诉奥斯卡，那天夜里卡塔里娜一直在喊她的母亲，之后便安静下来。第二天早上，人们发现她死了。

雅尔丁医生那天早上恰好打电话给奥斯卡跟进卡塔里娜的治疗情况，于是奥斯卡跟她说了这个消息。她很肯定卡塔里娜不可能是死于马查多-约瑟夫病的并发症，于是要求尸检。

尸检结果显示，卡塔里娜死于肠道出血（trombose hemorrágica intestinal）。这种情况引起了医生所说的"急腹症"，病人会出现剧烈疼痛，发高烧。"如果是这样，她肯定已经痛了几个小时了，没有获得任何帮助和治疗。哦，上帝，太悲哀了。"雅尔丁医生知道尸检结果后说。

奥斯卡打电话给我的那天早晨，他已经跟家属们谈过了，他们决定不把卡塔里娜像维塔中的大多数人一样埋在一块供贫民使用的没有墓碑的临时墓地。"至少家人愿意把遗体带回去。"奥斯卡说。

卡塔里娜小女儿的养父母乌尔巴诺和塔玛拉在新汉堡公墓办了丧事。整个家族的人都出席了：孩子，前夫，弟弟和他们的配偶，公公婆婆，以及更远的亲戚。

卡塔里娜被埋在她母亲的墓地里，跟后者的遗骸放在一起。

后

记

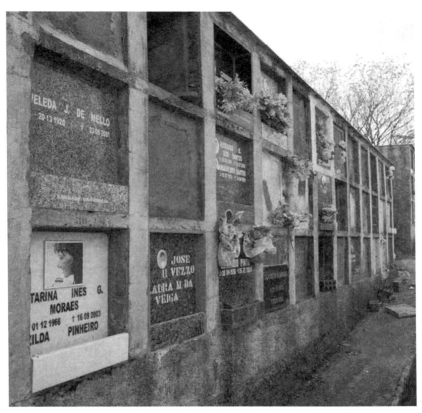

卡塔里娜下葬的地方，2011年

回到维塔

"为什么他就不能让卡塔里娜安息呢？"一位颇有影响力的人类学者
最近在一场会议上这样问。在这之前，我刚发表了我的一篇短论文，我在
其中回到与卡塔里娜的对话，以此提出，我们是可以与他者交往，并借此
确定我们思考他们的路径的。作为人类学者，我认为，我们需要更多地作为
读者和作者（而非诊断者和理论家）去倾听他人——他们的自我理解，他们
的故事叙述，他们自己的概念构建——对于经过各种折射的生命形态[1]要
有足够的开放态度。

我有点措手不及，感觉这位同行的问题是一种知识的暴力。

用第三人称指称——"为什么他就不能……"——而不是直接称呼，并
意指我在重复自己，这些当然也的确制造了一些紧张。但让我感到不适的
并不只是这些原因。我知道这样的挑战是学术戏台的一部分。最深刻地困
扰我的是它背后的暗示：卡塔里娜和她的思考已经被榨干了，这种触动内
心的民族志层面的相逢和它促成的一系列事件不再有任何创造性价值。

卡塔里娜多半肯定不想就这样安息，我告诉自己。她很乐意听到她的故
事找到更广泛的听众。但这一无实际意义的时刻（或学术非对话）还是推着
我更加严厉地叩问，为什么我要不断地回去——为什么我一定要回去，而
且会继续回去——继续我们的对话，继续面对卡塔里娜的生命和见弃命运
在十多年前迫使我去思考和处理的艰难问题。

民族志主体能让我们回到思考萌生的地方。

维塔艰难的、包含诸多层面的现实，以及生活在那里的人们根本上的
暧昧性质给了我机会，来对不具生产力或不被需要的人如今所陷入的社会
性死亡机制开展一种人性批评（不是抽象哲学的，也不局限于心理或经济层
面）。在卡塔里娜去往维塔这个终点站的途中曾有过许多个十字路口——它

们是家庭动力学、生物学、医疗和道德被胡乱摆弄的具体例子，这些面向本可能将她引向另一条道路。她知道她的命运是"一场生活导致的悲剧"。

卡塔里娜说她已经可以等同于一场失败的药物治疗了，"没有人想让我做生活里的什么人"。精神病治疗理性已经完全深入了日常生活，不管是在巴西、美国或印度，它改变着人们的生活和渴望——有时带来危害，固化对人的排斥，但有时则给新的前景和新的照护形式提供可能。人类学工作足以捕捉和理解这种张力，使我们更近距离地看到政治的和道德的经济学，以及牵涉在这种精神病分类与治疗的实地部署（越来越倾向于离开医疗机构，进入家庭）之中，牵涉在人们与技术的单一关系之中的不确定性。

开始与这种公共卫生的药疗化体制打交道之后，为处理这种手伸太长、资源又太少的情况，家庭学会了充当代理精神病医生的角色，并可能仅基于病人不服从治疗，就将那些他们不想要的家庭成员处理掉。这种家庭内的为生命估值，决定谁值得活的活动，将照护与忽视合而为一，并与性别歧视、市场剥削和一个越来越远离人民的国家（而它仍声称自己在治理人民）协同运作着。

然而，对于社会不再具任何价值的生命和对于其本人不再具任何价值的生命，含义并不相同。语言和渴望甚至在极度受贱斥的情形下都可以富有意义地继续下去。在我们的人类学工作过程中，卡塔里娜指明了她的见弃与疯癫是非自然的，她主张历史性，并在困难重重的情形下，为自己创造了一个新名字（卡特基尼）。通过写作，她寻求获得另一次生命机会的可能性。正如过去原可能不会如此，当下也并非不可避免的命运。

病症会随时间出现和消失。尽管它们不可预见，会有痛苦的限制，罹患者也可将病症作为资源，用来描述一种独特的与当前世界和与他人的关系。在卡塔里娜的文字作品中也很明显，病症可以充当一种关键的修补——一种变成新的、未知之物（或与已知的有差别）的方式，只为一种唯一的诉求：认可和照护；在此过程中，寻求变得比任何最终可能达到的诊断更重要。

"去死死亡，再不用服药。"卡塔里娜写作，努力治疗自己，想再次为人，这些表明了痛苦和寻求冲破形式、冲破排斥的平凡生命的力量，界定了一种主体性，这种主体性既关于躲避与逃脱，又关于决定因素。"我会让兽笼的门开着，你可以飞到任何你想去的地方。"

这样的想象和升华的瞬间所打开的出口不可否认是转瞬即逝的。但是这样的努力通常不太有效甚或无法改变实际的限制性这一事实也不能否定这种努力建立联系的内在力量，否认它所显示的人类的韧性，否认这些故事为理论——结构暴力复杂交错的情况，以及权力和知识是如何塑造人们对他们境况的理解和关于何者为可能的感觉的——增添了复杂性。

人类学者需要找到表现和维持人们期待感的办法，即便是临时的，即便是在最黑暗的境遇下。所有这些张力不应该使我们在故事叙述上变得麻木，而应该让我们找到表述，这样读者就能更加贴近这些人。

正如卡塔里娜拒绝被从存在中删除，仍期待从维塔走出去一样，我也不会让她和她的故事只被限制在这本书里。生命的故事不会简单地开始，然后结束。它们是变化的故事：它们将当下连接到过去，也连接到一个可能的未来，在主体、叙述者和读者之间创造出持久的纽带。

"你什么时候再来？"卡塔里娜如此频繁地问这个问题。2005年8月，知道她不会在那的时候，再回到巴西南方就显得怪异。我想给卡塔里娜的墓刻块碑，并决定去拜访她最小的女儿安娜的养父母塔玛拉和乌尔巴诺。这对夫妇帮忙料理了卡塔里娜在新汉堡公墓的丧事。

我到时，安娜正安静地在这家人的饭店帮忙。她13岁了，脸和眼神完全继承了卡塔里娜。大多数时候都是塔玛拉在说话。她一一痛斥了卡塔里娜家里的每一个人，说他们在葬礼上表现得多么"虚伪"。只有尼尔松，卡塔里娜的前夫，稍微表现出了一点"尊重"，他提出了支付葬礼的一部分费用。

卡塔里娜的故事在她死后几年仍在发生着变化，十足令人吃惊。在人们的回忆中，她不再被称为那个"疯女人"。塔玛拉和我在那个星期晚些时候见到的其他亲戚，此时提到卡塔里娜都说她"受了太多苦"。尽管这是事实，但这样的叙述对于一同造成了她艰难处境的日常实践只字未提——最明显的就是那种冷漠疏离，它是伴随着照护被当作技术干预而非亲属关系实践而来的。的确，生命故事的情节永远不能被安全地掌握在其主体的手中。这是那些活下来的人正在进行的道德工作的一部分。

那个 8 月的一个上午，塔玛拉和我驱车前往墓地。我小的时候曾经同我的外祖母沃·明达一起来过这个地方。我们会走一个小时的路上山，用水一次次地冲洗装饰着她儿子坟墓的白色鹅卵石，然后留下从院子里摘的花。如今墓地几乎覆盖了整个山头，俯瞰着变得同样让人认不出的城市。这里盗窃成风。墓地里任何可能有些货币价值的东西，从拼出了逝者名字的金属字母到圣像，都已被洗劫一空。记忆的价值就只有这样而已，我告诉塔玛拉。她耸了耸肩，不知如何作答。我也不清楚自己这样的评论在表达哀悼之外，还带有怎样的用意。

生命的故事始终也是死亡的故事。透彻地思考这个故事，将它投射进未来，帮助塑造它的来世，这些全凭我们。[2]卡塔里娜已经跟她母亲的遗骸一起被葬在一个地下墓室里。我确保了这个地下墓室的钱已经交清，这样未来她们的遗骸便不致被扔到公墓边上的集体墓地。这里会立一块大理石墓碑，塔玛拉来监工，上面刻卡塔里娜的名字，贴她的遗像：一张美丽的相片，上面是卡塔里娜没有人可以夺走的微笑。

我想起拍摄这张照片的时间与情形。那是在 2001 年 12 月，托本觉得给卡塔里娜拍肖像照很难。她的头一直动来动去，想像模特那样摆造型。托本让我跟她说，尽量不要动，眼睛直视镜头，"自然一点就行"，我照做了。后来我还补充说，托本作为一个艺术家，想捕捉她的独特之处……可以说，在找到这个人的灵魂之前，他都不会停手。对此，卡塔里娜回答说，"但假如到最后他只找到了自己的灵魂呢？"她之后的微笑就是我们在托本的照片里看到的。

如斯蒂芬·格林布拉特（Stephen Greenblatt）①提醒我们的，艺术家最了不起的天赋就是坚持我们每个人都具有独特性，我们注定在特定的某地、某时行走在大地上，有时独自一人，有时与另一个"不可替代的人"（2009:8）筑成一个家或创造一个故事。在时间面前记录人类的斗争和无可改变的丧失，莎士比亚（2008）曾对一个青年以十分美妙的方式描述过这一概念（十四行诗第 15 首）：

① 斯蒂芬·格林布拉特：美国当代莎士比亚研究专家，文史学家。

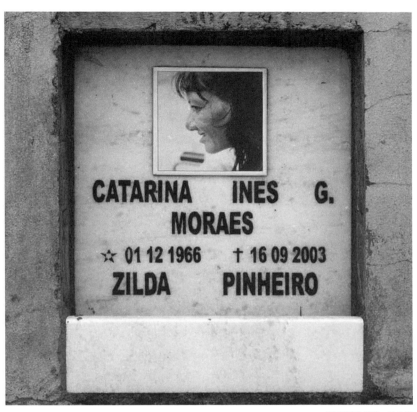

CATARINA   INES   G.
MORAES
☆ 01 12 1966   † 16 09 2003
ZILDA   PINHEIRO

卡塔里娜的墓碑，2011年

为了爱你，我要跟时间决斗，

把你接上比青春更永久的枝头。①

2005 年我回到维塔那天天非常冷。一扇巨大的门堵住了疗养院，将它与围墙中的其他区域隔开来，这里跟几年前一样被隔绝遗弃。我询问奥斯卡在哪里，却只听接待员说，他已经离开了，现在在一栋公寓楼当保安。

在疗养院里，情况愈加糟糕。达里奥此前在戒毒康复区待过几个月，现在是新的照护者。那里还剩 50 人左右，因为患象皮病，他看上去跟剩下的人一样病弱。卧床的人甚至没有被带出来享受阳光微薄的温暖。这一次我终于崩溃。太悲哀了。我理解并珍视这个地方，因为我以为它是与生命的连接，此时这已全然不可能。于是我离开了。

但一个人可以真正地离开维塔吗？

当我转过身，看向那扇将被遗弃者从视线中遮蔽的大门时，我想起我还没有见到卡塔里娜的好朋友伊拉奇。我折返回去，发现他蜷缩在床上。他说他看到我太开心了，然后默然地哭了。我也哭了。是的，卡塔里娜“突然之间”就去世了，因迪亚也是——伊拉奇曾经说这个年轻女人是他的妻子，深情地照顾着她。接着他问了这个简单却刺痛我的问题，这个问题至今在我脑中萦绕不去：“你带录音机了吗？”我没有。现在到他来讲自己的故事了。

我尝试理解存在于维塔和卡塔里娜生命核心中错综复杂的基础结构和主体间张力，这不仅揭露出当下困境重重且远未结束，而且替换掉了主流的分析框架，因而显示出民族志工作具有的滥觞之类的特质，在其中，人类学者、新的思想形态、书和某种特定的公众的可能性才得以存在。我说公众，对我们来说是一种恳求第三者、读者，以及此类团体出现的实践，他们应该既非当中人物亦非作者本人，这样的公众将展现和发挥人类学的潜

① 此处采用屠岸译本。

力，以成为世界的一股动员力量。

值得注意的是，民族志工作同时使人类学者有可能回到这另一个"家"，并通过时间的作用重新认识它。用 T. S. 艾略特（T. S. Eliot）的话说，"我们所有探索的终点将是抵达我们开始的地方，并第一次认识那个地方。"（1971:69）

用更学术的语言说，我回去在维塔内外重寻卡塔里娜这一主题，就像是在一个论述领域的每一步检验和演化过程中，不停地回溯其创立者和创立时刻。在米歇尔·福柯题为"什么是作者？"的演讲中，他提醒听众，"重返"不只是一种历史补充或修饰："相反，它构成了一种有效而必要的，转化论述实践本身的工作。"（1998:219）

当我将视线移回卡塔里娜身上时——同时，当她的思考和挣扎以不同的方式影响了新的、各个地方的读者和学生群体时——她生命和思考的力量与意义，以及这些所形成的人类学仍然是开放的、流动的，不允许有任何结束或已然确定的错觉。

我感到，这些往返的旅程，它们所维持的尚未结束感，是我亏欠卡塔里娜的。对我来说，它所引出的问题是，是什么区别了人类学研究对象和科学研究对象。"事实是，如果你仔细去看，你会发现科学是没有记忆的，"雅克·拉康说，"一旦确立，那些它形成过程中走过的迂回曲折的道路都会被忘记。"（1989b:18）是不是这种遗忘在一定程度上使科学在声称自己掌握真相时拥有了一种确定感？

在科学中（就此而言，还有哲学），人类研究对象的出现（假如已经显露全貌的话）总体上是界限明确的、通用的，且是由多种因素决定的。但民族志允许这些人类研究对象与其自身有其他路径和可能。一些际遇塑造了我们，也塑造了我们所得出的关于人类境况的认知，在回溯这些际遇时，我们可以重新了解我们的经验，以不同的方式再体验一遍，感谢那些我们向其学习的人在根本上所具有的无穷无尽的丰富与神秘。

你会想起让克洛德·列维-施特劳斯（Claude Lévi-Strauss）写下《忧郁的热带》的东西："经由预想不到的方式，时间把生命与我自己之间的距离拉长，"他回忆，"在我能够回顾省思我以前的经历之前，必须先经过二十年之久的遗忘期。以前我曾在世界各地到处追寻那些经验，可是当时并不了解其意义，也不能欣赏其精华本质。"①（1992:44）

民族志总是从社会生活之中开始，我们的写作亦如此，我们总是"在旅程的中途"，如艾略特所说，"试着学会使用语言"，但痛苦地意识到，"每一次尝试都是一次完全新的开始，也是一次性质不同的失败……所以每次冒险从事都是一次新的开始，一次向无法言述的事物发动的袭击"。②（1971:30-31）

带着关怀的重返，无尽的好奇心，在中断时保持确定性的意愿——这样才能更加贴近人和那些持续的、无限的经验的力量——对于人类学介入人类现实而言都是必不可少的基础。

要返回（既有比喻性的，也有实际的）我们的民族志地点和对象，或者重新添加注脚、记忆和图像文档，当然可以有许多种不同的方式。对早前工作的重访或许可以使更大的学术戏剧性情景（academic drama）出现在我们的视野中，在其中民族志的叙述和批判相互交叠 [如保罗·拉比诺开创性的作品《摩洛哥田野作业反思》（*Reflections on Fieldwork in Morocco*, 2007）中所提到的]；或者可以突出摄影作品捕捉独特性的潜能以对抗社会学研究概论化的指令 [如保罗·海曼（Paul Hyman）的案例，拉比诺在《附属物》（*The Accompaniment*, 2011）中探讨过]。

真正地回到民族志现场——更公正地说出我们所见到的事物，或纠正错误的描述，修正由我们的阐释与文本所造成的痛苦 [如南希·舍佩尔-休斯在《圣人、学者和精神分裂者》（*Saints, Scholars, and Schizophrenics*, 2001）中所做的]，或者理解战争和残酷的政治经济对几代人所造成的影响 [如迈克尔·D. 杰克逊（Michael D. Jackson）尖锐的作品《在狮子山》（*In Sierra Leone*, 2004）] ——将引起一种独特的纵向视角的出现，并使人不只对时间如何作用于我们自身的理智和情感，也对世界如何随岁月流逝而变迁（这或许是最重要的部分）产生洞察。

---

① 此处引用生活·读书·新知三联书店 2000 年版王志明译的《忧郁的热带》。
② 此处引用漓江出版社 1985 年版裘小龙译的《四个四重奏》，为确保行文流畅，有改动。

这种真正的返回使我们得以追溯连接彼时和此时的问题，打开一个检视这期间所发生之事的批判空间：命运如何被避免或传递下去，改变如何得以可能，是什么让不可忍受的境况始终难解。

从一种市场视角，巴西再一次成了未来之国。联邦政府一直在对开放市场和减少贫困的诉求玩花样：它一边战略性地从严格的市场监管中撤出，一边又支持迫切的社会政策，巩固自己作为强国的地位。失业指数和收入不平等指数已经在降低。然而一方面中产阶级据称急剧扩大，另一方面批评者在质疑这种新奇怪异的巴西的可持续性，并指出这个国家基础建设薄弱，缺乏对教育和健康的长远投入。与此同时，人民对于政治腐败和高生活成本的愤怒已经在整个国家越积越重。

我持续感兴趣的是巴西的经济繁荣和治国形式的变化是如何影响它最边缘的公民的。这个国家1988年的民主宪法赋予了所有公民享有健康的权利，而在过去几年，我在巴西南方开展了一项合作性的研究，试图阐释如今普遍存在的为获得医药而起诉国家的做法——健康司法化[3]这一术语被用来概括这一现象。

巴西有全民医保体制，而如今许多病人去公共药房，却发现基础药品都已缺货。这个国家也是世界最大的、增长最快的药品市场之一。公立医院和私立医院的医生越来越多地开一些新药（病人也如此要求），有些药药效尚不明确。因为无法从地方政府获得他们所需要的，或者为更新的药品掏空了口袋，越来越多的病人-公民正在起诉政府。在提到他们的医疗官司时，人们通常会用 entrar na justiça 这样的表述，意为"走司法部门"，也可直译为，"进入司法"。

除了梳理成千上万的关于健康权的案子，我们的研究团队也在阿雷格里港及其周边访问了内科医生、公共法律顾问、法官、政策制定者和病人及他们的家人。托本同我一起在 2011 年 8 月到巴西进行最后的田野研究，并筹办一个摄影展，"权利和医药的身体"。

我们发现健康权诉讼是非常普遍的做法，非常贫困的病人甚至也可以这样做。在政府的药疗项目奋力达成他们的目标——扩大药物获取渠道，推进药物的理性使用——时，穷人们不想坐等医疗技术渗透到底层。他们如今在利用公共法律援助和受理门槛较低的司法部门来逼迫国家对人民授予的权力负责，满足他们的医疗需求。这些暧昧的政治主体并非完全受制于国家或市场，而是用法律体系去与一个技术社会的限制和可能性展开磋商，把抽象的人权变得具体。

当我们在阿雷格里港进行这个项目时，托本和我也回了维塔。

"欢迎回来"，莫阿西尔说，他是一个言语温和的老人，已经在维塔负责日常工作超过十年。"别拘束，随意点。"

所有的楼都被刷成了天蓝色，几个志愿者一直在打扫走廊和天井，进行一连串的卫生操作。奥斯瓦尔多上尉如今以上校的身份退役，经营着一家私人法律服务公司，仍然管理着这个地方，他的两个同样从军队退役的兄弟在此协助他。其中一人走过来确认我们的状况，并坚定无比地称，"我们在改善维塔，它在一点一点地变好。"

那个热得不同寻常的8月，我们两次造访维塔，莫阿西尔充当了我们的向导。"我们经常受到盘查"，他说。公共部作为一个取得了越来越多法律和政治力量的民主部门，已经关停了好几家地下照护机构。如今处在城市和国家官僚政治的雷达之下，维塔见证了重大的硬件和管理上的改善。与此同时，更多不稳定的、不受管制遗弃区不断在周边的行政区冒出来，公共部对那些地方尚未有足够大的影响。

在康复区，最开始被设计为作业治疗工作坊的建筑物，已经被改造成某种疗养处，供大约70个被归为"残疾人"的病人居住。白天他们被带到一个大棚屋下，这是一个类似社区活动中心或广场的地方，他们在那里看电视、社交，一起喝马黛茶，或者只是等着时间流逝。任何时候都只收15个年轻人在康复区戒毒；为换取食宿，他们需要为这个地方和这里的人服务。在旧的疗养院生活着大约40个被认为是"精神病"的病人，人数相较之前又有缩减；那里是我和卡塔里娜曾经工作的地方。"我们把他们分开了，"莫阿西尔补充说，"因为有精神病的居住者容易侵入只有临床问题的居住者的空间。他制造问题，事情就会升级。"

　　疗养院的地上铺了水泥，会时常进行清洁消毒，以去除人类排泄物。那里剩下的多数是男人，穿着鞋，伤口已经不再暴露在外，遭受感染。"我们现在有这种护理了。"莫阿西尔说。疗养院里没有护士。罗塞，一个穿着白色手术服的志愿者，以及从康复区来的男人在帮忙做日常维护。

　　托本的新照片表明维塔是如何与巴西一同经历变迁的。如今它已经不太能算一个遗弃区了，更像一个权宜性的照护机构。不过它仍是一个体现社会与医疗棘手问题的地点。维塔因此仍是一个窗口，通过这个窗口可以看到这个世界第七大经济体当中经历转变的人类、制度和技术景观。在维塔，我们可以看到关于生命在当下意味着什么的观念的形成。

　　被遗弃的人如今不再躺在脏兮兮的地上，而是蜷缩在一张张单人床上。我们在一个小房间里发现了一个卧床的男人，里面还有一张空椅子和一台电视。护理人员说他是一个"老古董"，一个"早几个时代留下的人"，因为他从维塔创建初期，也就是 20 世纪 80 年代中期，幸存到现在。他一动不动，被洗去了所有特征，成了一个人造的矿石，任何触摸或声音都无法掀起他的一丝波澜。一种类似社会性死亡的状态，被包裹在一个个无法区分却始终持续的日与夜之中。

　　看着这个老人，我触动很深。这让我想起了我写作的起点。"维塔在一种死语言中的意思是生命"，这是我对这个曾经描画过的地方的第一反应。我仅有的就是对独自躺在我面前的那个人的描述，一个与任何事、任何人都没有连接的人，我知道在我心里没有任何一种情感，没有任何一幅画面能够代表这一生命的故事，它就像多数人的故事一样，将永远不为人知。如诗人若昂·卡布拉尔·德·梅洛·内图（João Cabral de Melo Neto）所形容的（2005:27, 31）：

　　　　那空白的一页
　　　　不让我梦想；
　　　　它激励我写清晰的、
　　　　确切的诗。
　　　　……

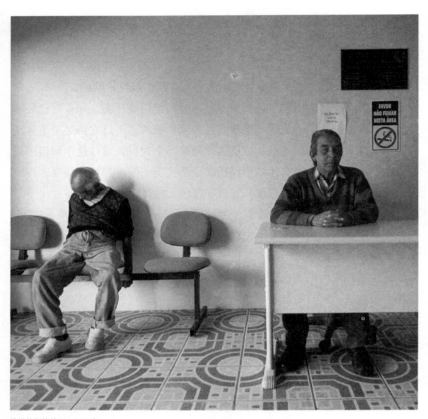

维塔的新接待区，2011年

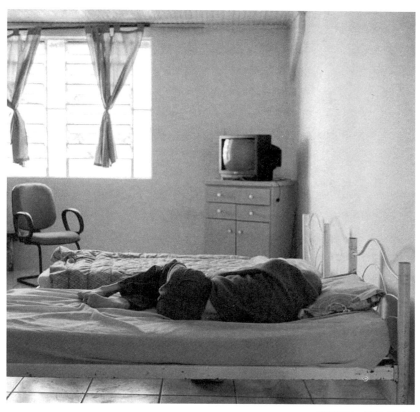

卧床的男人，维塔，2011 年

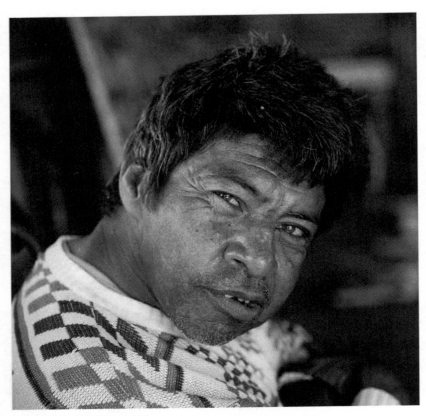

瓦基尼亚或若昂·保罗，维塔，2011年

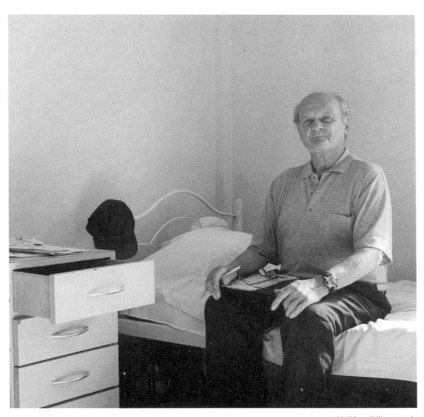

儒利奥，维塔，2011 年

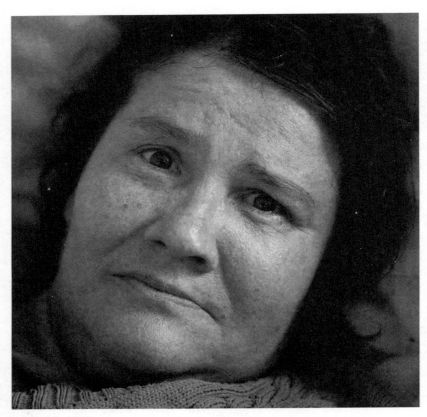

维尔马，维塔，2011年

　　　矿石
　　　书本，任何书，因为
　　　写下的世界就是矿石，
　　　矿石，是写下的词语

　　　的冰冷本质。

　　"你们的印象应该是疗养院现在空了一些了，对吧？理念就是这样。"莫阿西尔的意思是，维塔现在没有照顾精神病患者的基础设施了。尽管来自病人家属和市社会心理服务部的社工的要求收容精神病患者的压力也非常大，但时机已经到了，维塔现在只接受老人或有身体残疾的人。

　　我打断莫阿西尔问道，那两个挨着坐在轮椅上的男人是瓦基尼亚（小牛）和卡敏昂辛厚（小卡车）吗？"是的。"听他这样说我的脸上浮出笑容。他们有严重的智力损伤，没有人知道太多他们在维塔之前的生活。他们也是从维塔创立就在这儿了，从某些奇怪的角度，也可以说是我在这儿的工作必不可少的一部分。在这本书中，我写过被遗弃的人／动物／对象对那些想要康复、将自己变回公民的被收容者所起的教育作用，后者所采取的方式就是非正式地收养像瓦基尼亚和卡敏昂辛厚这样的人。

　　我了解到，事情发生了一个令人吃惊的转折，这里也在响应巴西的新法律法规，因此被遗弃的人正式成了公民。在公共部审核时，官员们要求每个生活在维塔的人的法律状况都得到正规化。瓦基尼亚如今是若昂·保罗·内斯托雷·苏亚雷斯，而卡敏昂辛厚如今成了萨穆埃尔·洛佩斯。他们有了编造出的姓名和出生日期，申请了社会保险和身份证。手上有了这些证，若昂·保罗和萨穆埃尔如今就有权领取残疾人福利了，钱直接流进机构。是的，甚至在类似维塔这样的地方，社会包容的正式渠道也正在确立，但公民权和照护当然仍旧是赚钱的手段。"只有捐赠我们没法把维塔经营下去。"莫阿西尔说了理由。

　　我询问之前在疗养院认识的其他人的命运，但悲伤地得知，许多人都死了。最亲爱的伊拉奇中了一次风，在 2010 年年初去世了。莫阿西尔说伊拉奇的姐妹当时已经搬到附近的城市，来看过他几次，让他成了"最快乐的人"。

奥斯卡和阿伦卡尔这两个在我来此工作时担任着疗养院的主要照护者的人，也去世了。奥斯卡，他那么渴望在维塔之外建立新生活，最终，重新拾起了可卡因和快克可卡因。"看着他的身体一天天差下去真是很心痛，"莫阿西尔说，"但他的妻子和孩子一直陪他到了最后。"阿伦卡尔跟一个在维塔做慈善工作的女人结婚了，后来在别处找到了一个助理护士的工作，但几个月后他就被诊断出到了癌症晚期。

调查得深入一些，我便了解到，对于像维塔这类地方的需求——用来抛弃那些没有生产力和家人不想要的人的地方——不减反增。那里每个人都有一个关于贫穷或者家庭遗弃的身世，这种遗弃将穷人和中产阶级的距离在不断冒出的照护机构中拉近了。维塔如今有一个在职的负责病人分诊的社工。据莫阿西尔说，"她会评估维塔是否有条件接收这些病人。"而事实上，只有有退休金、残疾人补助或一定水平的福利金的人才会被接收进来。

如新进来的儒利奥。"我在世上是独自一人了"，这个 60 岁的男人说，他以最有尊严的方式坐在他整洁的床上。他的第二任妻子去世了，已经成人的孩子们"有自己的生活"，他继续说道。儒利奥是一个退休的保险销售员，他试过去找新工作，但没能找到。他长期生病，于是决定来维塔"料理自己的健康问题"。至于怎样改善自己的健康则不清楚。维塔仍然没有受过训练的医生或护士，几个在疗养院和新建的疗养处的人似乎都服了过量的精神病药物——与此前一模一样。

当我们走近女病房时，一个名叫维尔马的居住者招呼我们过去。她没办法自己行走。莫阿西尔向我们透露，她丈夫三个月前把她留在了维塔。维尔马在床上说了一些话，这些话追溯了她身体的移动："我离开了家。腿伤了，我再也没法走路了，我没法走。我坐一辆小面包车来了这里。我结了婚。瓦尔米若·路易斯·特谢拉是我丈夫。只有我们和两个孩子。姑娘21 岁，儿子 18 岁。姑娘半工半读，儿子在读书。"停顿了一下，她又说出自己的名字，提到一个已经无效的亲属关系："我叫维尔马·特谢拉。"

不可思议的是，维尔马的故事与卡塔里娜的故事是如此相似。听着她的故事，我又一次回到了维塔的创立，回到这个地方和这本书，重新陷入了这些难解的结与杀人的现实，再一次渴望还这些现实以正义，将它们全部讲述出来。

但要怎么做呢？

维塔作为一种命运已经融进了维尔马的时间表述——"我来这儿已经两年了"——而她的愿望就是独自离开，离开这些人类身体。"每天都有人来看我，"她坚持说，"我丈夫……还有我的小姑子安吉拉，她住在格罗利亚（Glória）区。"而事实上，他们从未来看过她。当维尔马看向托本的镜头时，她的眼睛有泪，也有那个她故事中的前家庭。"瓦尔米若在这。他在跟我玩捉迷藏，我知道。"

维尔马被留在维塔时，身边只有几件衣服和一份精神病处方记录——并有前景能得到一份供维塔收集起来的残疾补助。莫阿西尔坚称，被留在维塔的家庭成员总体上都需要全天候的照顾，因此会耽误其他家庭成员的工作："如果一个人失去了为家庭创造收入的可能性，她就会失去价值，失去感情，什么都失去了。"简而言之，在如今的经济下，一个没有照护病人的负担的家庭可以赚到更多的钱。

在此，我们看到，在磋商照护的经济条件时，参与者在定义有意义的社会关系（Kleinman 2008, 2009; Mol 2008; Zelizer 2005）。作为一种道德实践，给予照护有一种存在价值，也是一种行善的途径，但它也与恶的可能性紧紧相连。照护的技术也可以成为弃置的技术。在卡塔里娜身上是这样，在维尔马身上也是这样：那些适应市场的人和那些被留下来自生自灭的人通过药物与彼此相连，与政治实体（political body）相连。对照护的设想成了一种技术介入而非亲属关系实践，这样的结果——极度需要帮助的人被遗弃和死亡——是一种当代之恶。

脱离关系，弃置不顾，不仅是心理的原因，还有社会和经济的背景；当人们的痛苦实际上渴求着完全相反的东西时，这样的做法却被系统性地安排并实践了。这种荒诞是奥威尔式的：社会给某样东西冠名——"卫生保健"——它所包含的却是与实际（社会遗弃／弃置）完全相反的意思，且每个人都没有责任。

这种伪装成照护的弃置，改变了家庭和工作中的关系，重塑了社区价值和优先顺序，也改变了经济前途和人生机会。当地的照护和弃置模式于是阐明了一个更大的社会过程，以及在善与恶上根本的人类潜能。民族志可以参与那些遭遇弃置者的思考和渴望，这样做逼迫着我们去问（不管是在家庭或是学术中，医疗还是政策中）：重新想象和重新定位给予照护，以及对自己的照护和对他人的照护之间的难解关系，是亟需的努力，而此种努力如何能够将这样的人类潜能考虑进去。

托本和我回到维塔几天后。一个清早，广播开始播送让迪拉·卢切希的广播节目，当中既有乡村音乐，又有当地新闻。卢切希作为一个退休的政客，仍然是维塔的主要资助人，并且在帮助它获取捐赠。

这一天，我们想在疗养院多待一会。当我们往疗养院走去时，一个年轻人透过大门的窗子向外偷窥。"我的名字叫德辛厚，"他说。字面意思是小小的神。"我来这儿已经七年了。我想走。求你们带我走。"

守门人马里奥一边放我们进去，一边罗列着自己的困难："我骨头有毛病，但无药可治。我一次又一次地尝试，但根本找不到专科医生。"德辛厚听着我们的交谈，插嘴说："我晚上吃氟哌啶醇。我什么也感觉不到。我什么也没有，他们让我吃药。"

一个叫法蒂玛的年轻女人朝我们跑来。"你们好！"她立刻又转向德辛厚，而德辛厚已经走开了，正与另外的男人们分享一支用报纸和草卷成的香烟。"来我这，我的爱人。"她对他说。

马里奥评论说，法蒂玛也被大家称为"处女"，她和德辛厚"在约会，一直在亲来亲去"。他大笑着补充说，"但什么也没发生。"他的意思是他们的关系没有上升到性。但是他们在传递渴望，我想，这对活下去是非常重要的。

托本和我被允许单独走一走，这让我们离这个地方更近了——至少我们是这样感觉。病人少了，来自内部的监督少了，我们就更能看得见那些人们为了忍受被遗弃的命运，为了与彼此沟通创造出来的事物、社会联系、语言和幻想了。

即使卢尔德斯已经搬去了疗养处侧楼，她每天白天还是回疗养院待着。

"法蒂玛是我的女儿，"这个上了年纪的女人说，"她是个好姑娘。她叫我妈妈……我有孩子，但现在没了。五个。都没了。"这两个女人拥抱在一起，请我们帮她们拍照。

在随后的谈话中，卢尔德斯说她是从彼得罗波利斯镇（Vila Petrópolis）来的，并试图记起她家的地址，不过还是中途放弃："我在那儿生活过，我知道……但我忘了。"一阵停顿。"这张照片我什么时候可以拿到？"

法蒂玛回来了，摸着自己的肚子说，"是个女孩。我要生个女孩。"卢尔德斯解释说，法蒂玛的"脑子怀孕了"。

法蒂玛恼了，向德辛厚跑去，德辛厚正站在疗养院中心的空地。他们彼此拥抱——爱的一幕——当着一群在附近踢足球的男人的面，他们起哄并做出猥琐的评论。

我想，这是生活的基本。人们挑衅他人，开辟一个反驳的空间，把孤独的日常变得丰富，如我们所有人一样。这些都是人性分析的材料。

德辛厚想看托本给他们拍的照片。"是我。真的是我。"

389

除了社交生活和渴望的流通，疗养院里还有一种无处不在的寂静。几个男人蜷缩着，这里一个那里一个地躺着，像雕塑一般，就在天蓝色楼房的边上。

一个年轻的男人身穿黑衣，一动不动地站着。肩膀一高一低地斜着，脸面对着水泥地面。这个"疯男人"（他们这样叫他）的静止对外人来说肯定显得很高深。他像一只神秘的、巨大的鸟，只是不会飞走。对于任何想跟他接触的人，他都不做反应。这最接近难以解读的矿石状态了，我想。托本甚至都看不到这个男人的脸。

跟这个人类雕塑站在一起时，我们可以看到两个男人占据了疗养院垃圾区的一角。

路易斯·卡洛斯蜷缩在一个临时的药柜旁。他声音嘶哑，对我们说，"这些是我从垃圾堆里捡的药。过期了。没用了。我吃的是其他药。"

路易斯的身边是一个年轻的黑人男子，他说自己叫安达利厚（游荡者），他做了一个类似避难所的东西：面包糠、旧杂志，还有一把用树枝和纸板做的小提琴。

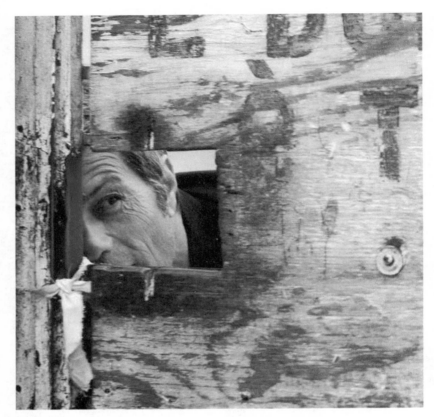

德辛厚，维塔，2011年

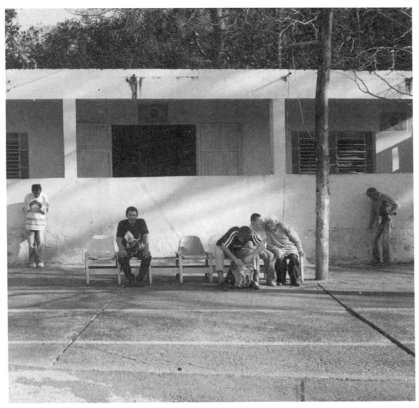

疗养院，维塔，2011年

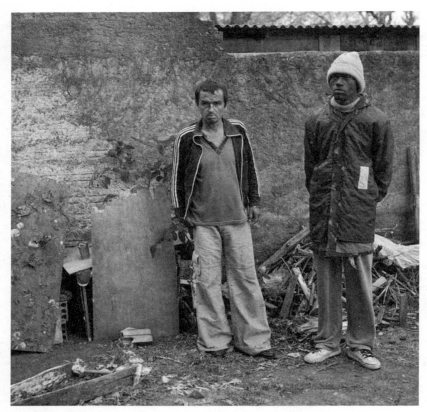

路易斯·卡洛斯和安达利厚，维塔，2011年

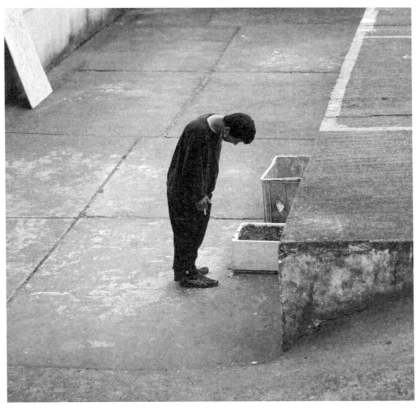

一个不知姓名的人，维塔，2011 年

"我收藏这些东西，并且保养它们。"

为什么要收藏这些东西？

"为了纪念。"

纪念什么？

"纪念我们之前的生活。"

现在呢？

"现在我得用自己的方式重做一切。把事物浓缩，这样可以自己把过去再活一遍。"

安达利厚抓起一本旧杂志，给托本看了一些照片。他嘴里涌出了这样一些话："我乘救护车来到这里。我父母没有钱，没有资金，所以他们把我扔在了这儿。我想他们已经死了。已经过去很长时间了。对我来说已经很久了。你现在看到的问题就是这样。"

我们默默无言，走回了疗养院的中心广场。

我想那是莉莉，我告诉托本：她是卡塔里娜的室友，你在2001年拍过她。

她的头剃光了，看上去比实际年龄更老，但是没错，那就是莉莉，她坐在一条板凳上，边上是一个体形魁梧的男人。

嗨，莉莉。

"嗨。"

你记得我吗？

"我不记得，先生。"

卡塔里娜在世时，我们聊过许多次天。当时我还没有戴眼镜。（我摘掉了眼镜。）

"啊……是，我现在记起来了，卡塔里娜的时代。"

这是托本，我的朋友。他也拍过你。你跟我们说过你的家庭。

"是你带我去银行取了那笔钱吗？"

不是，我说。很可能是维塔的哪个管理人员带她去取了补助金。

莉莉于是跟我们介绍佩德罗："我现在跟这个男人结婚了。有个伴儿蛮好的，但是他们不让我们睡在一起……"

莉莉补充说，她一直有"神经方面的病……记不清事情……我也记不起你"。

你吃药吗？

"吃。我吃红药丸，蓝药丸，还有小白药丸，每天都吃。"

托本说想给这对夫妇拍张照。

"但我没有钱付给你。"莉莉说，佩德罗笑了。

拍照片时，莉莉问我："你结婚了吗？"

结婚了。我妻子叫阿德里安娜。我有一个儿子，叫安德烈。

"我也有个儿子。在那。"她指着一个志愿者，那个志愿者正在扶一个老人上轮椅。

我试着把话题转向我所认为的真实情况上，问她：你想你儿子吗？

"现在他就住在附近，经常来看我。我儿媳也来，还带糖果来。"

我想起，莉莉总是说起去教堂，还会引用《圣经》里的段落。我问她，维塔现在还有没有礼拜活动？

"没了，他们现在不让我们去教堂……我以前去神召会，也去'神就是爱'教会。我都去。"

但你祈祷……

"是的，我祈祷。我感恩上帝，但我从没见过上帝。"

我有点摸不着头脑。

莉莉说的就是字面的意思："我只见过十字架上上帝的儿子。就在他们在医院给我的小册子上。"那家医院叫"我们一切恩宠的圣母"。

恢复了一点信任感之后，莉莉说起了在维塔的日常生活："我连自己来这儿多久都不知道了。生活有时好，有时坏。"她哀伤地说起自己所受的志愿者们的残忍对待，但是她的"儿子"是例外。

她说的是若热，疗养院的主要照护者，他加入了我们的谈话。他没有听到我们刚刚说的话，并向我们表明了对于这个被遗弃的人，这个虚拟的人物是多么真实："是我经常跟她开玩笑，**我告诉她我是她儿子**。"

于是，穿过卡塔里娜时期以及其后，维塔的书写还在持续。

人们持续主张着被否定的社会角色和关系，将他们自己依附在词语的

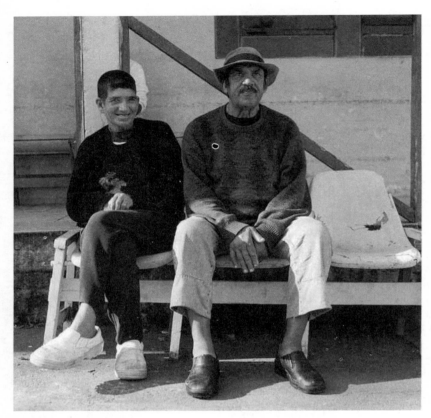

莉莉和佩德罗，维塔，2011年

可能性上去创造连接,这使他们至少能拥有最低限度的作为人的存在和价值。

　　相较于数据研究的主体和哲学中的人物,我们的民族志主体拥有一个未来——而我们也以一种出乎意料的方式成了这个未来的一部分。[4]回过维塔之后,托本和我见了劳拉·班纳赫·雅尔丁医生,同她讨论那些想通过打官司获得遗传病新疗法的病人的处境。就是她帮忙确诊了卡塔里娜的马查多-约瑟夫病,并在卡塔里娜去世前为她提供了照护。

　　我们那次见面的最后,雅尔丁医生提到,卡塔里娜的儿子安德森近期也来过她的诊所,被确诊得了跟他母亲一样的病。遗传科团队邀请他参与一种疗法的第一波临床试验,他们希望这种疗法能够减缓疾病的发展。

　　我们找到了安德森、他的妻子和他们的两个孩子,他们住在新汉堡最贫困的郊区,离我长大的地方并不远。很偶然地,这次与卡塔里娜的儿子见面时,正好是我受邀为《维塔》的新版写后记的时候。回到田野中,重新打开文本,人类学者一时间变得既苍老又年轻,掌握了一种潜力,以挣脱开民族志最初被构想、加工和阅读的狭隘框架。

　　与安德森和他的家人见面也让我了解了很多健康权利司法化的阴暗面。安德森无法在当地钢铁厂继续上班,他靠一份残疾人津贴勉强度日,获取资格每三个月便要更新一次。他的第一个孩子有严重的学习障碍。他们努力了整整一年,仍在等着预约到一位神经科医生。他的女儿很瘦小,显然营养不良;她有脐疝气,他们在帮她预约手术上也遇到了困难。

　　安德森和他的妻子生活在一种残酷的、凝固不变的贫困之中,他们似乎已经安于等待。他们的境况表明了巴西穷人在公共卫生方面更广泛的现实:除非他们能够让自己被人看到,要求获得属于他们的权利,让体制开始在意他们,否则他们就被任由在这样的境况中孤立无援地生活,最终死去。

　　尽管情况如此艰难,安德森偏僻的棚屋里也存在某种巴西消费社会的痕迹。孩子们坐在一张沙发上玩着电子游戏。安德森梦想着建一座带院子的房子,这样孩子们就可以在院子里玩耍,他还想办法弄到了一辆大众甲壳虫老爷车——尽管他没有驾照。我想,在他努力逃脱卡塔里娜的命运的时候,这些东西和渴望在帮他维持一种世俗心和价值感。

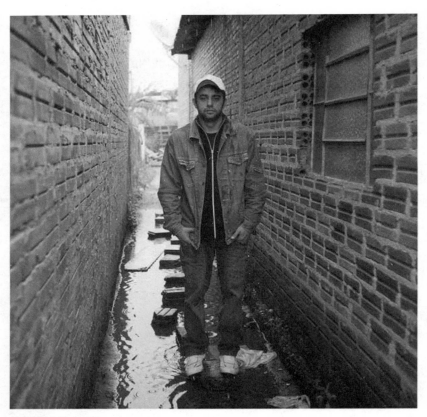

卡塔里娜的儿子，2011年

"向前看。"他说。

"所有事都有其故事"，吉尔·德勒兹在他有趣的文章《在电影里生出想法》（"Having an Idea in Cinema"，1998:15）中这样说。哲学家用概念讲故事。电影人用许多的动作与时间的持续讲故事。而人类学者，我会说，他是用人类变化的例子讲故事：人们学习活着，活下去，不是学习接受死亡，而是以一切可能的形式抵抗死亡。我们的人物是那些原本可能被遗忘的人，而他们想要被呈现出来，成为母体（matrix）的一部分，有其他人倾听，考虑和彻底思考他们的痛楚。

凭着经验的提灯，我们可以捕捉这种持续性的（既在抗争，又有创造力）的对话的基础，即生的可塑性和死的可塑性之间的对话。我说在抗争，是因为，人们奋力解决时间和意义的问题，想在面对不可能之选择时发现一种停滞状态；而我说创造力，是在渴望和尝试这一意义上，他们排除种种阻碍，找寻其他的出路。

在事件的进程和人生故事中，在个体和社群卷入匮乏、科学和新的公共-私人倡议后发生的起落中，民族志学者可以理解更大的在瓦解中或形成中的体系，参与到原始的、被默认的当地知识中——它们一般伴随着这样或那样的治理方式或完全不作为而出现。为了使这些人口众多的领域为公众所知——他们总是处在消失于公众视野的边缘——我们仍需考虑让更大的结构和制度设计变得清晰可见，让其真正的影响为人所了解。[5]

而说到底，是我们那些民族志的对象，通过并超越了与我们的关系，成为人类学思想真正的创造源泉。关键是不能将我们在田野中的对话者移进我们自己——或者欧洲白人男性哲学家——的认识论权力等级中，而是要支持一种智力的平等，寻找一种新的公共和学术方式来驾驭在田野中被激活的创造性的概念和关系架构。

人类学的证据的力量和理论贡献都可能与我们如何为人们的生存技艺赋予形式有密切的联系。我们必须着眼于人们的挣扎，以及他们对自己和其他人的愿景——他们的生命故事——是如何在主流理论和介入手段中创造孔洞，并释放出一种重要的多元性的：在运动中的、暧昧不明的、矛盾的、不可用单一叙事化约的，它投射进未来，因为认可而改变，因此正是创造替代性世界的结构。这就是生活经验的内在性，它总是包含升华与创造的形式，无论这种经验是多么边缘或隐蔽。这些冲动力量，不比束缚它们的制度力量拥有更多人性，也不比制度力量缺乏人性，它们需要社会认可和关怀去延续并获取政治价值。

微小的动作，关怀的岛屿，孤立的瞬间，以及生命与希望以某种方式在其中延续的等待的时刻，它们不是民族志记录的注脚，而恰是道德想象和替代性的政治可能形成的地方。我们需要寻找创新的方式，不让民族志在我们对现实性的叙述中死亡。人类学的冒险不断地让自身适应生命与世界的现实，因此有了艺术的潜力：唤起被忽视的人类能力，扩张理解和想象的限度——一种包括我们自己的、尚未到来的人类。

纪念卡塔里娜

2013年版致谢

　　我想向《维塔》的读者表达我的感谢：他们创造了与卡塔里娜和她的故事接近的区域（zones of proximity），通过阅读和讨论使这本书和它在世界上的位置重获新生，以及一种潜力和可能性。能够在与托本·埃斯科罗德、斯蒂芬·格林布拉特、迈克尔·D. 杰克逊、迪迪埃·法桑（Didier Fassin）、迈克尔·M. J. 费希尔和若昂·莫雷拉·萨列斯（João Moreira Salles）的对话中思考和写作对我来说是莫大的荣幸，感谢他们参与了本项目和其他项目。我也要感谢彼得·洛克（Peter Locke）、埃米·莫兰-托马斯（Amy Moran-Thomas）、拉玛·麦凯（Ramah McKay）和劳拉·班纳赫·雅尔丁深刻的洞见和他们给予我的帮助。斯坦·霍维兹（Stan Holwitz）和马尔科姆·里德（Malcolm Reed）是《维塔》的热心支持者，我特别感谢他们的编辑建议。我还要感谢杰茜卡·莫尔（Jessica Moll）、桑迪·德洛克（Sandy Drooker）和朱丽安娜·弗罗哥特（Juliana Froggatt）优秀的工作。阿德里安娜·佩特里纳（Adriana Petryna）和安德烈·比尔（Andre Biehl）：为了一切，再一次感谢你们。

普林斯顿，2013 年 6 月

致谢

399 　　我想对维塔的人们表达我最深的感谢，他们允许我长时间地跟他们待在一起，并为这本书的创作提供了宝贵的帮助。我对卡塔里娜的感激是不可衡量的。我多么希望卡塔里娜能够读一读我们共同工作的成果，看到她自己在书页中浮现出来，寻到另一种结局。当我想到她的去世，我时常会想起我如今快要三岁的儿子安德烈说的话，当时我们在看一幅色彩鲜艳的油画，《文森特的房间》(1889)——空的床和椅子，各种画和衣服挂在墙上，一面镜子，炊具在窗边，窗子朝内开着。安德烈突然问："凡·高去哪儿了？"我妻子阿德里安娜和我吃了一惊，我们转而把问题抛还给安德烈："凡·高去哪里了呢？"然后他找到了一种特别棒的方式来表达让人事物延续下去的能力（至少我们是这么解读他的话的）："这儿。"安德烈说，脸上微笑着，指指他自己，又指指面对着艺术作品的我们。我希望这本书给了卡塔里娜的生命以公正。

　　在维塔的居住者中，我还特别要感谢伊拉奇、因迪亚、莉莉、奥斯马尔、萨萨，他们分享了自己的故事和对其他可能性的希冀。他们和卡塔里娜都希望以真实姓名出现在这本书中，我尊重了他们的选择。为了保护隐私和机密信息，其他被调查者的姓名和机构的名称都是化名（除有其他需求外）。我感谢维塔的管理者和志愿者允许我记录他们在这个机构中的工作和日常生活，也感谢他们与我所做的重要的对话。能够感谢那位被我称为奥

400 斯卡的志愿者的帮助，是我的莫大荣幸。他在一开始便慷慨地参与了这项研究，我很珍惜他的洞察力和善良。

　　在维塔之外，我要感谢许多人——卡塔里娜的家人和朋友，他们打开家门欢迎我，与我分享他们的回忆和想法。各个州、市机构的健康专家和人权活动者们帮助我理解维塔在更广的政治、医疗和社会领域中交叠复杂的结构，这些非常宝贵。几家收治过卡塔里娜的医疗机构的工作人员为我

的档案研究提供了方便，塞戴尔实验室（Laboratórios Serdil）提供了技术支持。和新汉堡的心理卫生院的健康专业人员待在一起并向他们请教，给我带来许多快乐，我深深地敬佩他们的社会意识和工作。在许多帮助这项研究成形的健康专业人员、社会科学家和活动家中，我要特别提到两位：路易斯·吉列尔梅·施特雷布医生和劳拉·班纳赫·雅尔丁医生。他们都在研究的过程和对卡塔里娜的照顾上发挥了重要的作用，我很荣幸地受惠于他们的智慧与这份友谊。

我在巴西南方的大家族在我的田野研究和写作中提供了支持。我要特别感谢我的母亲诺埃米·基施纳·比尔（Noemia Kirschner Biehl），感谢她善良的帮助，也感谢她和我已故的父亲费尔南多·奥斯卡·比尔（Fernando Oscar Biehl）所支持的价值与情感。我的兄弟福斯托·恩里克·比尔（Fausto Henrique Biehl）和我的姐妹阿里德·玛丽娜·比尔·菲拉斯（Alide Marina Biehl Ferraes）以及他们的家人，还有鲁本·基施纳（Ruben Kirschner）、马加里达·阿伦（Margarida Arend）、雷吉娜·戴因（Regina Dhein）和他们的家人，以及佩特里纳家族，我对他们都抱有无尽的感激。

能与才华横溢的艺术家、我的朋友托本·埃斯科罗德一起完成这个项目是我的幸运，我永远感谢他在这本书上投入的时间和创造。

尊敬的各位老师为这本书提供了极为重要的启发。我深深地感谢保罗·拉比诺，感谢他的敏锐和建议，也感谢他自一开始便参与了这项研究。南希·舍佩尔-休斯的著作也是我灵感的重大来源，我对她和保罗·拉比诺都怀有莫大的感激，因为他们帮助我找到了在人类学上的目标。我还要感谢凯博文和拜伦·古德的指导，感谢他们的洞见，也感谢他们在这个项目的田野阶段和写作阶段都参与其中。微依那·达斯和迈克尔·M. J. 费希尔的著作也对我有极大的影响，我感谢他们参与这一研究时的严谨和慷慨。劳伦斯·科恩和斯特凡尼娅·潘多尔福（Stefania Pandolfo）的思想也帮助形塑了这一调查，谢谢他们。罗伯特·金博尔（Robert Kimball）的指导与友谊也必不可少，他频繁地帮我阅读手稿，总能给我颇具启发性的评论，始终支持着我，我由衷感激。

我的工作和生活因为普林斯顿大学人类学系的欢乐氛围和智识激励而

得到了极大的丰富。感谢我的同事对我的支持和在讨论阶段提供的重要评论，他们是：詹姆斯·布恩(James Boon)、约翰·博恩曼(John Borneman)、伊莎贝尔·克拉克-德赛斯(Isabelle Clark-Deces)、希尔德雷德·格尔茨(Hildred Geertz)、卡罗尔·格林豪斯(Carol Greenhouse)、阿卜杜拉·罕默迪(Abdellah Hammoudi)、雷娜·莱德曼(Rena Lederman)、艾伦·曼(Alan Mann)、加纳纳斯·奥贝塞克尔(Gananath Obeyesekere)、冉基尼·奥贝塞克尔(Ranjini Obeyesekere)、劳伦斯·罗森(Lawrence Rosen)和卡罗琳·劳斯(Carolyn Rouse)。我们的负责人卡罗尔·桑卡(Carol Zanca)提供了可敬的智慧和照顾；并且我想感谢莫林仪(Mo Lin Yee，音译)和加布里埃拉·德里诺凡(Gabriela Drinovan)的善意和帮助。

过去几年与我那些优秀的研究生一起工作，我感到特别开心。有几位学生的帮助尤其重要，他们是：利奥·C. 科尔曼(Leo C. Coleman)、亚历山大·埃德蒙兹(Alexander Edmonds)、克里斯托弗·加尔斯(Christopher Garces)、威廉·加里奥特(William Garriott)、迈克尔·奥尔达尼(Michael Oldani)、尤金·拉凯尔(Eugene Raikhel)、简·惠特马什(Jan Whitmarsh)和杰茜卡·祖霍斯基(Jessica Zuchowski)。谢谢你们。我的医疗人类学课上的本科生参与处理了这本书的材料，非常耐心细致，他们也帮助我找到了一种讲故事的方式。我尤其要感谢马修·戈尔德贝里(Matthew Goldberg)、安·克利(Ann Kelly)、史蒂文·波特(Steven Porter)和埃米·萨尔茨曼(Amy Saltzman)。

哈佛大学社会医学与人类学系的国家心理卫生研究所提供的博士后研究基金使我在1999年和2000年的工作得以进行。民族志研究和摄影工作因为(哈佛人类学系的)克莱顿基金(Crichton Fund)，以及普林斯顿大学人文与社会科学研究委员会和拉丁美洲研究项目而得以成为可能。2002/2003年作为高等研究院的成员对于我完成这项工作非常宝贵，我想感谢社会科学院的教员、同事和工作人员。托本·埃斯科罗德得到了埃尔娜·哈塞尔布拉德和维克托·哈塞尔布拉德基金(Erna and Victor Hasselblad Foundation)所慷慨支持的用于摄影的研究资金。

当我发表阶段性成果时，我从如下机构开展的讨论和论证中获益良多：哈佛大学社会医学系，麻省理工学院科学、技术与社会项目，芝加哥大学人类学系，巴黎社会科学高等研究院，哈弗福德学院，约翰·霍普金斯大学人类学系和女性、性别与性研究项目，以及美国人类学协会年度会议的研讨会。多年来，有许多学者参与了这项研究，我被他们的智识高度和慷慨所打动，他们是：杰里米·阿德尔曼（Jeremy Adelman）、阿比盖尔·班-兰斯（Abigail Bairn-Lance）、阿里亚纳·布鲁修斯（Ariane Brusius）、罗伯特·德斯贾莱斯、约瑟夫·杜密特（Joseph Dumit）、迪迪埃·法桑、罗布松·弗雷塔斯（Robson Freitas）、玛丽-乔·德尔韦基奥·古德（Mary-Jo Delvecchio Good）、斯蒂芬·格林布拉特、克拉拉·韩（Clara Han）、阿尔伯特·O.赫希曼（Albert O. Hirschman）、萨拉·赫希曼（Sarah Hirschman）、彼得·T.约翰逊（Peter T. Johnson）、法比奥·莫赖斯、西尔维娅·纳萨尔（Sylvia Nassar）、若昂·吉尔贝托·诺尔（João Gilberto Noll）、托尔·G. H.奥斯滕（Tor G. H. Onsten）、克里斯蒂娜·帕克森（Christina Paxson）、考希克·桑德·拉冉（Kaushik Sunder Rajan）、阿梅莉·O.罗蒂（Amelie O. Rorty）、克劳德·罗森塔尔（Claude Rosental）、阿斯利汗·桑那尔（Aslihan Sanal）、丹尼丝·萨珀（Denise Saper）、露西亚·塞拉诺（Lucia Serrano）、伯顿·辛格（Burton Singer）、布里古帕提·塞（Bhrigupati Singh）、迈尔克·沃尔泽（Michael Walzer）、苏珊·威尔金森（Susann Wilkinson）和热尔松·温克勒。

第一部分的几节曾出现于2001年的一篇文章中，刊发于《社会文本》（*Social Text*）[19 (3): 131—149]；其他几章的部分文字曾出现于2004年的《美国民族学家》（*American Ethnologist*)[31(4):475—496]。感谢阿尔温德·拉加格帕（Arvind Rajagopal）和弗吉尼亚·多明格斯（Virginia Dominguez）的编辑意见，感谢这两份期刊的读者提供的建议，也感谢琳达·福曼（Linda Forman）。哈珀科林斯（HarperCollins）授权使用了切斯瓦夫·米沃什的诗歌《这》（reprinted from Milosz's *New and Collected Poems, 1931-2001* [New York: Ecco, 2001], 663）。

我非常幸运能够与加州大学出版社的斯坦·霍维兹（Stan Holwitz）一起工作，我感谢他的信任、鼓励和在每个阶段的编辑建议。我还要感谢出版社的评论员，感谢他们的评论和建议，感谢玛丽·塞弗伦斯（Mary Severance)、玛丽·雷诺(Mary Renaud)、兰迪·纽曼(Randy Neuman)、希拉里·汉森(Hillary Hansen)和诺拉·伯格(Nola Burger)的优秀工作。

我向阿德里安娜·佩特里纳和我们的儿子安德烈·比尔献上无尽的感激与爱。阿德里安娜的才华与关怀对这本书的创作至为重要;而安德烈,我须感谢他为我们开启的种种可能。

2004 年 12 月,于普林斯顿

注释

[1]据估计，5000万巴西人每天收入低于1美元。关于巴西之不平等的官方数据，见网站 www.ibge.gov.br。关于巴西城市贫困的整体叙述，见 Ferreira 和 Barros(1999)。

[2]见马塞尔·莫斯对"总体事实"(1979:53)研究的呼吁，该研究将社会和精神器质性(psycho-organic)的复杂的相互作用置于一个特定的环境下，并研究这种相互作用是如何产生道德的。又见 Michel de Certeau 关于日常实践的著作——它们的过程、模糊性和创造性(1988)。

又见凯博文的泰纳讲座(1999)和他对于"地方道德世界"的人类学讨论。

[3]构建于单一主体的人生经历上的著名的民族志包括 Shostak(1981)的著作、Behar(1993)的著作，以及 Crapanzano(1980)以心理分析手法描绘的图哈米(Tuhami)的肖像。关于对生命历史作为一种文体的讨论，见 Fischer(1991)；Bourgois(1995)；Panourgiá(1995)；Pandolfo(1997)。又见 Desjarlais 近期关于"感官传记"的书(2003)。

关于"在家乡"做人类学的讨论，见 Peirano(1998)；Das(1996)。

[4]根据南希·舍佩尔-休斯，民族志所面临的挑战即是辨识出"在根基上制造疾病与死亡的政治经济秩序"，倾听、收集、记录"那些被国家认为不值得计入的"生命的历史(1992:30)。

[5]微依那·达斯提出"对维特根斯坦来说，哲学的问题一开始的感觉是迷失，是陷于不熟悉的境地，但哲学的答案具有找到归途的性质"(1998:171)。

[6]如乔治·马库斯(George Marcus)指出的，"生命历史通过一连串被叙述的个人经历揭示了种种并置的社会环境，而这些个人经历很可能在这种对过程的结构研究中被遮蔽"(1998:94)。跟随着生命历史的情节，可以帮助一个人辨认出地方经验的多样特性，这样便可捕捉到当地的一些密度。见 Devereux 关于主体间性(intersubjectivity)和社会科学的方法的讨论(1967)。

[7]基于民族志领域的、借用了仪式与宗教理论的关于自我与经验的论述，可见于 Hammoudi(1993)；Csordas(1994,2002)；Nabokov(2000)。Ochs 和 Capps(1996)在广阔的文献领域中回顾了将自我的概念连接到叙事的实践；Desjarlais(1994)和 Chatterji(1998)则讨论了这样的概念在解释精神疾病患者的生命和语言时能走多远。见 Appadurai(1996)关于媒体、移居、自我塑形的讨论。关于记忆在后殖民语境中的实践的讨论，见

Pandolfo (1997) 和 Cole (2001)。对"现代自我"有影响力的叙述可见于 Taylor (1989)，然而，受福柯启发的对这一历史的再阐释可见于 Rose (1998)。两份近年的民族志学论文集 (Greenhouse, Mertz, and Warren 2002; Holland and Lave 2001) 着眼于当代状况，在危机和社会剧变语境下检视了自我观和身份认同。Loïc Wacquant (2004) 就身体作为认知的工具和载体做了详细阐述。

[8] 论述殖民主义与其余波的著作太多，一条注释不足以涵盖；关于人类学与历史的边界的重要分析包括 Comaroffs (1991,1997) 和 Stoler (2002) 的著作；又见 Axel (2002) 主编的书 *From the Margins: Historical Anthropology and Its Futures*。由 Guha (1997) 所编的一份读物是对底层研究的有用导读。见 Bhabha (1994) 关于法农和后殖民特权的论述。

[9] 1924 年，弗洛伊德写了一篇短论文，他在文中称，精神病的发作是自我与环境的关系发生矛盾的结果——对现实的丧失和替换都是关键。精神病的两个步骤是可辨别的，他提出：第一步是将自我从现实中撕裂出来，"因愿望的现实而严重受挫，这一挫折似乎太不可承受，因而没有被完全认识到"；第二步是试图弥补现实中的丧失，"以一种权威的姿态创造一个新现实，这里不再对那些被放弃的现实中同样出现的反对意见开放"(1959b：279)。弗洛伊德声称，精神病患者幻想中的世界是在无意识情况下由冲动的形式构建出来的，并力图以此代替外部现实。

在这一解释中，如此之现实未受质疑。而这正是关于弗洛伊德对精神病的解释，我主要不能同意的地方：他以不加批判的态度接受了被视为现实的这些事物。如果将这种批判的缺失与公民弗洛伊德在战时发展出的深刻思想——想象一个"变得陌生的世界"——相比较你将感到非常震惊。放弃对现实可塑性的批判——包括制度和真实的结构，以及与之相伴随的精神修缮——是弗洛伊德在为自己的理念与技术（主要是针对神经症治疗的）争取科学界地位时付出的代价吗？

哲学家吉尔·德勒兹和菲利克斯·加塔利亦如此认为，并且，他们更为针对弗洛伊德个人："精神分裂症患者怎么可能被视作孤僻无用之人，被分离于现实、隔绝于生活？……弗洛伊德不喜欢精神分裂症患者。他不喜欢他们对俄狄浦斯套路的抵抗，并差不多把他们当成动物一样治疗。他说，他们会弄错事物对应的称谓。他们是淡漠的、自恋的、隔绝于现实的，并且完全无法实现移情；他们像哲学家——'一种不良的相像'。"(1983:17,23) 确实，弗洛伊德在他的论文《神经症与精神病中现实的丧失》("The Loss of Reality in Neurosis and Psychosis") 的结尾处将精神病交给了未来的心灵科学家："阐明各种各样的精神病的机制……是给一门特别的精神病学的任务，而如今这门学科还未有人从事。"(1959b:280)

见 Ruth Benedict 关于人类学与反常的讨论 (1959)。

[10] 见 Felman (1987:156)。

[11] 在早期的以"家庭复合体"（*The Family Complexes*, 1989a）为题的临床专著中，拉康详细阐述了个体主体性是如何被社会结构塑造的。又见拉康（1979）。详细的对拉康与福柯著作中的真相制造、主体性和伦理的讨论，见 Biehl（2001a,1999a）。

[12] 哲学家伊恩·哈金（Ian Hacking）追随福柯的观点，认为，主体是在知识与权力的机制，以及它们纠结其中的伦理范式（这一范式促成了个体经验的可能性）当中被建立起来的。哈金辨识出了中介"塑形人类"之过程的科学与技术的动力学（1990:3；1999）。哈金注意到，分类和统计学计数导致了新的分层，其间人们必须思考自己，以及自己可采取的行动（1990:194）。由于不同阶层的人有各自的在常态化的世界里生活的方式，这一过程对我们如何感知他人，如何思考自身可能性与潜力也有影响（1990:6）。又见哈金关于"暂时性心理疾病"的研究（1998），以及 Rose 2001。

[13] 关于精神分裂的人类学研究，见 Corin（1998）；Corin and Lauzon（1992）；Corin, Thara, and Padmavati（2003）；Jenkins（1991）；Jenkins and Barrett（2003）。比如，Ellen Corin 详细阐述了精神病人如何通过从现实中"积极撤出"重建了文化和社会框架。

[14] 非英文文献和资料，若非特别注明，均由作者自己翻译。

[15] 在《魔山》中，托马斯·曼（Thomas Mann, 1996:31）写道："如果时代对人们有意识或无意识地提出的问题（在一定程度上，这些问题是人们费尽心机在最终的、超乎个人之上的绝对意义上提出的）报以哑然的沉默，那么对一个较为正直的人来说，几乎不可避免地会使他趋于消极而无所作为，开始时只表现在他的精神上和道德上，后来就一直扩展到他的生理和机体部分。"（本段译文引用上海译文出版社 2019 年版钱鸿嘉译《魔山》，为确保行文流畅，有改动。——译者注）

[16] 关于对费尔南多·恩里克·卡多佐政府的整体性叙述，见 Lamounier 和 Figue-iredo（2002）。

[17] 20 世纪 90 年代初，人类学家开始跟进了解生物科学知识的新成果，以及生物技术的发展，探讨它们的应用，以及它们与诸种新旧权力关系形式和道德模式的相互作用（Rabinow 1999; Rapp 1999; Strathern 1992）。例如，保罗·拉比诺（Paul Rabinow, 1996a）提到传统社会领域的消亡，以及围绕着真正改造生活的技术可能性出现的新形式的认同和道德思考［他称之为"生物社会性"（biosociality）］。众多人类学家的近年的作品，包括 Veena Das (1997, 1999)，Arthur Kleinman (1999)，Allan Young (1995)，Nancy Scheper-Hughes (2000)，Margaret Lock (2002)，Lawrence Cohen (1998) 和 Adriana Petryna (2002) 等，都表明医疗和技术介入是如何影响了——有时是好影响，有时是坏影响——病因、体验和疾病的过程。有些疾病（耐药性结核病和艾滋病）的出现和分布，也与贫困，以及社会和技术不平等有紧密的关系。它们是"权力的病症"（Farmer 2002），由

生物、社会、技术和政治-经济机制共同造成。具体的生物学现象因此与作为更大语境的一部分的环境条件相互交错。个体生命的可能性正是在这种复杂的网络中形成。

[18] 见 Luiz Fernando Dias Duarte 关于巴西城市贫困人群中的神经紧张的研究，以及他关于身体-道德过程的讨论。又见南希·舍佩尔-休斯关于20世纪70年代爱尔兰乡村地区变化的家庭经济对于家庭和精神疾病的影响（2001），以及 Scheper-Hughes 和 Lock（1987）关于"心灵的身体"的研究。

如果想整体了解关于巴西的身体、健康和医药方面的人类学工作，见 Leibing 所编的书（1997，2003）。

[19] 关于对"社会苦难"概念的跨学科、多语境的阐述，参见以下三个文集中的文章：Kleinman, Das, and Lock（1997）；Das et al.（2000）；Das et al.（2001）。另见 Bourdieu et al.（1999）编辑的关于社会苦难的书籍，以及 Herzfeld 对苦难人类学的批评（2001）。

[20] 关于动物的象征意义，见 Geertz 关于巴厘人斗鸡的文章（1973）。Singer（1975）关注动物和伦理。关于在科学中人与动物之界限的历史上和当代的讨论，见 Haraway（1989）；Daston and Park（1998）；Creager and Jordan（2002）。吉奥乔·阿甘本（Giorgio Agamben）也探索过人与动物的关系（2004）。

[21] 关于人权和暴力的人类学，见 Jelin（1994）；Wilson（2000）；Scheper-Hughes and Bourgois（2004）。又见 Lyotard（1991）关于"非人"（the inhuman）的论述。

[22] 见 Donzelot（1980）关于家庭作为政府工具与目标的论述。关于更晚近的家庭与亲属关系的转变，以及对其阐释的演变，见 Franklin 和 McKinnon（2001）编的一系列文章；又见 Finkler（2001）。关于家庭经济和"现代主体性"（modern subjectivity），见 Collier（1997）和 Ortner（2003）；关于亲属关系与关怀的政治，见 Borneman（2001）。朱迪斯·巴特勒在她的《安提戈涅的诉求》（Antigone's Claim, 2002）中以哲学模式处理了亲属与归属的问题，而 Strong（2002）从亲属关系研究的人类学传统角度解读过巴特勒。

[23] 埃斯科罗德（1997,2001）参与了一个艺术家团体（Struth 1994; Ruff 2001; Dijkstra 2001），他们抛开了更近代的只简单解构肖像的摄影趋向（例如，Sherman 1997），并挑战"恢复我们对实体的情感"（Richard Sennett, quoted in Struth 1994:91）。

[24] 关于本雅明和摄影，见 Sontag（1977）；Cadava（1997）。

[25] 关于20世纪30年代以来的巴西福利政策的评述可见 Oliveira 和 Teixeira（1986）。关于对巴西政府制定的当下社会政策的批评性评述，可见 Laurell（1995）；Fiori（2001）；Lamounier and Figueiredo（2002）。见 Hoffman 和 Centeno（2003）关于拉丁美洲持久的社会不公的论述。

[26] 关于其他拉丁美洲国家同一时期的发展，可见 Paley（2001）；Alvarez, Dagnino, and Escobar（1998）。Edelman（2001）评述了关于社会运动的更广泛的人类学著作。

[27] 见米歇尔·福柯在 1974—1975 年关于"反常"（abnormal）的法兰西学院讲座（2003）。关于对反精神病学的辩论和运动的整体论述，见 Laing（1967）；Scheper-Hughes 和 Lovell（1987）。关于对美国和西欧精神病学的解释，见 Goffman（1961）；Lunbeck（1994）；Luhrman（2000）；Rose（1998,2001）。见 Sue E. Estroff 极具影响力的民族志，*Making it crazy*（1985）。Freire Costa（1976）做过关于巴西精神病学的解释。关于精神疾病和精神药物的新分类以及它们的临床和社会蕴涵，见 Young（1995）；Healy（1999）。关于成像技术和人观的新形式，见 Dumit（2004）。

[28] 在《人的境况》中，汉娜·阿伦特提出，在当代世界，政治行为已经被一种对控制自然生命的主要关注所取代。技艺人（homo faber）已经让位给了劳动人（homo laborans），这是一种攸关生理存在和大众消费的存在。这发生于基督教社会的框架内：关于生命之神圣性的基本信念留存下来，并因为科学和技术产生变形。"唯一有可能不朽的——像远古时代的国家（body politic）一样不朽，像中世纪的个人生活一样不朽——即是生命本身，也就是或许能够成为永恒的人类物种的生命过程。"（1958:321）

这些观点成了米歇尔·福柯的生命政治（biopolitics）概念，这些概念能够帮助我们思考自然生命是如何被当作现代政治的目标的："如果主权国家的旧有权利包括杀戮或使人活，那么其新的权利就包括制造生与使人死……新权利并不取消前者，但会渗透它，越过它，改变它。"（1992:172）生命政治政权不关注限制与身体规训（Foucault 1979），它将人口的概念作为生物问题解决，并将处理作为物种之一部分的人类的问题，当作对死亡率的抗争和对随之而来的生产率的追求。"现代人就是一种动物，它的政治将其存在变为一种有疑义的生物。"（1980a：143）

但生命权力无法涵盖所有的生命调用，并且，用阿伦特的话说，"这里包含了程度惊人的人类经验的佚失"（1958:321）。人类学研究表明了生命政治操作的多样与不均（Petryna 2001; Rabinow 1999; Rapp 1999）。生物境况的政府化必须借由死亡的经验在一个统一体中被理解（Biehl 1999b,2004;Cohen 2002;Fassin 2001;Scheper-Hughes 2000）。见微依那·达斯和德博拉·普尔（Deborah Poole）关于在国家边缘的生命政治的比较讨论："边缘的不确定性不仅给抵抗提供了空间，而且更重要的是，它可以促成某些应对策略，使国家相对公民主体沦为某种边缘。"（2004:30）又见 Rose（1996）关于重塑新自由主义治理形式的论述。

[29] 见 Biehl（2004）。在记录于乌克兰政治与经济过渡期当中申明自己"切尔诺贝利受害者"身份的人们所经历的苦难时，Adriana Petryna（2002）创造了"生物公民权"（biological citizenship）这个词。

[30] 继阿伦特与福柯之后，哲学家吉奥乔·阿甘本认为，西方民主国家主权权力的根本要素"不是简单的自然生命，而是暴露在死亡下的生命"（1998:24）。"禁止本质上是

把某样东西交付于它自身的权力，亦即保持它自己同被预设为毫无关系的某样东西的关系的权力。已被禁止的东西，被交付到它自身的分隔性上，并同时被交付给那个弃置它的人——这些东西同时被排除和被纳入，同时被移除和被捕获。"（109—110）（本段译文来自中央编译出版社 2016 年版吴冠军译《神圣人：至高权力与赤裸生命》。——译者注）

关于奴隶制与社会性死亡，见 Patterson（1982）；关于殖民主义与死亡的政治，见 Taussig（1986）；关于"死亡政治"（necropolitics），见 Mbembe（2003）。关于政治暴力与记忆，见 Klima（2002）。

[31] 微依那·达斯和雷努·阿德拉卡（Renu Addlakha）认为，家庭"一旦丧失了其传统上的对于私人领域的标准，就会成为一个行使一种不同的公民权的地方——这种公民权并非基于相联系的社区的形成，而是基于通过发声建立起的公众概念。于是，我们提出的家庭的领域，总是处在转向政治化的边缘"（2001:512）。

见 Carol Greenhouse 关于"经验主义的公民权"的讨论（2002）和 Aihwa Ong 对"文化公民权"的讨论（1996）。

[32] Lawrence Cohen（2002；又见 Cohen 1999）谈论过"生物可利用性"（bioavailability）现象：某些身体（多数是穷人与女性）被诸如器官移植等程序利用，这样便可延长他人的生命。这样的身体市场成为可能，不仅是因为新技术，而且是因为技术与新的政治-经济和社会现实相交汇，缔造了新的道德。

[33] 见汉娜·阿伦特在她的《精神生活》（The Life of the Mind，1978）中所做的关于思想与伦理的讨论。

[34] 见拉康对精神病的语言治疗（1993a）；也见 Pandolfo（1997）。关于梦境与其影响的讨论，见 Rivers（1922，1923）。

[35] 见阿甘本关于集中营经历中的"主体化与去主体化"的反思（1999）。在我跟维塔中的人一起工作过程中，我发现他们并没有完全被剥夺主体回应的能力，我开始将他们复杂的主体性视作阿甘本在试图阐述当代伦理时所说的"哲学人物"（philosophical figures）["homo sacer"（1998），"Muselmann"（1999）]的民族志学替代。又见 Caruth（1996）。

[36] 根据微依那·达斯（2004:25），心理疾病必须在人们"拒绝接受标准常态"的语境下理解："我提出一个观点：疾病发生于关系网络中，发生于体制的活动中，而其病状是极力想要找到一个重建新标准的环境。"

关于"患身心疾病的人"（psychosomatic），见 Kleinman 和 Becker（1998）；Wilson（2004）。也见 Lutz（1985）。

[37] 微依那·达斯和兰能德拉·达斯（Ranendra Das）在德里的几个贫困街区对疾病控制做纵向的研究，他们发现，那里的人们一般将疾病概念化为"关系试验场"和"生命

试验"。个体在"当地照护生态"中对健康的磋商重塑了疾病分类、亲属结构，以及社会包容与排斥的模式（Das and Das forthcoming）。

［38］直到1992年，该州的精神病治疗改革法通过后，接收病人时才要求病人签署同意书。在极端案例中，医生不得不自己写信给公共部要求办理住院。

［39］见Goldberg（1994:51）："这样一种情境构建了一种所有人都面临的个人化的模式。对外界观察者来说，所有病人有着同样的脸（表情含糊而茫然）、同样的行为方式和同样的疾病。我们问，假如并没有这样一种由机构自己发明出来的、遮蔽了每个病人丰富表情的调节性的疾病呢？"

［40］接下来对国家和区域精神病改革努力的描述来自Moraes（2000）。

［41］Diorio Ojicial/RS（南里奥格兰德州），1992:1。

［42］见Lawrence Cohen关于神经精神病学诊断如何在印度家庭中充当了一种关于人的新技术的讨论（1998）。

［43］见Pitta in Goldberg（1994:155）。总体而言，社会心理关注中心的服务有其潜在的工作原理：生物医疗权威的弱化；照护的目标从对身体的控制变为对时间性和主体性的控制；疾病和劳工体制的联系；精神病的去污名化和尊重差异的观念的养成；亲属关系的重塑；"生命可能性"这一概念的发明。

［44］关于巴西精神病医院中的暴力死亡，见 *A instituifiio sillistra*（Vinicius 2001）。

［45］目前，巴西是世界上八个最大的药品市场之一（Bermudez 1992, 1995）。1998年，这个国家大约有15000种药物在售，销售额达到111亿美元（Luiza 1999; Cosendey et al.2000）。又见Ministerio da Saude（1997, 1999）；Yunes（1999）。

关于药学和药学实践的人类学综合叙述，见Geest, Whyte, and Hardon（1996）；Nichter and Vuckovic（1994）。又见Ferguson（1981）关于药品医学和医疗化的观点。关于巴西药品社会生活，见Leibing（2003）；Ferreira（2003）。

［46］伊恩·哈金（Ian Hacking）取了弗莱克"论证风格"（styles of reasoning）的概念，用于自己关于"创造人类"的著作中（1999）。又见Young（1995）。

［47］如Charles Melman所说："除了人习惯于听到的那些东西，一个人是不会听他人说什么的。"（1991:62）

［48］见拉比诺（1996a）关于决定性的概念的讨论。

［49］心理卫生院现在位于新汉堡市中心。卡塔里娜曾在位于新帕特里夏街（Pátria Nova Street）的旧总部治疗过，这栋楼在1996年被封了，此前曾发生过两场火灾和一场水灾（Moraes 2000）。

［50］关于"战争机器"，见德勒兹和加塔利（1989）。

［51］在一篇1875年的报道中，农商部称赞圣莱奥波尔多为典范式的定居点，如果

国家想推动经济与社会现代化，其他所有地方都应该模仿它："德国人在为帝国工作……巴西人民必定会因为新的欧洲血液、智力和进步的狂热而进一步受到启蒙……随着奴隶制的终结和自由劳动力的不断出生，一场有益的道德革命正在这个国家形成。在当前这个伟大的实验室……国家强大的手必须继续挥舞。"（Souza 1875:420）对德国来说，他们在领土的殖民兼并上成效寥寥，19世纪在南美和非洲的殖民地成了一个不同文化和经济帝国主义的试验场（Frobel 1858; Williams 1989; Fabian 2000）。通过在某种程度上独立于地主国的孤立飞地培养德国人社区，德国开辟了专门的地点，既可以从这些地方进口原材料和食品，也可以在那里创造出口消费品、技术和进行其他投资的市场。

[52] 这段简要的历史叙述是我收集了一些新汉堡老人的口述后做的归纳。

[53] 20世纪70年代，城市政府设立了健康与援助部门，用以处理日益增加的劳工问题：住房缺乏、卫生条件不完备、失业、酗酒，以及诸如此类的问题。照例，这也不是真正的介入，而更像是表面功夫（Moraes 2000）。

[54] 关于共济失调的医疗研究的总体介绍，见Harding和Deufel（1993）。

[55] 见保罗·拉比诺关于聚合酶链式反应（PCR）的干预的叙述（1996b）。这种技术提供了一种极其敏锐的增加稀少的DNA数量的手段，可以使任何DNA片段生成出无限量的副本。这对检测遗传疾病极有助益。

[56] Carol Ryff与Burton Singer（2001）探讨过生活经验的累积损耗——"适应负荷"——是如何影响疾病–健康结果的。

[57] 关于"生物社会性"，见拉比诺（1996a）。关于生物技术与检测的社会与道德影响，见Rapp（1999）。关于生物技术和结构性暴力的讨论，见Farmer（2002）。

[58] 根据保罗·拉比诺（2003:30）的观点："观察、命名和分析各种人类形式即是一种类型的人类学的理（logos）。如何以最好的方式思考这些人类形式的任意性、偶然性和强大影响，构成了该类型人类学（也被理解为知识或科学）所面临的挑战。将自身放置于这些相互抗衡的理（它们嵌在问题意识、组织和集合体中）的关系中，亦是在人类学问题中发现自身。"

[59] 见Vincent Crapanzano（2004）关于"想象视域"的讨论。

后记

[1] 感谢迈克尔·D. 杰克逊提出了这一洞见和表述。

[2] 感谢斯蒂芬·格林布拉特提出了这一洞见和表述。在写作卡塔里娜的生命故事时，我从格林布拉特的最近的作品（2012）中获益良多。

[3] 见 http://joaobiehl.netlglobal-health-researchlright-to-health-litigationl. 又见 Biehl et al. 2012。

[4] 感谢若昂·莫雷拉·萨列斯提出了这一洞见和表述。

[5] 见 Biehl 和 Petryna（2013）关于民族志在全球健康领域扮演的经验之灯的角色的讨论。

参考文献

Abers, Rebecca. 2000. *Inventing Local Democracy: Grassroots Politics in Brazil.* Boulder: Lynne Rienner Publishers.

Adorno, Theodor. 1982. "Freudian Theory and the Pattern of Fascist Propaganda." In *The Essential Frankfurt School Reader*, edited by Andrew Arato and Eike Gebhardt, 118–137. New York: Continuum.

Agamben, Giorgio. 1998. *Homo Sacer: Sovereignty and Bare Life.* Stanford: Stanford University Press.

———. 1999. *Remnants of Auschwitz: The Witness and the Archive.* New York: Zone Books.

———. 2004. *The Open: Man and Animal.* Stanford: Stanford University Press.

Almeida-Filho, Naomar de. 1998. "Becoming Modern after All These Years: Social Change and Mental Health in Latin America." *Culture, Medicine and Psychiatry* 22 (3): 285–316.

Alvarez, Sonia, Evelina Dagnino, and Arturo Escobar, eds. 1998. *Cultures of Politics/Politics of Cultures: Re-Visioning Latin American Social Movements.* Boulder: Westview Press.

Amarante, Paulo. 1996. *O homem e a serpente: Outras histórias para a loucura e a psiquiatria.* Rio de Janeiro: Fiocruz.

Appadurai, Arjun. 1996. *Modernity at Large: Cultural Dimensions of Globalization.* Minneapolis: University of Minnesota Press.

Arendt, Hannah. 1958. *The Human Condition.* Chicago: University of Chicago Press.

———. 1978. *The Life of the Mind.* New York: Harcourt Brace.

Asad, Talal. 2003. *Formations of the Secular.* Stanford: Stanford University Press.

Axel, Brian Keith, ed. 2002. *From the Margins: Historical Anthropology and Its Futures.* Durham, N.C.: Duke University Press.

Bachelard, Gaston. 1994. *The Poetics of Space.* Boston: Beacon Press.

Bastian, Ernestine Maurer. 1986. "Internatos para pessoas idosas: Uma avaliação." *Revista Gaúcha de Enfermagem* 7 (1): 123–131.

Beck, Ulrich, and Ulf Erdmann Ziegler. 1997. *Eigenes Leben: Ausflüge in die unbekannte Gesellschaft, in der wir leben.* With photographs by Timm Rauter. Munich: Verlag C. H. Beck.

Behar, Ruth. 1993. *Translated Woman: Crossing the Border with Esperanza's Story.* Boston: Beacon Press.

Benedict, Ruth. 1959. "Anthropology and the Abnormal." In *An Anthropologist at Work: Writings of Ruth Benedict,* 262–283. Boston: Houghton Mifflin.

Benjamin, Walter. 1979. *One-Way Street, and Other Writings.* London: New Left Books.

Bermudez, Jorge. 1992. *Remédios, saúde ou indústria? A produção de medicamentos no Brasil.* Rio de Janeiro: Relume Dumará.

———. 1995. *Indústria farmacêutica, estado e sociedade: Crítica da política de medicamentos no Brasil.* São Paulo: Editora Hucitec e Sociedade Brasileira de Vigilância de Medicamentos.

Bhabha, Homi. 1994. "Interrogating Identity: Frantz Fanon and the Postcolonial Prerogative." In *The Location of Culture,* 40–65. New York: Routledge.

Biehl, João. 1995. "Life on Paper: A Trip through AIDS in Brazil." With Jessica Blatt. Study document. Rio de Janeiro: Instituto Superior de Estudos da Religião.

———. 1997. "Photography in the Field of the Unconscious." In *Ansigter,* by Torben Eskerod, 10–15. Copenhagen: Rhodos.

———. 1999a. "Jammerthal, the Valley of Lamentation: *Kultur,* War Trauma, and Subjectivity in 19th Century Brazil." *Journal of Latin American Cultural Studies* 8 (2): 171–198.

———. 1999b. *Other Life: AIDS, Biopolitics, and Subjectivity in Brazil's Zones of Social Abandonment.* Ann Arbor: UMI Dissertation Services.

———. 2001a. "Technology and Affect: HIV/AIDS Testing in Brazil." With Denise Coutinho and Ana Luzia Outeiro. *Culture, Medicine and Psychiatry* 25 (1): 87–129.

———. 2001b. "Vita: Life in a Zone of Social Abandonment." *Social Text* 19 (3): 131–149.

———. 2002a. "Biotechnology and the New Politics of Life and Death in Brazil: The AIDS Model." *Princeton Journal of Bioethics* 5:59–74.

———. 2002b. "Cultura e poder no tempo dos mucker." *Jahrbuch 2002,* Institut Martius-Staden 49:162–181.

———. 2004. "The Activist State: Global Pharmaceuticals, AIDS, and Citizenship in Brazil." *Social Text* 22 (3): 105–132.

Boltanski, Luc. 1999. *Suffering and Distance: Morality, Media, and Politics.* Cambridge: Cambridge University Press.

Borneman, John. 2001. "Caring and Being Cared For: Displacing Marriage, Kinship, Gender, and Sexuality." In *The Ethics of Kinship: Ethnographic Inquiries*, edited by James Faubion, 25–45. New York: Roman and Littlefield.

Bosi, Maria Lucia. 1994. "Cidadania, participação popular e saúde na visão dos profissionais do setor: Um estudo de caso na rede pública de serviços." *Cadernos de Saúde Pública* 10 (4): 446–456.

Bourdieu, Pierre, et al. 1999. *The Weight of the World: Social Suffering in Contemporary Societies*. Stanford: Stanford University Press.

Bourgois, Philippe. 1995. *In Search of Respect: Selling Crack in El Barrio*. Cambridge: Cambridge University Press.

Boutté, Marie I. 1990. "Waiting for the Family Legacy: The Experience of Being at Risk for Machado-Joseph Disease." *Social Science and Medicine* 30 (8): 839–847.

Butler, Judith. 1997. *The Psychic Life of Power*. Stanford: Stanford University Press.

———. 2002. *Antigone's Claim: Kinship between Life and Death*. New York: Columbia University Press.

Cadava, Eduardo. 1997. *Words of Light: Theses on the Photography of History*. Princeton: Princeton University Press.

Caldeira, Teresa. 2000. *City of Walls: Crime, Segregation, and Citizenship in São Paulo*. Berkeley: University of California Press.

———. 2002. "Paradox of Police Violence in Democratic Brazil." *Ethnography* 3 (3): 235–263.

Cardoso, Fernando Henrique. 1998. "Notas sobre a reforma do estado." *Novos Estudos do CEBRAP* 50:1–12.

———. 1999. "Inaugural Address, 1995." In *The Brazil Reader: History, Culture, and Politics*, edited by Robert M. Levine and John J. Crocitti, 280–288. Durham, N.C.: Duke University Press.

Caruth, Cathy. 1996. *Unclaimed Experience: Trauma, Narrative, and History*. Baltimore: Johns Hopkins University Press.

Chatterji, Roma. 1998. "An Ethnography of Dementia: A Case Study of an Alzheimer's Disease Patient in the Netherlands." *Culture, Medicine and Psychiatry* 22:355–382.

Cohen, Lawrence. 1998. *No Aging in India: Alzheimer's, the Bad Family, and Other Modern Things*. Berkeley: University of California Press.

———. 1999. "Where It Hurts: Indian Material for an Ethics of Organ Transplantation." Special issue, "Bioethics and Beyond," *Daedalus* 128 (4): 135–165.

———. 2002. "The Other Kidney: Biopolitics beyond Recognition." In *Commodifying Bodies*, edited by Nancy Scheper-Hughes and Loïc Wacquant, 9–30. London: Sage.

Cole, Jennifer. 2001. *Forget Colonialism? Sacrifice and the Art of Memory in Madagascar*. Berkeley: University of California Press.

Collier, Jane Fishburne. 1997. *From Duty to Desire: Remaking Families in a Spanish Village*. Princeton: Princeton University Press.

Comaroff, Jean, and John Comaroff. 2000. "Millennial Capitalism: First Thoughts on a Second Coming." *Public Culture* 12 (2): 291–343.

Comaroff, John L., and Jean Comaroff. 1991. *Of Revelation and Revolution*. Vol. 1, *Christianity, Colonialism, and Consciousness in South Africa*. Chicago: University of Chicago Press.

———. 1997. *Of Revelation and Revolution*. Vol. 2, *The Dialectics of Modernity on a South African Frontier*. Chicago: University of Chicago Press.

Comissão de Direitos Humanos. 2000. *O livro azul*. Porto Alegre: Assembléia Legislativa do Estado do Rio Grande do Sul.

Constitution of the Federative Republic of Brazil. 1988. Available online at www.mercosul.co.kr/data/consti-brazil.htm.

Corin, Ellen. 1998. "The Thickness of Being: Intentional Worlds, Strategies of Identity, and Experience among Schizophrenics." *Psychiatry* 61:133–146.

Corin, Ellen, and G. Lauzon. 1992. "Positive Withdrawal and the Quest for Meaning: The Reconstruction of Experience among Schizophrenics." *Psychiatry* 55(3): 266–278.

Corin, Ellen, R. Thara, and R. Padmavati. 2003. "Living through a Staggering World: The Play of Signifiers in Early Psychosis in South India." In *Schizophrenia, Culture, and Subjectivity: The Edge of Experience*, edited by Janis Hunter Jenkins and Robert John Barrett, 110–144. Cambridge: Cambridge University Press.

Cosendey, Marly Aparecida, J. A. Z. Bermudez, A. L. A. Reis, H. F. Silva, M. A. Oliveira, and V. L. Luiza. 2000. "Assistência farmacêutica na atenção básica de saúde: A experiência de três estados Brasileiros." *Cadernos de Saúde Pública* 16 (1): 171–182.

Coutinho, Paula. 1996. "Aspectos clínicos, história natural e epidemiologia na doença de Machado-Joseph." In *O teste preditivo da doença de Machado-Joseph*, edited by Jorge Sequeiros, 15–22. Porto: UnIGene.

Crapanzano, Vincent. 1980. *Tuhami: Portrait of a Moroccan*. Chicago: University of Chicago Press.

———. 2004. *Imaginative Horizons: An Essay in Literary-Philosophical Anthropology*. Chicago: University of Chicago Press.

Creager, Angela, and William Chester Jordan, eds. 2002. *The Animal-Human Boundary: Historical Perspectives*. Rochester, N.Y.: University of Rochester Press.

Csordas, Thomas. 1994. *Embodiment and Experience*. London: Cambridge University Press.

———. 2002. *Body/Meaning/Healing*. New York: Palgrave.

Cunha, Euclides da. 1976. *Um paraíso perdido: Reunião dos ensaios amazônicos*. Petrópolis: Vozes.

Das, Veena. 1996. *Critical Events: An Anthropological Perspective on Contemporary India*. New Delhi: Oxford University Press.

———. 1997. "Language and Body: Transactions in the Construction of Pain." In *Social Suffering*, edited by Arthur Kleinman, Veena Das, and Margaret Lock, 67–91. Berkeley: University of California Press.

———. 1998. "Wittgenstein and Anthropology." *Annual Review of Anthropology* 27:171–195.

———. 1999. "Public Good, Ethics, and Everyday Life: Beyond the Boundaries of Bioethics." Special issue, "Bioethics and Beyond," *Daedalus* 128 (4): 99–133.

———. 2000. "The Act of Witnessing: Violence, Poisonous Knowledge, and Subjectivity." In *Violence and Subjectivity*, edited by Veena Das, Arthur Kleinman, Mamphela Ramphele, and Pamela Reynolds, 205–225. Berkeley: University of California Press.

———. 2004. "Mental Illness, Skepticism, and Tracks of Other Lives." Manuscript.

Das, Veena, and Renu Addlakha. 2001. "Disability and Domestic Citizenship: Voice, Gender, and the Making of the Subject." *Public Culture* 13 (13): 511–531.

Das, Veena, and Ranendra K. Das. Forthcoming. "Pharmaceuticals in Urban Ecologies: The Register of the Local (India)." In *Global Pharmaceuticals: Ethics, Markets, Practices*, edited by Adriana Petryna, Andrew Lakoff, and Arthur Kleinman. Durham, N.C.: Duke University Press.

Das, Veena, and Arthur Kleinman. 2001. "Introduction." In *Remaking a World: Violence, Social Suffering, and Recovery*, edited by Veena Das, Arthur Kleinman, Margaret Lock, Mamphela Ramphele, and Pamela Reynolds, 1–30. Berkeley: University of California Press.

Das, Veena, Arthur Kleinman, Margaret Lock, Mamphela Ramphele, and Pamela Reynolds, eds. 2001. *Remaking a World: Violence, Social Suffering, and Recovery*. Berkeley: University of California Press.

Das, Veena, Arthur Kleinman, Mamphela Ramphele, and Pamela Reynolds, eds. 2000. *Violence and Subjectivity*. Berkeley: University of California Press.

Das, Veena, and Deborah Poole. 2004. *Anthropology in the Margins of the State*. Santa Fe: School of American Research Press.

Daston, Lorraine, and Katharine Park. 1998. *Wonders and the Order of Nature, 1150–1750*. New York: Zone Books.

De Certeau, Michel. 1988. *The Practice of Everyday Life*. Berkeley: University of California Press.

Décima Conferência Nacional de Saúde—SUS. 1996. Final Report: "Construindo um modelo de atenção à saúde para a qualidade de vida." Brasília. Available online at www.datasus.gov.br/cns/cns.htm.

Deleuze, Gilles. 1988. *Foucault*. Minneapolis: University of Minnesota Press.

————. 1995. *Negotiations.* New York: Columbia University Press.

Deleuze, Gilles, and Felix Guattari. 1983. *Anti-Oedipus: Capitalism and Schizophrenia.* Minneapolis: University of Minnesota Press.

————. 1987. *A Thousand Plateaus: Capitalism and Schizophrenia.* Minneapolis: University of Minnesota Press.

Derrida, Jacques. 1981. "Plato's Pharmacy." In *Dissemination*, 61–171. Chicago: University of Chicago Press.

————. 1998. " 'To Do Justice to Freud': The History of Madness in the Age of Psychoanalysis." In *Resistances to Psychoanalysis*, 70–118. Stanford: Stanford University Press.

Desjarlais, Robert. 1994. "Struggling Along: The Possibilities for Experience among the Homeless Mentally Ill." *American Anthropologist* 96 (4): 886–901.

————. 2003. *Sensory Biographies: Lives and Deaths among Nepal's Yolmo Buddhists.* Berkeley: University of California Press.

Devereux, George. 1967. *From Anxiety to Method in the Behavioral Sciences.* The Hague: Mouton.

Diário Oficial/RS [Rio Grande do Sul]. 1992. Vol. 51, no.152. August 10.

Dijkstra, Rineke. 2001. *Portraits.* Boston: Institute of Contemporary Art.

Donzelot, Jacques. 1980. *The Policing of Families: Welfare versus State.* London: Hutchinson.

Duarte, Luiz Fernando Dias. 1986. *Da vida nervosa nas classes trabalhadoras urbanas.* Rio de Janeiro: Jorge Zahar.

Dumit, Joseph. 2004. *Picturing Personhood: Brain Scans and Biomedical Identity.* Princeton: Princeton University Press.

Edelman, Marc. 2001. "Social Movements: Changing Paradigms and Forms of Politics." *Annual Review of Anthropology* 30:285–317.

Edmonds, Alexander. 2002. "New Bodies, New Markets: An Ethnography of Brazil's Beauty Industry." PhD diss., Department of Anthropology, Princeton University.

Eribon, Didier. 1996. *Michel Foucault e seus contemporâneos.* Rio de Janeiro: Jorge Zahar Editor.

Escorel, Sarah. 1999. *Vidas ao léu: Trajetórias da exclusão social.* Rio de Janeiro: Editora da Fiocruz.

Eskerod, Torben. 1997. *Ansigter.* Copenhagen: Rhodos.

————. 2001. *Register.* Copenhagen: Ny Carlsberg Glyptotek.

Estroff, Sue E. 1985. *Making It Crazy: An Ethnography of Psychiatric Clients in an American Community.* Berkeley: University of California Press.

Fabian, Johannes. 2000. *Out of Our Minds: Reason and Madness in the Exploration of Central Africa.* Berkeley: University of California Press.

420

維塔

Farmer, Paul. 1999. *Infections and Inequalities: The Modern Plagues.* Berkeley: University of California Press.

———. 2002. *Pathologies of Power: Health, Human Rights, and the New War on the Poor.* Berkeley: University of California Press.

Fassin, Didier. 2001. "The Biopolitics of Otherness: Undocumented Foreigners and Racial Discrimination in French Public Debate." *Anthropology Today* 17(1): 3–7.

Felman, Shoshana. 1987. *Jacques Lacan and the Adventure of Insight: Psychoanalysis in Contemporary Culture.* Cambridge, Mass.: Harvard University Press.

Ferguson, A. E. 1981. "Commercial Pharmaceutical Medicine and Medicalization: A Case Study from El Salvador." *Culture, Medicine, and Psychiatry* 5 (2): 105–134.

Ferreira, Francisco, and Ricardo Paes de Barros. 1999. *The Slippery Slope: Explaining the Increase in Extreme Poverty in Urban Brazil, 1976–1996.* Washington, D.C.: World Bank.

Ferreira, Mariana K. Leal. 2003. "Atração fatal: Trabalho escravo e o uso de psicotrópicos por povos indígenas de São Paulo." In *Tecnologias do corpo: Uma antropologia das medicinas no Brasil,* edited by Annete Leibing, 81–112. Rio de Janeiro: Nau Editora.

Ferreira de Mello, Ana Lúcia Schaefer. 2001. "Cuidado odontológico provido a pessoas idosas residentes em instituições geriátricas de pequeno porte em Porto Alegre, RS: A retórica, a prática e os resultados." Master's thesis, Programa de Pós-Graduação em Odontologia da Faculdade de Odontologia da Universidade Federal do Rio Grande do Sul, Porto Alegre.

Finkler, Kaja. 2001. "The Kin in the Gene: The Medicalization of Family and Kinship in American Society." *Current Anthropology* 42 (2): 235–263.

Fiori, José Luís. 2001. *Brasil no espaço.* Petrópolis: Vozes.

Fischer, Michael M. J. 1991. "The Uses of Life Histories." *Anthropology and Humanism Quarterly* 16 (1): 24–26.

———. 2003. *Emergent Forms of Life and the Anthropological Voice.* Durham, N.C.: Duke University Press.

———. Forthcoming. "Implicated, Caught in Between, Communicating with the Mildly Cognitively Impaired: Toward Generative Anthropological Figures." In *Technologies of Perception and the Cultures of Globalization,* edited by Arvind Rajagopal. Minneapolis: University of Minnesota Press.

Fleck, Ludwik. 1979. *Genesis and Development of a Scientific Fact.* Chicago: University of Chicago Press.

———. 1986. *Cognition and Fact: Materials on Ludwik Fleck.* Edited by Robert S. Cohen and Thomas Schnelle. Dordrecht: D. Reidel.

Fleury, Sonia. 1997. *Democracia e saúde: A luta do CEBES.* São Paulo: Lemos Editorial.

Fonseca, Claudia. 2000. "Child Circulation in Brazilian Favelas: A Local Practice in a Globalized World." *Anthropologie et Sociétés* 24 (3): 53–73.

———. 2002. "Anthropological Perspectives on Problematic Youth." *Reviews in Anthropology* 31 (4): 351–368.

Foucault, Michel. 1972. *The Archaeology of Knowledge and the Discourse on Language*. New York: Harper Torchbooks.

———. 1979. *Discipline and Punish: The Birth of the Prison*. New York: Vintage Books.

———. 1980a. *The History of Sexuality*. Vol. 1, *An Introduction*. New York: Vintage Books.

———. 1980b. *Power/Knowledge: Selected Interviews and Other Writings, 1972–1977*. New York: Pantheon Books.

———. 1984. "What Is Enlightenment?" In *The Foucault Reader*, edited by Paul Rabinow, 3–29. New York: Pantheon Books.

———. 1992. *Genealogia del racismo*. Buenos Aires: Editorial Altamira.

———. 1997. "Psychiatric Power." In *Ethics: Subjectivity and Truth*, edited by Paul Rabinow, 39–50. New York: The New Press.

———. 1998. "What Is an Author?" In *Michel Foucault: Aesthetics, Method, and Epistemology*, edited by James Faubion, 205–222. New York: The New Press.

———. 2001. "Lives of Infamous Men." In *Power: Essential Works of Foucault, 1954–1984*, edited by James D. Faubion, vol. 3, 157–175. New York: Free Press.

———. 2003. *Abnormal: Lectures at the Collège de France, 1974–1975*. New York: Picador.

Franklin, Sarah, and Susan McKinnon, eds. 2001. *Relative Values: Reconfiguring Kinship Studies*. Durham, N.C.: Duke University Press.

Freire Costa, Jurandir. 1976. *História da psiquiatria no Brasil: Um corte ideológico*. Rio de Janeiro: Editora Documentário.

———. 1994. *A Ética e o espelho da cultura*. Rio de Janeiro: Rocco.

———. 2000. "Playdoer pelos Irmãos." In *Função fraterna*, edited by Maria Rita Kehl, 7–30. Rio de Janeiro: Relume Dumará.

Freud, Sigmund. 1957a. "The Sense of Symptoms." In *The Standard Edition of the Complete Psychological Works of Sigmund Freud*, vol. 16, *1916–1917*, edited by James Strachey, 257–272. London: Hogarth Press.

———. 1957b. "Thoughts for the Times on War and Death." In *The Standard Edition of the Complete Psychological Works of Sigmund Freud*, vol. 16, *1916–1917*, edited by James Strachey, 275–300. London: Hogarth Press.

———. 1959a. *Group Psychology and the Analysis of the Ego*. New York: W. W. Norton. First published 1922.

———. 1959b. "The Loss of Reality in Neurosis and Psychosis." In *Collected Papers*, edited by Ernest Jones, vol. 2, 277–282. New York: Basic Books. First published 1924.

Frobel, Julius. 1858. *Die Deutsche auswanderung un ihre culturhistorische bedeutung.* Leipzig: Franz Wagner.

Galvão, Jane. 2000. *A AIDS no Brasil: A agenda de construção de uma epidemia.* São Paulo: Editora 34.

Geertz, Clifford. 1973. *The Interpretation of Cultures.* New York: Basic Books.

———. 2000a. "Common Sense as a Cultural System." In *Local Knowledge: Further Essays in Interpretive Anthropology,* 73–93. New York: Basic Books.

———. 2000b. "The World in Pieces: Culture and Politics at the End of the Century." In *Available Light: Anthropological Reflections on Philosophical Topics,* 218–263. Princeton: Princeton University Press.

———. 2001. "Life among the Anthros." *New York Review of Books* 48, no. 2, February 8, 18–22.

Geest, Sjaak van der, Susan Reynolds Whyte, and Anita Hardon. 1996. "The Anthropology of Pharmaceuticals: A Biographical Approach." *Annual Review of Anthropology* 25:153–178.

Girard, René. 1996. *The Girard Reader.* Edited by James G. Williams. New York: Crossroad.

Goffman, Erving. 1961. *Asylums: Essays on the Social Situation of Mental Patients and Other Inmates.* Garden City, N.Y.: Doubleday.

Goldberg, Jairo. 1994. *A clínica da psicose: Um projeto na rede pública.* Rio de Janeiro: Te Corá, Instituto Franco Basaglia.

Goldstein, Donna M. 2003. *Laughter Out of Place: Race, Class, Violence, and Sexuality in a Rio Shantytown.* Berkeley: University of California Press.

Good, Byron. 1994. *Medicine, Rationality, and Experience.* Cambridge: Cambridge University Press.

———. 2001. "Le sujet de la maladie mentale: Psychose, folie furieuse, et subjectivité en Indonesie." In *La pathologie mentale en mutation: Psychiatrie et société,* edited by Alain Ehrenberg and Anne M. Lovell, 163–195. Paris: Édition Odile Jacob.

Good, Mary-Jo Delvecchio, and Byron Good. 2000. "Clinical Narratives and the Study of Contemporary Doctor-Patient Relationships." In *The Handbook of Social Studies in Health and Medicine,* edited by Gary L. Albrecht, Ray Fitzpatrick, and Susan C. Scrimshaw, 243–258. London: Sage.

Greenhouse, Carol. 2002. "Citizenship, Agency, and the Dream of Time." In *Looking Back at Law's Century,* edited by Austin Sarat, Bryant Garth, and Robert A. Kagan, 184–205. Ithaca, N.Y.: Cornell University Press.

Greenhouse, Carol, Elizabeth Mertz, and Kay B. Warren, eds. 2002. *Ethnography in Unstable Places: Everyday Lives in Contexts of Dramatic Political Change.* Durham, N.C.: Duke University Press.

Guha, Ranajit, ed. 1997. *A Subaltern Studies Reader, 1986–1995.* Minneapolis: University of Minnesota Press.

Hacking, Ian. 1990. *The Taming of Chance*. Cambridge: Cambridge University Press.

———. 1998. *Mad Travelers: Reflections on the Reality of Transient Mental Illness*. Charlottesville: University of Virginia Press.

———. 1999. "Making Up People." In *The Science Studies Reader*, edited by Mario Biagioli, 161–171. New York: Routledge.

Hammoudi, Abdellah. 1993. *The Victim and Its Masks: An Essay on Sacrifice and Masquerade in the Maghreb*. Chicago: University of Chicago Press.

Haraway, Donna. 1989. *Primate Visions: Gender, Race, and Nature in the World of Modern Science*. New York: Routledge.

Harding, A. E., and Thomas Deufel, eds. 1993. *Inherited Ataxias*. New York: Raven Press.

Harrison, J. E. 1921. *Epilegomena to the Study of Greek Religion*. Cambridge: Cambridge University Press.

Healy, David. 1999. *The Antidepressant Era*. Cambridge, Mass.: Harvard University Press.

Hecht, Tobias. 1998. *At Home in the Street: Street Children of Northeast Brazil*. Cambridge: Cambridge University Press.

Hertz, Robert. 1960. *Death and the Right Hand*. Glencoe, N.Y.: Free Press.

Herzfeld, Michael. 2001. "Suffering and Disciplines." In *Anthropology: Theoretical Practice in Culture and Society*, 217–239. London: Blackwell.

Hoffman, Kelly, and Miguel Angel Centeno. 2003. "The Lopsided Continent: Inequality in Latin America." *Annual Review of Sociology* 29:363–390.

Holland, Dorothy, and Jean Lave, eds. 2001. *History in Person: Enduring Struggles, Contentious Practice, Intimate Identities*. Santa Fe: School of American Research Press.

Jardim, Laura B. 2000. "Aspectos clínicos e moleculares da doença de Machado-Joseph no Rio Grande do Sul: Sua relação com as outras ataxias espinocerebelares autossômicas dominantes e uma hipótese sobre seus fatores modificadores." PhD diss., Programa de Pós-Graduação em Medicina, Clínica Médica, Universidade Federal do Rio Grande do Sul.

Jardim, L. B., M. L. Pereira, I. Silveira, A. Ferro, J. Sequeiros, and R. Giugliani. 2001a. "Machado-Joseph Disease in South Brazil: Clinical and Molecular Characterizations of Kindreds." *Acta Neurologica Scandinavica* 104:224–231.

———. 2001b. "Neurological Findings in Machado-Joseph." *Archives of Neurology* 58:899–904.

Jelin, Elizabeth. 1994. "The Politics of Memory: The Human Rights Movement and the Construction of Democracy in Argentina." *Latin American Perspectives* 21 (2): 38–58.

Jenkins, J. H. 1991. "Anthropology, Expressed Emotion, and Schizophrenia." *Ethos* 19(4): 387–431.

Jenkins, Janis H., and Robert J. Barrett, eds. 2003. *Schizophrenia, Culture, and Sub-jectivity: The Edge of Experience.* Cambridge: Cambridge University Press.

Jornal NH. 1988a. "Ala psiquiátrica: Verba pode ser liberada hoje." September 5.

———. 1988b. "Hospital psiquiátrico é prioridade para Helena." November 27.

———. 1989. "Saúde mental." September 16.

———. 1991. "Novo Hamburgo busca novas soluções para doente mental." May 28.

———. 1992a. "Governo quer acabar com manicômios." April 26.

———. 1992b. "Loucura é associada ao sucateamento social." May 11.

———. 1992c. "Novo Hamburgo é exemplo . . . também no atendimento à saúde mental." June 27.

———. 1994a. "Cai a internação de doentes mentais." March 31.

———. 1994b. "Conferência de saúde possibilita intercâmbio." November 7.

———. 1994c. "Novo Hamburgo realiza serviço ambulatorial." May 18.

———. 1995a. "Posto atende até carências afetivas." June 11.

———. 1995b. "Santo Afonso/Vila Marte: Bairro é o segundo em dimensão e problemas." June 11.

———. 1997a. "Casa de Saúde concentra os remédios controlados." March 15.

———. 1997b. "Miséria está entre causas do desespero." April 4.

Kehl, Maria Rita, ed. 2000. *Função fraterna.* Rio de Janeiro: Relume Dumará.

Kleinman, Arthur. 1981. *Patients and Healers in the Context of Culture.* Berkeley: University of California Press.

———. 1988. *The Illness Narratives: Suffering, Healing, and the Human Condition.* New York: Basic Books.

———. 1999. "Experience and Its Moral Modes: Culture, Human Conditions, and Disorder." In *The Tanner Lectures on Human Values,* edited by Grethe B. Peterson, vol. 20, 357–420. Salt Lake City: University of Utah Press.

Kleinman, Arthur, and Anne Becker. 1998. "Sociosomatics: The Contributions of Anthropology to Psychosomatic Medicine." *Psychosomatic Medicine* 60 (4): 389–393.

Kleinman, Arthur, Veena Das, and Margaret Lock, eds. 1997. *Social Suffering.* Berkeley: University of California Press.

Kleinman, Arthur, and Joan Kleinman. 1985. "Somatization: The Interconnections in Chinese Society among Culture, Depressive Experiences, and the Meanings of Pain." In *Culture and Depression,* edited by Arthur Kleinman and Byron Good, 429–490. Berkeley: University of California Press.

———. 1997. "The Appeal of Experience; The Dismay of Images: Cultural Appropriations of Suffering in Our Times." In *Social Suffering,* edited by Arthur Kleinman, Veena Das, and Margaret Lock, 1–23. Berkeley: University of California Press.

Klima, Alan. 2002. *The Funeral Casino: Meditation, Massacre, and Exchange with the Dead in Thailand.* Princeton: Princeton University Press.

Kroeber, Theodora. 2002. *Ishi in Two Worlds: A Biography of the Last Wild Indian in North America.* With a new foreword by Karl Kroeber. Berkeley: University of California Press. First published 1961.

Lacan, Jacques. 1977. "On a Question Preliminary to Any Possible Treatment of Psychosis." In *Écrit: A Selection,* 179–225. New York: W. W. Norton.

———. 1978. *The Four Fundamental Concepts of Psychoanalysis.* New York: W. W. Norton.

———. 1979. "The Neurotic's Individual Myth." *Psychoanalytic Quarterly* 48 (3): 386–425.

———. 1980. "A Lacanian Psychosis: Interview by Jacques Lacan." In *Returning to Freud: Clinical Psychoanalysis in the School of Lacan,* edited by Stuart Schneiderman, 19–41. New Haven: Yale University Press.

———. 1989a. *The Family Complexes.* New York: W. W. Norton.

———. 1989b. "Science and Truth." *Newsletter of the Freudian Field* 3:4–29.

———. 1992. *The Seminar of Jacques Lacan. Book 7, The Ethics of Psychoanalysis, 1959–1960.* Edited by Jacques-Alain Miller. Translated with notes by Dennis Porter. New York: W. W. Norton.

———. 1993a. "On Mademoiselle B." *Revista da APPOA* 4 (9): 3–31.

———. 1993b. *The Seminar of Jacques Lacan. Book 3, The Psychoses, 1955–1956.* Edited by Jacques-Alain Miller. Translated with notes by Russell Grigg. New York: W. W. Norton.

———. 1994. *O seminário de Jacques Lacan. Livro 17, O avesso da psicanálise.* Rio de Janeiro: Zahar.

———. 1998. *The Seminar of Jacques Lacan. Book 20, On Feminine Sexuality: The Limits of Love and Knowledge, 1972–1973.* Edited by Jacques-Alain Miller. Translated with notes by Bruce Fink. New York: W. W. Norton.

———. n.d. "O sinthoma" (Seminar 23, 1975–1976). Manuscript.

Laing, R. D. 1967. *The Politics of Experience.* New York: Ballantine Books.

Lamont, Michèle. 2000. *The Dignity of Working Men: Morality and the Boundaries of Race, Class, and Immigration.* New York: Russell Sage Foundation; Cambridge, Mass.: Harvard University Press.

Lamounier, Bolívar, and Rubens Figueiredo, eds. 2002. *A era FHC: Um balanço.* São Paulo: Cultura Editora Associados.

Laurell, Asa Cristina, ed. 1995. *Estado e políticas sociais no neoliberalismo.* São Paulo: Editora Cortez.

Leibing, Annete, ed. 1997. *The Medical Anthropologies in Brazil.* Berlin: VWB.

———, ed. 2003. *Tecnologias do corpo: Uma antropologia das medicinas no Brasil.* Rio de Janeiro: Nau Editora.

Le Marchant, A. 1923. *Greek Religion to the Time of Hesiod.* Manchester, U.K.: Sherratt and Hughes.

Lock, Margaret. 2002. *Twice Dead: Organ Transplants and the Reinvention of Death.*
Berkeley: University of California Press.

Loraux, Nicole. 2002. *The Divided City: On Memory and Forgetting in Ancient
Athens.* New York: Zone Books.

Luhrman, Tanya. 2000. *Of Two Minds: The Growing Disorder in American Psychia-
try.* New York: Alfred A. Knopf.

Luiza, Vera Lucia. 1999. "Aquisição de medicamentos no setor público: O binômio
qualidade-custo." *Cadernos de Saúde Pública* 15 (4): 769–776.

Lunbeck, Elizabeth. 1994. *The Psychiatric Persuasion: Knowledge, Gender, and Power
in Modern America.* Princeton: Princeton University Press.

Lutz, Catherine. 1985. "Depression and the Translation of Emotional Words." In
Culture and Depression, edited by Arthur Kleinman and Byron Good, 63–100.
Berkeley: University of California Press.

Lyotard, Jean-François. 1991. *The Inhuman.* Stanford: Stanford University Press.

Malinowski, Bronislaw. 2001. *Sex and Repression in Savage Society.* New York: Rout-
ledge.

Mann, Thomas. 1996. *The Magic Mountain.* New York: Vintage Books.

Marcus, George E. 1998. *Ethnography through Thick and Thin.* Princeton: Prince-
ton University Press.

Martin, Emily. 1988. *The Woman in the Body.* Boston: Beacon Press.

Mattingly, Cheryl. 1998. *Healing Dramas and Clinical Plots: The Narrative Structure
of Experience.* Cambridge: Cambridge University Press.

Mauss, Marcel. 1979. "The Physical Effect on the Individual of the Idea of Death
Suggested by the Collectivity"; "The Notion of Body Techniques." In *Sociol-
ogy and Psychology: Essays,* 35–56; 95–119. London: Routledge and Kegan Paul.

Mbembe, Achille. 2003. "Necropolitics." *Public Culture* 15 (1): 11–40.

Melman, Charles. 1991. *Estrutura lacaniana das psicoses.* Porto Alegre: Artes Médi-
cas.

Mendes, Maralucia. 2000. "As doenças nervosas e a família no vale dos sinos." Re-
port. Novo Hamburgo: Secretaria Municipal de Saúde.

Milosz, Czeslaw. 1991. *Beginning with My Streets: Essays and Recollections.* New
York: Farrar, Straus and Giroux.

———. 2001. *New and Collected Poems, 1931–2001.* New York: Ecco.

Ministério da Saúde. 1997. *Farmácia básica: Programa 1997/98.* Brasília: Ministério
da Saúde.

———. 1999. *Política nacional de medicamentos.* Brasília: Ministério da Saúde.

Moraes, Fábio Alexandre. 2000. "Abrindo a porta da casa dos loucos." Master's the-
sis, Programa de Pós-Graduação em Psicologia Social e Institucional do Insti-
tuto de Psicologia da Universidade Federal do Rio Grande do Sul, Porto Ale-
gre.

Nabokov, Isabelle. 2000. *Religion against the Self: An Ethnography of Tamil Rituals.* Oxford: Oxford University Press.

Nichter, Mark, and N. Vuckovic. 1994. "Agenda for an Anthropology of Pharmaceutical Practice." *Social Science and Medicine* 39 (11): 1509–1525.

Nietzsche, Friedrich. 1955. *The Use and Abuse of History.* New York: Macmillan.

Obeyesekere, Gananath. 1990. *The Work of Culture: Symbolic Transformation in Psychoanalysis and Anthropology.* Chicago: University of Chicago Press.

Ochs, Elinor, and Lisa Capps. 1996. "Narrating the Self." *Annual Review of Anthropology* 25: 9–43.

O'Dougherty, Maureen. 2002. *Consumption Intensified: The Politics of Middle-Class Daily Life in Brazil.* Durham, N.C.: Duke University Press.

Oliveira, J., and S. F. Teixeira. 1986. *(Im) Previdência social: 60 anos de história da previdência no Brasil.* Rio de Janeiro: Vozes.

Ong, Aihwa. 1988. "The Production of Possession: Spirits and the Multinational Corporation in Malaysia." *American Ethnologist* 15 (1): 28–42.

———. 1996. "Cultural Citizenship as Subject-Making." *Current Anthropology* 37 (5): 737–762.

Ortner, Sherry B. 2003. *New Jersey Dreaming: Capital, Culture, and the Class of '58.* Durham, N.C.: Duke University Press.

Paley, Julia. 2001. *Marketing Democracy: Power and Social Movements in Post-Dictatorship Chile.* Berkeley: University of California Press.

Pandolfo, Stefania. 1997. *Impasse of the Angels: Scenes from a Moroccan Space of Memory.* Chicago: University of Chicago Press.

Panourgiá, Neni. 1995. *Fragments of Death, Fables of Identity: An Athenian Anthropography.* Madison: University of Wisconsin Press.

Patterson, Orlando. 1982. *Slavery and Social Death.* Cambridge, Mass.: Harvard University Press.

Paúl, Constança, Ignacio Martin, Maria do Rosário Silva, Mário Silva, Paula Coutinho, and Jorge Sequeiros. 1999. "Living with Machado-Joseph Disease in a Small Rural Community of the Tagus Valley." *Community Genetics* 2:190–195.

Peirano, Mariza G. S. 1998. "When Anthropology Is at Home: The Different Contexts of a Single Discipline." *Annual Review of Anthropology* 27:105–128.

Petry, Leopoldo. 1944. *O município de Novo Hamburgo.* Porto Alegre: A Nação.

Petryna, Adriana. 2002. *Life Exposed: Biological Citizens after Chernobyl.* Princeton: Princeton University Press.

Pont, Raul, and Adair Barcelos, eds. 2000. *Porto Alegre: Uma cidade que conquista.* Porto Alegre: Artes e Ofícios.

Povinelli, Elizabeth. 2002. *The Cunning of Recognition: Indigenous Alterity and the Making of Australian Multiculturalism.* Durham, N.C.: Duke University Press.

Rabinow, Paul. 1996a. *Essays in the Anthropology of Reason.* Princeton: Princeton University Press.

———. 1996b. *Making PCR: A Story of Biotechnology.* Chicago: University of Chicago Press.

———. 1997. "Introduction: The History of Systems of Thought." In *Ethics: Subjectivity and Truth: The Essential Works of Michel Foucault, 1954–1984,* vol. 1, by Michel Foucault, edited by Paul Rabinow, xi–xlii. New York: The New Press.

———. 1999. *French DNA: Trouble in Purgatory.* Chicago: University of Chicago Press.

———. 2003. *Anthropos Today: Reflections on Modern Equipment.* Princeton: Princeton University Press.

Raffles, Hugh. 2002. *In Amazonia: A Natural History.* Princeton: Princeton University Press.

Rapp, Rayna. 1999. *Testing Women, Testing the Fetus: The Social Impact of Amniocentesis in America.* New York: Routledge.

Rheinberger, Hans-Jörg. 1997. *Toward a History of Epistemic Things: Synthesizing Proteins in the Test Tube.* Stanford: Stanford University Press.

Ribeiro, Renato Janine. 2000. *A sociedade contra o social: O alto custo da vida pública no Brasil.* São Paulo: Companhia das Letras.

Rivers, W. H. R. 1922. "Freud's Psychology of the Unconscious." In *Instinct and the Unconscious,* 159–169. Cambridge: Cambridge University Press.

———. 1923. "Affect in the Dream." In *Conflict and Dream,* 65–82. London: Kegan Paul.

Rose, Nikolas. 1996. "The Death of the Social? Refiguring the Territory of Government." *Economy and Society* 25 (3): 327–356.

———. 1998. *Inventing Ourselves: Psychology, Power, and Personhood.* Cambridge: Cambridge University Press.

———. 2001. "Society, Madness, and Control." In *Care of the Mentally Disordered Offender in the Community,* edited by Alec Buchanan, 3–25. Oxford: Oxford University Press.

Rosen, Lawrence. 2003. *The Culture of Islam: Changing Aspects of Contemporary Muslim Life.* Chicago: University of Chicago Press.

Ruff, Thomas. 2001. *Fotografien 1979-Heute.* Cologne: König.

Russo, Jane, and João Ferreira Silva Filho, eds. 1993. *Duzentos anos de psiquiatria.* Rio de Janeiro: Relume Dumará.

Ryff, Carol D., and Burton H. Singer, eds. 2001. *Emotions, Social Relationships, and Health.* New York: Oxford University Press.

Scheper-Hughes, Nancy. 1992. *Death without Weeping: The Violence of Everyday Life in Brazil.* Berkeley: University of California Press.

———. 2000. "The Global Traffic in Human Organs." *Current Anthropology* 41 (2): 191–211.

———. 2001. *Saints, Scholars, and Schizophrenics: Mental Illness in Rural Ireland.* 20th anniv. ed., updated and expanded. Berkeley: University of California Press.

Scheper-Hughes, Nancy, and Philippe Bourgois. 2004. "Introduction: Making Sense of Violence." In *Violence in War and Peace: An Anthology*, edited by Nancy Scheper-Hughes and Philippe Bourgois, 1–31. Oxford: Blackwell.

Scheper-Hughes, Nancy, and Margaret Lock. 1987. "The Mindful Body: A Prolegomenon to Future Work in Medical Anthropology." *Medical Anthropology Quarterly* 1 (1): 6–41.

Scheper-Hughes, Nancy, and Anne M. Lovell, eds. 1987. *Psychiatry Inside Out: Selected Writings of Franco Basaglia.* New York: Columbia University Press.

Sequeiros, Jorge, ed. 1996. *O teste preditivo da doença de Machado-Joseph.* Porto: UnIGene.

Sequeiros, Jorge, and Paula Coutinho. 1993. "Epidemiology and Clinical Aspects of Machado-Joseph Disease." In *Advances in Neurology*, vol. 61, edited by A. E. Harding and Thomas Deufel, 139–153. New York: Raven Press.

Sherman, Cindy. 1997. *Cindy Sherman Retrospective.* Chicago: Museum of Contemporary Art.

Shostak, Marjorie. 1981. *Nisa: The Life and Words of a !Kung Woman.* Cambridge, Mass.: Harvard University Press.

Singer, Peter. 1975. *Animal Liberation: A New Ethics for Our Treatment of Animals.* New York: Random House.

Sociedade Brasileira para o Progresso da Ciência. 1998. *Jornal da Ciência.* São Paulo, November 20.

Sontag, Susan. 1977. *On Photography.* New York: Farrar, Straus and Giroux.

———. 2003. *Regarding the Pain of Others.* New York: Farrar, Straus and Giroux.

Souza, João Cardoso de Menezes. 1875. *Theses sobre colonização do Brazil—Projecto de solução às questões sociaes, que se prendem a este difficil problema—Relatorio apresentado ao Ministerio da Agriculture, Commercio e Obras Publicas.* Rio de Janeiro: Typographia Nacional.

Steiner, George. 2001. *Grammars of Creation.* New Haven: Yale University Press.

Stoler, Ann L. 2002. *Carnal Knowledge and Imperial Power: Race and the Intimate in Colonial Rule.* Berkeley: University of California Press.

Strathern, Marilyn. 1992. *After Nature: English Kinship in the Late Twentieth Century.* Cambridge: Cambridge University Press.

Strong, Thomas. 2002. "Kinship between Judith Butler and Anthropology? A Review Essay." *Ethnos* 67 (3): 401–418.

Struth, Thomas. 1994. *Strangers and Friends: Photographs 1986–1992.* Cambridge, Mass.: MIT Press.

Taussig, Michael. 1986. *Shamanism, Colonialism, and the Wild Man: A Study of Terror and Healing*. Chicago: University of Chicago Press.

———. 1991. "Reification and the Consciousness of the Patient." In *The Nervous System*, 83–110. New York: Routledge.

Taylor, C. 1989. *Sources of the Self: The Making of the Modern Identity*. Cambridge, Mass.: Harvard University Press.

Tenorio, F. 2002. "A reforma psiquiátrica brasileira, da década de 1980 aos dias atuais: História e conceito." *Histórias, Ciências, Saúde–Manguinhos* 9 (1): 25–59.

Tierney, Patrick. 2000. *Darkness in El Dorado: How Scientists and Journalists Devastated the Amazon*. New York: W. W. Norton.

Vinicius, M., ed. 2001. *A instituição sinistra: Mortes violentas em hospitais psiquiátricos no Brasil*. Brasília: Conselho Federal de Psicologia.

Wacquant, Loïc. 2004. *Body and Soul: Notebooks of an Apprentice Boxer*. Oxford: Oxford University Press.

Weber, Max. 1946. *From Max Weber: Essays in Sociology*. New York: Oxford University Press.

Williams, Brackette F. 1989. "Anthropology and the Race to Nation across Ethnic Terrain." *Annual Review of Anthropology* 18:401–444.

Wilson, Elizabeth. 2004. *Psychosomatic*. Durham, N.C.: Duke University Press.

Wilson, Richard A. 2000. "Reconciliation and Revenge in Post-Apartheid South Africa: Rethinking Legal Pluralism and Human Rights." *Current Anthropology* 41 (1): 75–98.

Young, Allan. 1995. *The Harmony of Illusions: Inventing Post-Traumatic Stress Disorder*. Princeton: Princeton University Press.

Yunes, J. 1999. "Promoting Essential Drugs, Rational Drug Use, and Generics: Brazil's National Drug Policy Leads the Way." *Essential Drugs Monitor* 27: 22–23.

Zelizer, Viviana A. 2005. "Circuits within Capitalism." In *The Economic Sociology of Capitalism*, edited by Victor Nee and Richard Swedburg. Princeton: Princeton University Press.

Zero Hora. 1991. "Nem as famílias querem cuidar dos doentes mentais." May 2.

Žižek, Slavoj. 1999. *The Ticklish Subject: The Absent Centre of Political Ontology*. New York: Verso.

补充参考文献

Biehl, João, Joseph J. Amon, Mariana P. Socal, and Adriana Petryna. 2012. "Between the Court and the Clinic: Lawsuits for Medicines and the Right to Health in Brazil." *Health and Human Rights: An International Journal* 14 (1): 1-17.

Biehl, João, and Adriana Petryna, eds. 2013. *When People Come First: Critical Studies in Global Health*. Princeton: Princeton University Press.

Cabral de Melo Neto, João. 2005. *Education by Stone: Selected Poems*. Translated by Richard Zenith. New York: Archipelago.

Deleuze, Gilles. 1998. "Having an Idea in Cinema." Translated by Eleanor Kaufman. In *Deleuze and Guattari: New Mappings in Politics, Philosophy, and Culture*, edited by Eleanor Kaufman and Kevin Jon Heller, 14–19. Minneapolis: University of Minnesota Press.

Eliot, T. S. 1971. *Four Quartets*. New York: Harcourt Brace.

Greenblatt, Stephen. 2009. "All in War with Time for Love of You: Torben Eskerod's Faces." In *Campo Verano*, by Torben Eskerod, 5–9. Heildelberg: Kehrer Verlag.

———. 2012. "Shakespeare and the Shape of a Life: The End of Life Stories" and "Shakespeare and the Shape of a Life: The Uses of Life Stories." Tanner Lectures in Human Values presented at Princeton's University Center for Human Values, March 15 and 16.

Jackson, Michael D. 2004. *In Sierra Leone*. Durham, N.C.: Duke University Press.

Kleinman, Arthur. 2008. "Catastrophe and Caregiving: The Failure of Medicine as an Art." *Lancet* 371 (9606): 22–23.

———. 2009. "Caregiving: The Odyssey of Becoming More Human." *Lancet* 373 (9660): 292–293.

Lévi-Strauss, Claude. 1992. *Tristes Tropiques*. Translated by John Weightman and Doreen Weightman. New York: Penguin.

Mol, Anemarie. 2008. *The Logic of Care: Health and the Problem of Patient Choice*. New York: Routledge.

Rabinow, Paul. 2007. *Reflections on Fieldwork in Morocco*. 2nd ed. Berkeley: University of California Press.

———. 2011. *The Accompaniment: Assembling the Contemporary*. Chicago: University of Chicago Press.

Shakespeare, William. 2008. Sonnet 15. In *The Oxford Shakespeare: The Complete Sonnets and Poems*, edited by Colin Burrow. Oxford: Oxford University Press.

Zelizer, Viviana. 2005. *The Purchase of Intimacy*. Princeton: Princeton University Press.

索引

（索引中的一般数字对应英文版页码，即本书边码；以"n"开头的数字指对应尾注条目，见中译本第 406—413 页。）

在心理卫生院 163—64，175—76；medications prescribed by 开处方药 87，204，205，236，251，252—53；and general hospital ~ 和综合医院 177

children cared for by ~ 对卡塔里娜孩子的照顾 232，240；Catarina's visits to 卡塔里娜拜访~ 261；religious beliefs of 宗教信仰 240，243，248—49

Moraes, Sirlei. *See* Maurer, Sirlei Moraes 见瑟蕾·莫赖斯·毛雷尔

N

Nadvorny, Nei (psychiatrist) 内伊·那得瓦尼（精神病医生）146

Nair (aunt) 奈尔（阿姨）293—94

National Health Care Conference，Tenth 第十届全国健康大会 136—37

Nation-state, discredited imaginaries of 民族国家被败坏的想象 23, 40. *See also* Brazil 又见巴西

neoliberalism: market mechanisms 新自由主义：市场机制 47；psychiatry reform and 精神病治疗改革和~ 130—37，138; and psychosocial politics ~ 和社会心理政治 315—16；public health access and 公共健康获取途径和~ 308；social effects of ~ 的社会影响 21—22，48—49，83；and state reform ~ 和国家改革 21. *See also* deinstitutionalization 又见去结构化

Neozine. *See* levomepromazine 新舒神片，见左美丙嗪

Neusa (aunt) 内乌莎（阿姨）292—96

Nietzsche, Friedrich 弗雷德里希·尼采 15

nitrazepam (hypnotic) 硝基安定（安眠药）127，147，200

noninstitutionalized ethnographic spaces 非机构的民族志空间 14，145

Novo Hamburgo (Brazil): Catarina buried in 新汉堡（巴西）：卡塔里娜安葬在~ 360；Catarina in 卡塔里娜在~ 6，93，123，153，233，244，286；Catarina's family in 卡塔里娜的家人在~ 210，278—81；crime in 在~的犯罪 287；Division for Health and Social Assistance 健康与社会援助分部 n53; historical background of ~ 的历史背景 171—72，n51；mental health reform in ~ 的心理卫生改革 131，136；mental illness in ~ 的精神病患者 180；as model city 作为模范城市 172—78；working poor in 工薪阶层穷人 n53. *See also* House of Mental Health 又见心理卫生院

Núncio, Seu (Gomes relation) 索伊·农西奥（戈梅斯家族友人）292—93

O

Obeyesekere, Gananath 加纳纳斯·奥贝塞克尔 15

Oliveira, Jaci (public health professional) 雅齐·奥利韦拉（公共健康专家）84，139—40，274，275—76

程序和 ~ 147；and mental illness ~ 和精神病 95，127—28；as moral technology 作为道德技术 8，20；neurological side effects of 神经系统副作用 149—50，192—94，197；in Novo Hamburgo 在新汉堡 175；and psychosocial politics ~ 和精神社会政治 176—77，315—16；and social psychosis ~ 和社会精神病 105—7；at Vita ~ 在维塔 3—4，5，8—10，102—4，105，218—19. *See also* Moraes, Catarina Gomes, over medication of; specific medications 又见莫赖斯·戈梅斯·卡塔里娜的过度用药；特定药品

pharmakos: Catarina as 替罪羊：卡塔里娜作为 ~ 257—64，316；definition of 定义 257；writing and 写作和 ~ 258—59

Photography 摄影 42—43，116，229—30，n23

"Physical Effect on the Individual of the Idea of Death Suggested by the Collectivity, The" (Mauss)《集体施加给个人的关于死亡的概念所产生的生理影响》(莫斯) 38

Plasticity 可塑性 15—18，n9

Plato 柏拉图 258—59

"Plato's Pharmacy" (Derrida) "柏拉图的药"（德里达）258—59

Police 警察 21，50

Porto Alegre (Brazil): Central Prison of 阿雷格里港（巴西）：~ 的中心监狱 58；family responsibility for abandonados in ~ 中家庭对被遗弃者的责任 234；"geriatric houses" in ~ 的长者住屋 2，48，84，139，274—77；homeless in ~ 的无家可归者 51；MJD in ~ 的马查多-约瑟夫症 301；popular administration in ~ 的人口管理局 82—83；public health inspection in 对~的公共健康监察 64；Vita located in 维塔的位置 1. *See also* Vita 又见维塔

poverty: in Brazil 贫困：巴西的 ~ 2，49—51，n1；capitalism and 资本主义和 ~ 49—50；Catarina's family and 卡塔里娜的家人和 ~ 288；lack of social mobility 缺少社会流动 179—80. *See also* urban working poor 又见城市务工穷人

Prometazine 异丙嗪 193—94，202，205，218—19

psychiatric reform movement 精神病治疗改革运动 130—37；deinstitutionalization and 去机构化和 ~ 138—39，152；and hospitalization reduction ~ 和住院化削减 173—74

psychiatry: abandonados and 精神病治疗：被遗弃者和 ~ 148；Catarina and 卡塔里娜和 ~ 18；deinstitutionalization of ~ 的去机构化 124—25，130—31；family and 家庭和 ~ 252；pharmaceuticalization as alternative to 药疗化作为 ~ 的替代 128；and social death ~ 和社会死亡 41

Psychic Life of Power, The (Butler)《权力的精神生活》，巴特勒 16

psychosis: acute brief psychosis 精神病：急性短期精神病：17—18；causes of 起因

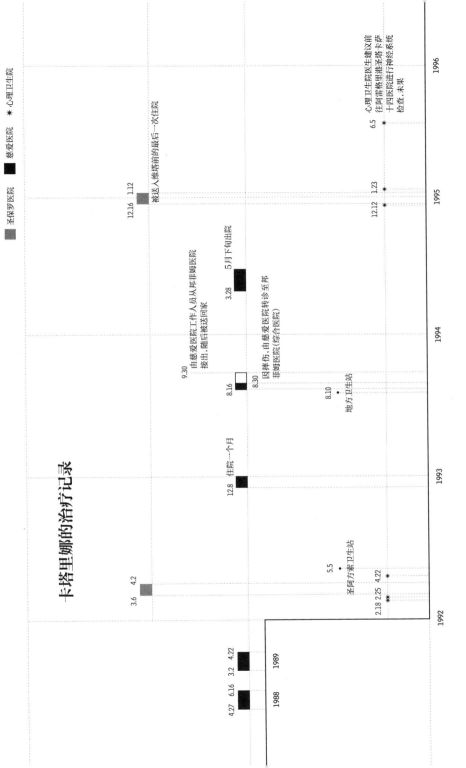

卡塔里娜的治疗记录

■ 圣保罗医院　　■ 慈爱医院　　＊ 心理卫生院

1988　4.27　6.16

1989　3.2　4.22

1992

3.6　4.2

2.18　2.25　4.22

5.5　圣阿方索卫生站

1993

12.8　住院一个月

8.10　地方卫生站

8.16　8.30
因摔伤，由慈爱医院转诊至邦菲姆医院（综合医院）

1994

9.30
由慈爱医院工作人员从邦菲姆医院接出，随后被送回家

3.28　5月下旬出院

1995

12.16　1.12
被送入维塔前的最后一次住院

12.12　1.23

1996

6.5
心理卫生院医生建议前往阿雷格里港圣塔卡萨十四医院进行神经系统检查，未果

*本图基于文中记录整理。信息由译者提供。